kavida rei

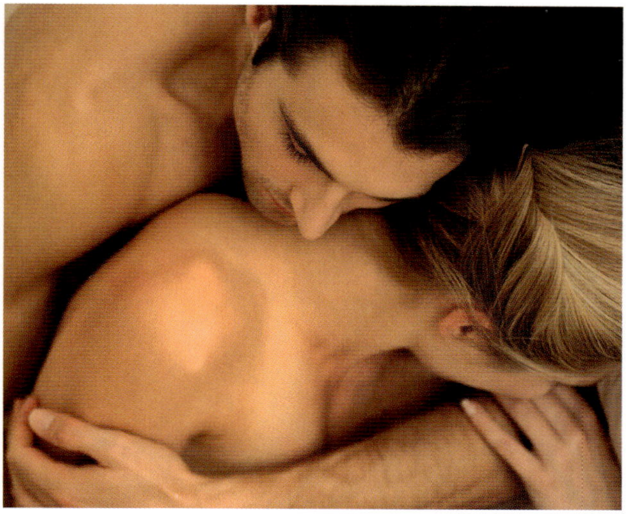

Tantra

Das Geheimnis indischer Liebeskunst

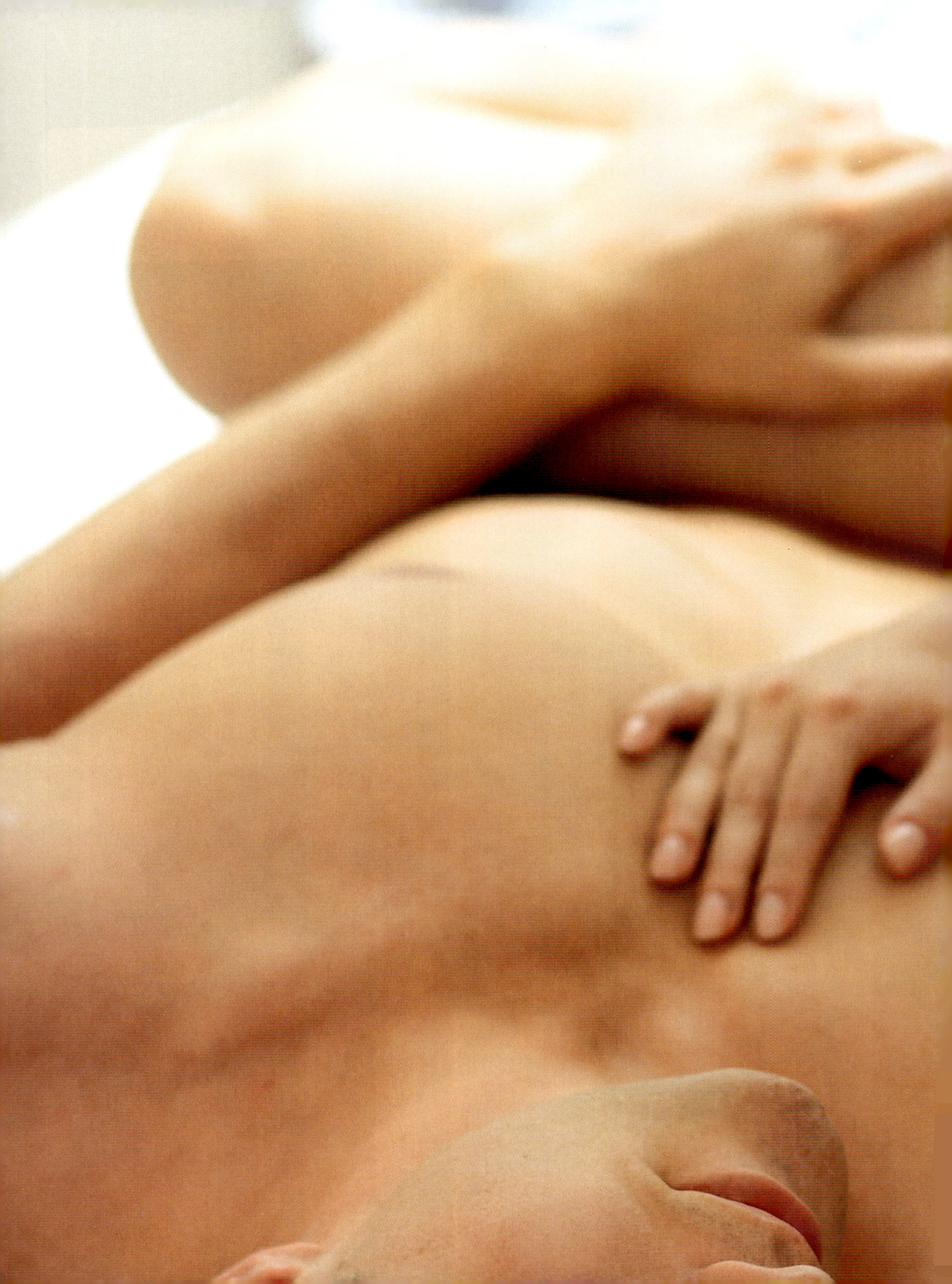

kavida rei

Tantra

Das Geheimnis indischer Liebeskunst

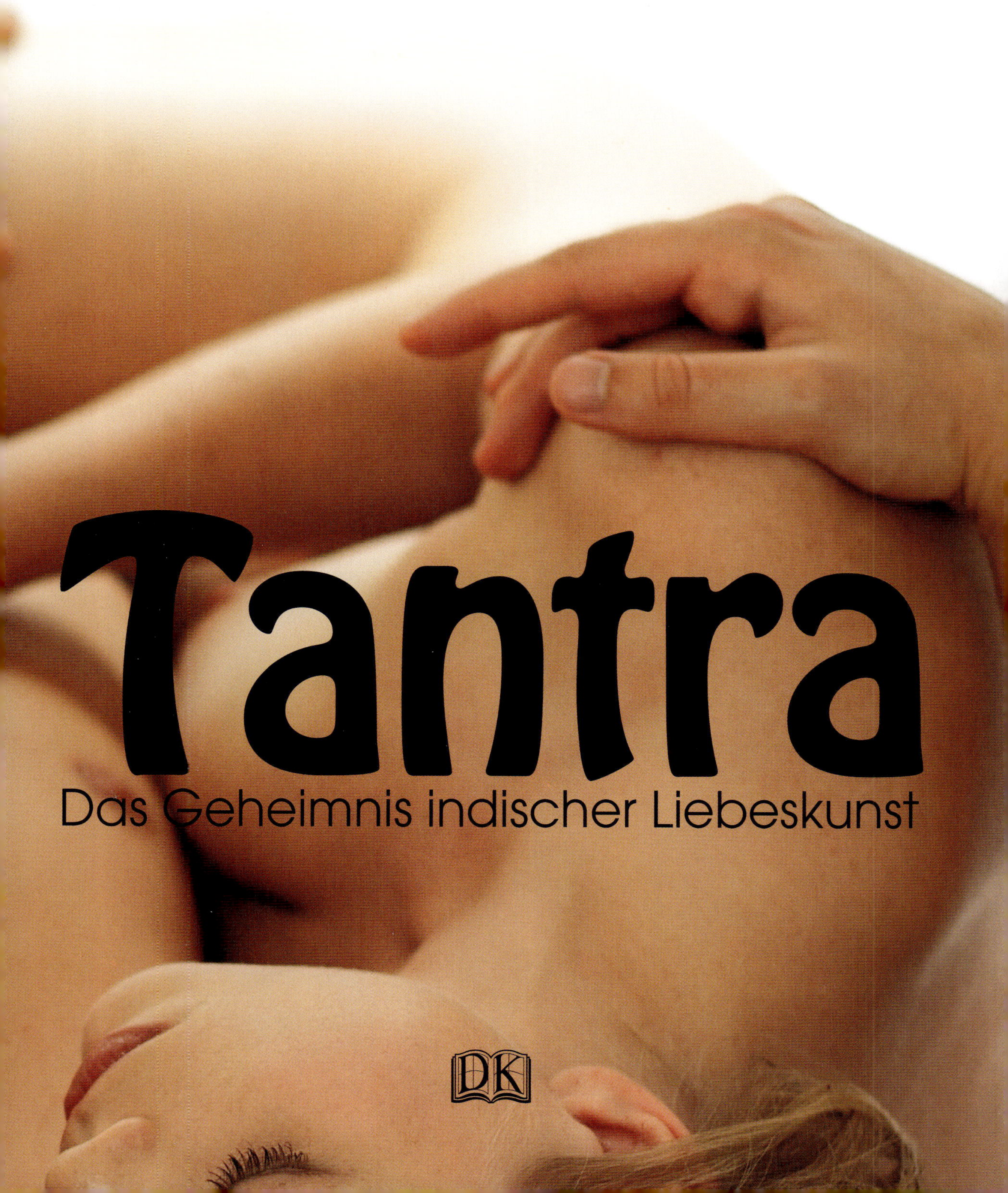

Dorling Kindersley
London, New York, Melbourne, München und Delhi

Redaktion Nichole Morford
Bildredaktion Helen Spencer, Natasha Montgomery, Kat Mead
Programmorganisation Adèle Hayward
Herstellung Ben Marcus
Herstellung Bethan Blasé
Art Director Peter Luff
Programmleitung Stephanie Jackson
Projektbetreuung Becky Alexander
Gestaltung XAB Design

Für die deutsche Ausgabe:
Programmleitung Monika Schlitzer
Projektbetreuung Kathrin Nord
Herstellungsleitung Dorothee Whittaker
Herstellung Petra Kühner
Covergestaltung Petra Kühner

Bibliografische Information Der Deutschen Bibliothek
Die Deutsche Bibliothek verzeichnet diese Publikation in der Deutschen Nationalbibliografie;
detaillierte bibliografische Daten sind im Internet über http://dnb.ddb.de abrufbar.

Titel der englischen Originalausgabe:
Tantric Sex. The path to sexual bliss

Übersetzung Christian Kennerknecht
Redaktion Ingrid Exo

ISBN 978-3-8310-1497-2

Colour reproduction by MDP, Bath, Altaimage, London
Printed and bound in Singapur by TWP

Besuchen Sie uns im Internet
www.dk.com

Hinweis
Die Informationen und Ratschläge in diesem Buch sind von den Autoren und vom Verlag sorgfältig erwogen und geprüft, dennoch kann eine Garantie nicht übernommen werden. Eine Haftung der Autoren bzw. des Verlags und seiner Beauftragten für Personen-, Sach- und Vermögensschäden ist ausgeschlossen.

INHALT

Tantra – eine Einführung

Tantra ist eine altindische, noch heute aktuelle Liebestechnik und Lebensphilosophie. Sie feiert den Körper und die Sexualität und versteht den Akt als Weg zur Erleuchtung. Tantrasex ist eine meditativ sinnliche Praxis, die Ihre Beziehung beleben und vertiefen kann.

Was ist Tantra?

Tantra wurde vor mehr als 5000 Jahren in Indien entwickelt und stellt eine Lebensanschauung dar, wonach Sexualität, Spiritualität und alle Gefühle miteinander verwoben sind. Im Mittelpunkt stehen die Feier und die Verehrung des menschlichen Körpers als Quell sinnlicher Freuden. Die vollständige Vereinigung von Gegensätzen wie etwa dem Männlichen und dem Weiblichen führt zu einem Zustand göttlicher Erleuchtung.

Der tantrische Weg lehrt seine Anhänger, alles, was einem im Leben widerfährt, als Geschenk zu sehen, da man aus jeder Erfahrung etwas lernen kann. Das Wort Tantra hat mehrere Bedeutungen, darunter »Weg« und »Verwandlung«. Beim Lesen dieses Buchs begeben Sie sich auf Ihre eigene tantrische Reise. Ihr Partner, der Sie auf dieser tantrischen Erfahrungsreise begleitet, dient Ihnen als Spiegel.

TANTRA IN UNSERER ZEIT

Tantra ist auch für heutige Paare relevant. Die Lehre ermuntert dazu, mehr Zeit miteinander zu verbringen, mehr Intimität zuzulassen und dabei die Alltagssorgen hintanzustellen. Sie nehmen sich so an, wie Sie sind, hier und heute, in diesem Augenblick. Das ist eine radikale Abkehr von der Oberflächlichkeit unserer Zeit und dem Bestreben, möglichst schnell immer noch perfekter, reicher und glücklicher zu werden. Tantra kann dazu beitragen, dass Sie sich lebendiger und erfüllter fühlen.
Im Tantra huldigen wir dem Göttlichen an und für sich. Sie werden das Schöne an Orten entdecken, wo Sie es nie erwartet hätten. Sie werden die einfachen Dinge im Leben mehr zu schätzen wissen: einen Atemzug, eine Umarmung und die Schönheit der Natur. Ihre Sinne beginnen zu erwachen, und Sie nehmen sich die Zeit, sie zu verwöhnen.

Sex als Weg zur Erleuchtung

Tantra bedeutet vor allem, Spaß zu haben am Sex, sich dem Körper hinzugeben und das Zusammensein mit dem Partner in vollen Zügen zu genießen. Tantrasex gilt aber auch als eine Art Überholspur auf dem Weg zur Erleuchtung. Wenn Sie den Orgasmus erreichen, sollten Sie diesen Zustand möglichst bewusst erleben und so lange wie möglich darin verweilen. So erfahren Sie eine Grenzüberschreitung und gehen ganz auf in diesem Moment der Lust, sind frei von allem Begehren und vollkommen konzentriert auf den Augenblick. In diesem Bewusstseinszustand sind sie erleuchtet.

Rückzug in den heiligen Raum

Die unmittelbare Umgebung ist von großer Bedeutung für Ihr sinnliches und spirituelles Wohlbefinden. Tantra lehrt Sie, einen heiligen Raum für Meditationen zu schaffen. Darin lassen Sie Sorgen

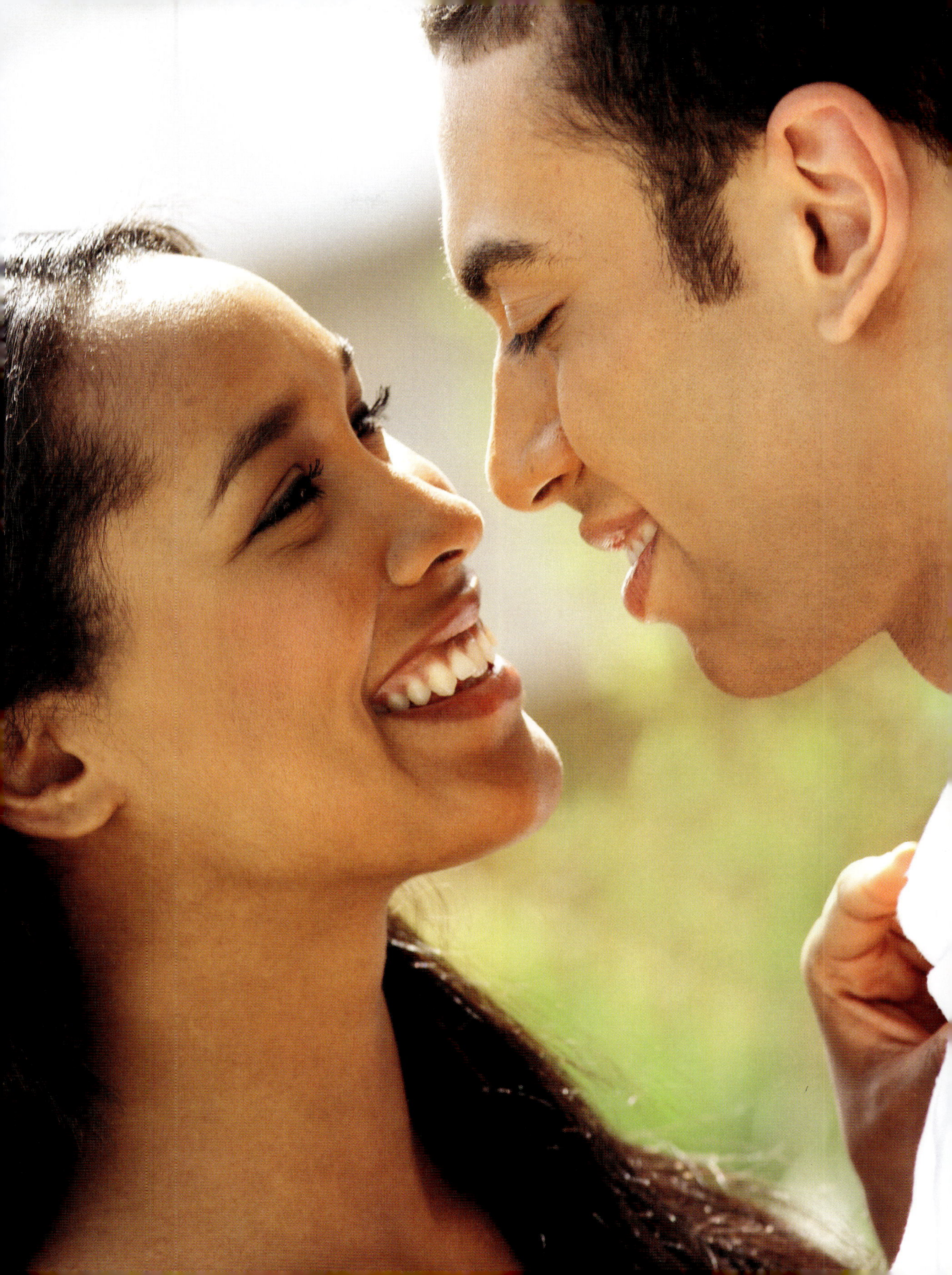

und Stress fallen und konzentrieren sich auf Ihre tantrische Praxis. Wichtig ist aber auch, immer wieder Abstand von der gewöhnlichen Alltagsroutine zu gewinnen und wegzufahren, um Zeit zu haben für sich selbst, den Partner und die tantrische Meditation.

Tantrische Meditation

Meditation ist eine geistige Übung mit dem Ziel, sich auf den Augenblick zu konzentrieren. Eigentlich ist alles Meditation, was inneren Frieden schenkt. Im Tantra ist Sex eine Form der Meditation. Dabei müssen Sie keineswegs in Bewegungslosigkeit verharren; es kann sogar richtig heiß hergehen, ehe Sie nach dem Höhepunkt in stille, meditative Ruhe versinken.

Wählen Sie eine Form der Meditation, bei der Sie sich in Ihrem Körper wohlfühlen und die Ihnen das Herz öffnet. Sie können sich spontan für eine Meditation entscheiden oder aber eine bestimmte Meditation wiederholen, bis sich die Erfahrung tief in Ihrem Inneren verankert. Manche dauern einen ganzen Abend lang, andere nur zehn Minuten. Letztere empfehlen sich für Tantra-Neulinge oder wenn die Zeit knapp ist.

Der tantrische Lebensstil

Tantra lehrt Sie, Ihren Körper so anzunehmen, wie er ist. Wichtig ist aber auch ein achtsamer Umgang mit dem Körper, weshalb Ernährung und Sport im Tantra eine wichtige Rolle spielen. Wenn Sie gut essen und sich körperlich fit halten, können Sie diese Energie in Ihre Meditationen einbringen. Achten Sie auf eine gesunde Ernährung und lassen Sie sich Zeit beim Essen. Genießen Sie bewusst jeden einzelnen Bissen. So erwecken Sie Ihre Sinne zum Leben.

Durch Tantra können Sie Ihre Fitness steigern, und je gesünder Sie sind, umso wirksamer ist tantrische Meditation. Sanftes, aber effektives Körpertraining wie Pilates, Yoga oder Tai-Chi verbessert Kraft und Geschmeidigkeit Ihres Körpers. Achten Sie auch darauf, Ihren Kreislauf regelmäßig in Schwung zu bringen. Das trägt zu mehr Lebendigkeit und einem besseren Körpergefühl bei.

Der Tanz spielt eine wichtige Rolle im Tantra und bei einigen der vorgestellten Meditationen. Er bietet die Möglichkeit zu freiem Selbstausdruck, zur Feier des Lebens und des Körpers. Sobald Sie sich bewegen, werden Sie spüren, wie sich Ihre Stimmung hebt. Ihr Körper fühlt sich energetisiert und sexy an. Diese Gefühle sind die natürliche Belohnung eines tantrischen Lebensstils.

TANTRAFORMEN

Im Lauf der Geschichte entstanden viele unterschiedliche Strömungen des Tantra. Dies sind die wichtigsten erhaltenen Formen, die Sie für sich entdecken können.

- Shiva-Tantra: Diese Praktik sagt ja zur Liebe, ja zum Leben und ja zum Sex. Alle Aspekte des Menschseins und des Lebens werden einbezogen.
- Tantra-Yoga: Ein eher männlich orientierter Ansatz, der im Körper das Vehikel zur Erleuchtung sieht. Sexuelle Energie dient dazu, den Adepten in ein spirituelles Bewusstsein zu katapultieren, wobei alles Gefühlsmäßige außen vor bleibt.
- Tantra-Buddhismus: Entstand in Tibet aus einer Verschmelzung des Buddhismus mit der schamanistischen Bön-Religion. Sex ist unter der Vorgabe erlaubt, den Körper zu transzendieren.
- Tao-Tantra: In China bildeten sich taoistische Methoden heraus, welche die beim Akt zugängig gemachten Vitalkräfte zu einer Regenerierung des Körpers nutzen. Dazu gehört es auch, die Ejakulation des Mannes beim Orgasmus zu unterdrücken, um jung zu bleiben, und zwar mittels einer exakt eingeübten Körperbeherrschung.
- Neo-Tantra: Eine zeitgenössische, auf der Verbindung von Spiritualität und Sexualität beruhende Philosophie. In den letzten vierzig Jahren führte diese sehr bedeutende Richtung des Tantra zu einer Entdeckung tantrischer Praktiken im Westen. Als Guru gilt der indische Tantrameister Osho.

Dieses Buch legt sich auf keine bestimmte Tantra-Richtung fest. Es verbindet neo-tantristische, also eher moderne Praktiken mit alten Ritualen und Meditationsweisen, um Ihnen so die ganze Vielfalt von tantrischem Sex nahezubringen.

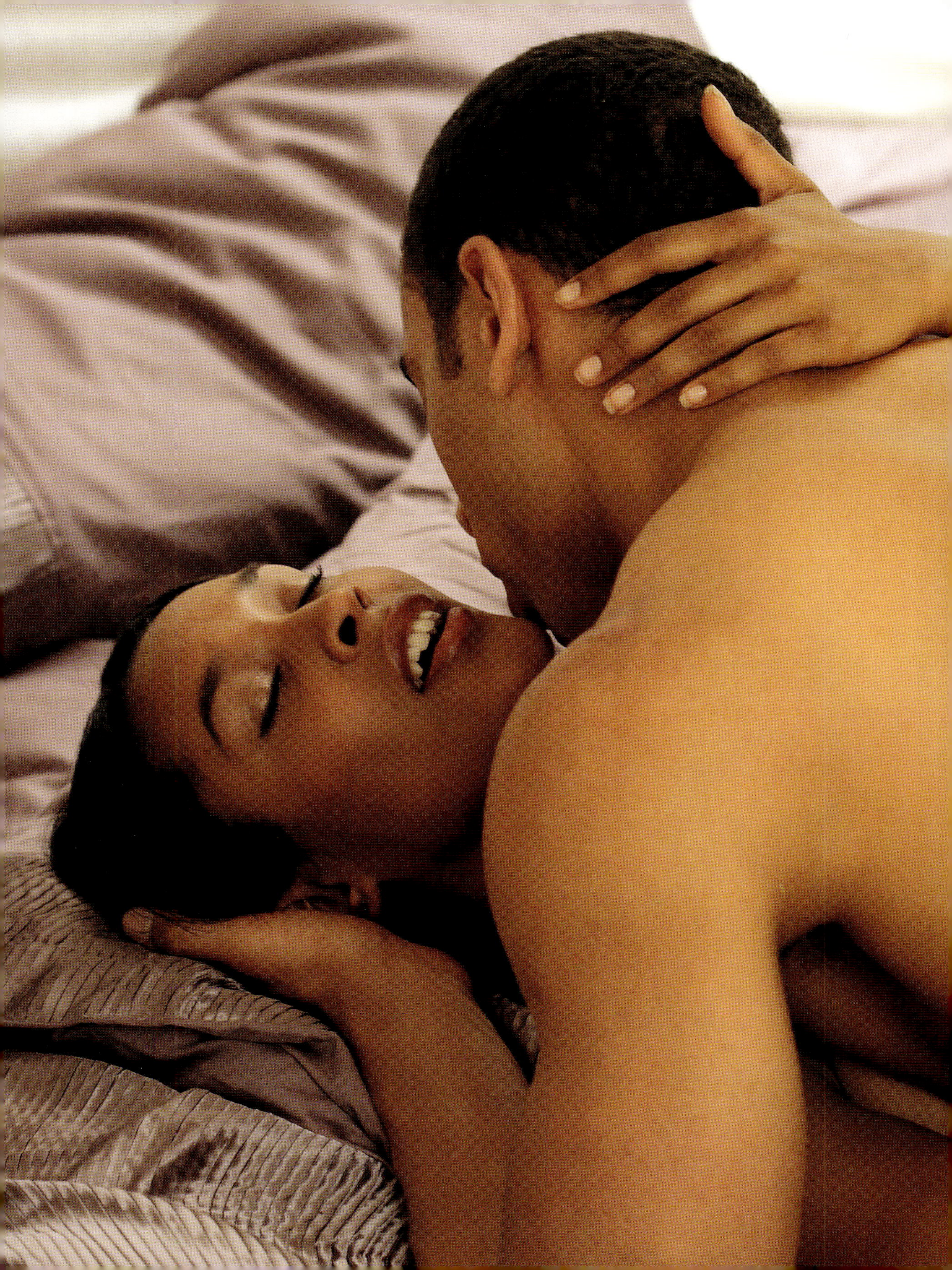

Tantra-Rituale

Einfache Rituale können das Leben bereichern. In der tantrischen Meditation werden Rituale verwendet, um innere Ruhe zu erlangen und um sich auf den Partner zu konzentrieren. Tantrische Rituale verleihen dem Akt insgesamt mehr Tiefe und Befriedigung.

Verbundenheit durch Rituale

Tantrische Rituale und Zeremonien vertiefen das spirituelle Bewusstsein und die Verbundenheit der Partner, und es entsteht ein Gefühl der Achtsamkeit – einer der Aspekte, die den Unterschied zwischen Geschlechtsverkehr und einer tantrischen Liebesbegegnung ausmachen. Sie helfen Ihnen, sich besser auf den Partner zu konzentrieren, sie schaffen ein Gefühl von Nähe und bereiten Sie auf die nachfolgende Meditation und den Liebesakt vor.

Tantra-Neulinge sollten die Rituale humorvoll und spielerisch angehen. Sehen Sie Tantra als Chance, Ihre Sinne zu wecken und das Wunder zu erforschen, dass jeder Mensch auch ein spirituelles Wesen ist. Machen Sie sich keine Gedanken darüber, wenn Sie anfangs nervös und gehemmt sind. Lachen hilft, die Spannung zu lindern. Konzentrieren Sie sich auf die einzelnen Schritte des sinnlichen Rituals, die Ihnen helfen, mit ruhigem und konzentriertem Geist in die Meditation einzutreten.

Typen von Ritualen

Rituale können so einfach oder komplex sein, wie Sie möchten. Das einfache Namaste-Ritual (siehe rechts) z.B. kann allein verwendet werden oder am Anfang und Ende anderer Zeremonien und Meditationen. Das Anfangs- und Schlussritual (nächste Seite) energetisiert Sie zu Beginn einer Meditation und beruhigt Sie am Ende. Die Yabyum-Position (nächste Seite) ist ein wunderbares Ritual für Ruhepausen beim Akt oder anderen intimen Begegnungen.

Je mehr Rituale Sie mit der Zeit in Ihren Alltag aufnehmen, umso mehr werden diese Ihr Leben bereichern. Sie erleben den Augenblick bewusster und nehmen sich Zeit, um sinnliche Details und die Schönheit Ihrer Umgebung genauer wahrzunehmen. Vielleicht stellen Sie fest, dass Sie tiefer atmen und Ihr Körper sich entspannt.

RITUELLE GEGENSTÄNDE

Zur Verbesserung der Konzentration können Sie symbolische Objekte in Ihre Rituale einbeziehen. Bestimmte Gegenstände haben im Tantra eine symbolische Bedeutung – so steht ein Silberbecher für die Liebe zwischen zwei Menschen. Objekte aus der Natur, z.B. Steine oder Muscheln (siehe Seite 50), symbolisieren das männliche und das weibliche Prinzip.

Namaste-Ritual

Namaste ist ein altes Sanskritwort und bedeutet: »Ich verneige mich vor dem Göttlichen in dir«, oder »Ich ehre den Gott oder die Göttin in dir.« Mit dieser Grußgeste würdigen Sie die spirituelle Natur Ihres Partners. Sie wird zu Beginn oder am Ende einer Meditation verwendet.

1 Im Fersensitz falten Sie die Hände vor der Brust und sehen einander in die Augen.

2 Schließen Sie die Augen und verneigen Sie sich voreinander. Damit ehren Sie das Göttliche in Ihrem Partner.

3 Kommen Sie wieder in die aufrechte Position. Sehen Sie einander abermals in die Augen und sagen Sie: »Namaste« (mit der Betonung auf der letzten Silbe).

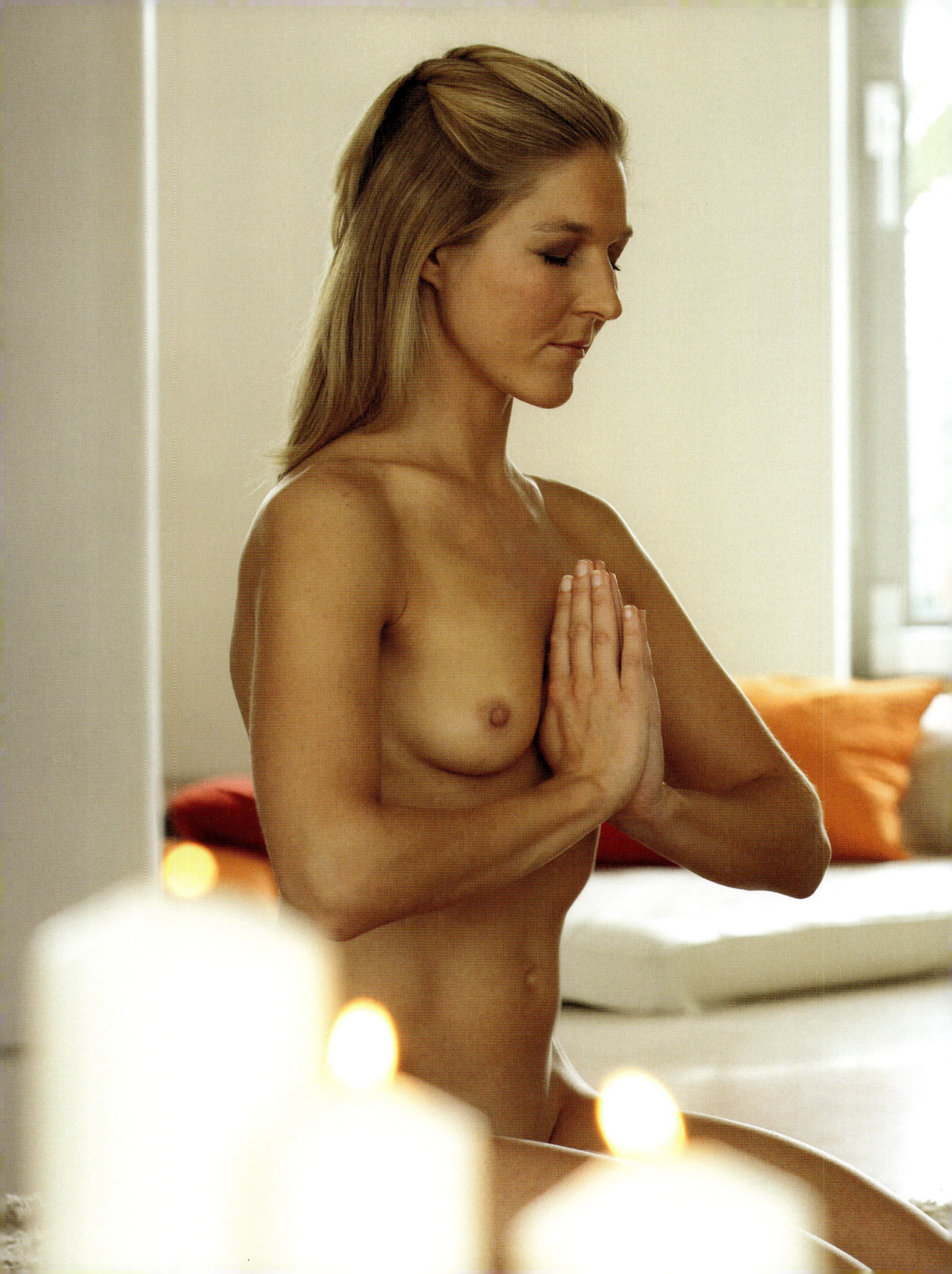

Anfangs- und Schlussritual

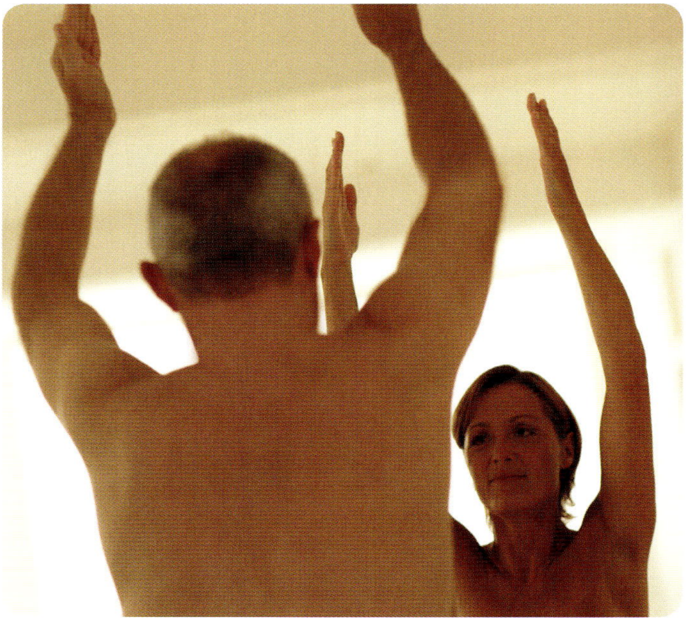

Dieses Ritual können Sie am Beginn und am Ende einer Meditation verwenden. Zu Beginn einer Meditation nehmen Sie die Arme hoch und huldigen so der universellen Kraft, die uns alle übersteigt, ob Sie nun Gott darunter verstehen, die Höhere Quelle oder die Universelle Weisheit. Beim Schlussritual verneigen Sie sich tief, um der Liebe, die Sie verbindet, Ihre Ehrerbietung zu erweisen.

1 Sie nehmen einander gegenüber den Fersensitz ein

.2 Falten Sie die Hände zum Gebet und sehen Sie einander sanft in die Augen.

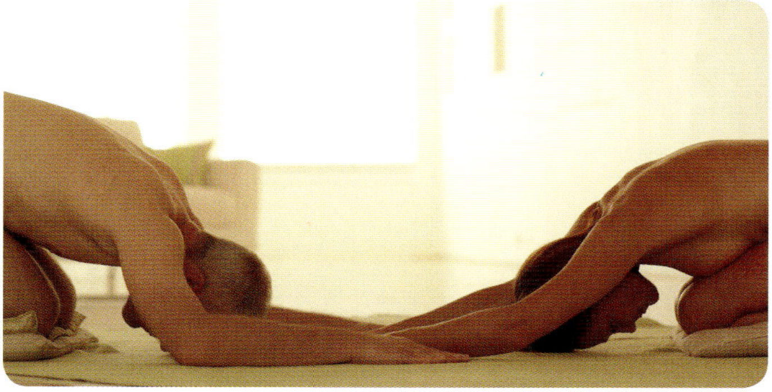

3 Heben Sie die Arme gen Himmel, um Ihre Meditation der universellen Kraft darzubringen.

4 Verneigen Sie sich zum Boden und stellen Sie sich vor, Sie gießen Ihr Ich in die Erde aus.

5 Richten Sie sich wieder auf und falten Sie die Hände. Sehen Sie einander an und sagen Sie zum Schluss: »Namaste.«.

Yabyum-Position

Diese Position symbolisiert die heilige Einheit des Männlichen und des Weiblichen. Sie können diese intime Form der Umarmung einnehmen, wenn Sie Ruhe und Entspannung suchen. Während des Liebesakts dient sie dazu, die Leidenschaft abzukühlen und doch mit dem Herzen verbunden zu bleiben, vor allem wenn Sie den Orgasmus hinauszögern möchten.

1 Der Mann sitzt mit überkreuzten Beinen im Lotussitz. Die Frau setzt sich bequem auf seinen Schoß, während er sie umfasst. Vielleicht hat sie es anfangs mit einem Kissen bequemer.

2 Die Frau legt ihre Beine um seinen Rücken.

3 Legen Sie die Stirn aneinander, sodass Sie sich in der Mitte der Stirn berühren. Man nennt diese Stelle das »dritte Auge«. Dieses gilt als Ort intuitiver Wahrnehmung und der Transzendenz. Achten Sie nun auf die spürbare intime Verbundenheit und das verstärkte Gefühl von Liebe, Sicherheit und Geborgenheit.

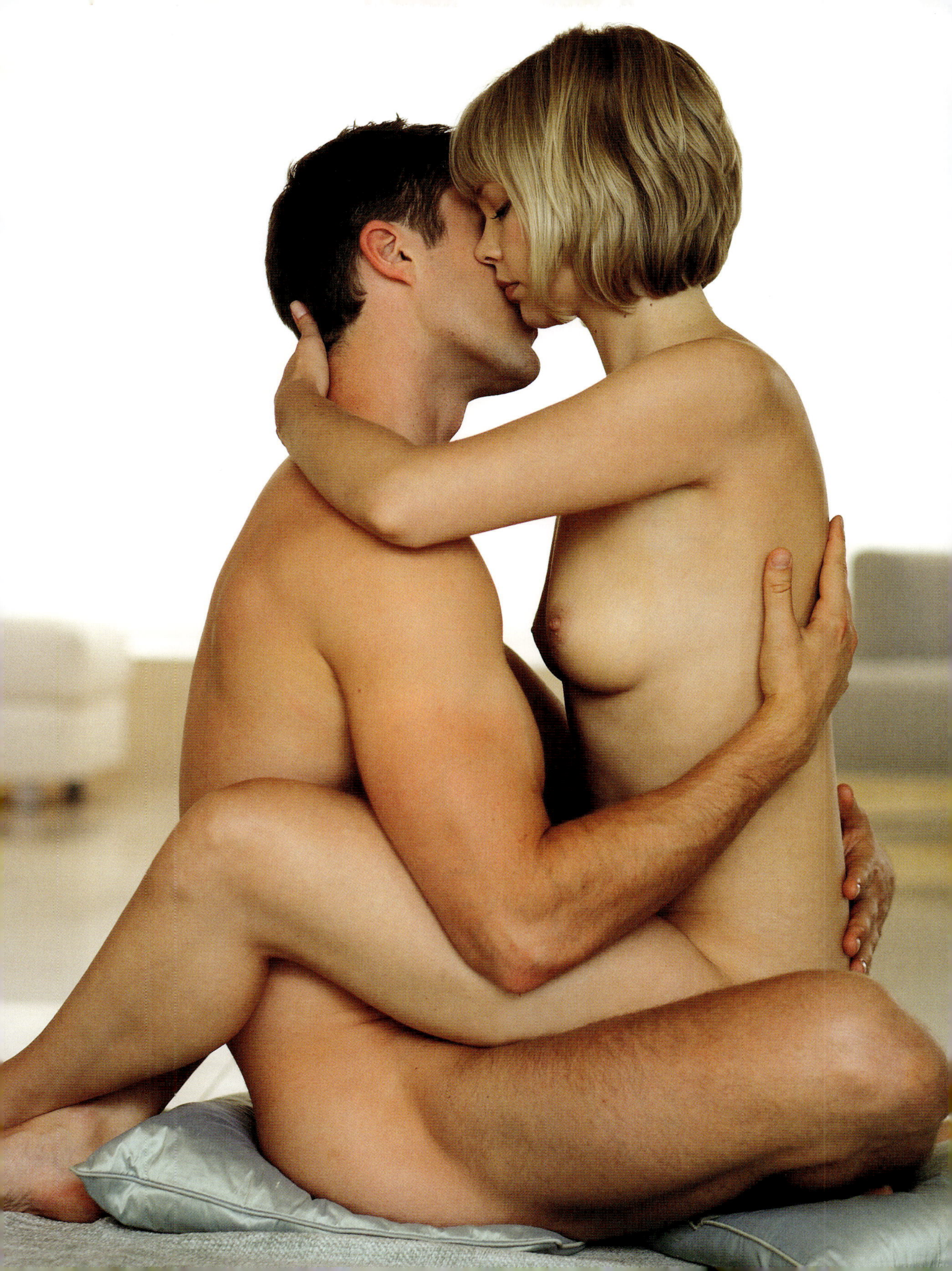

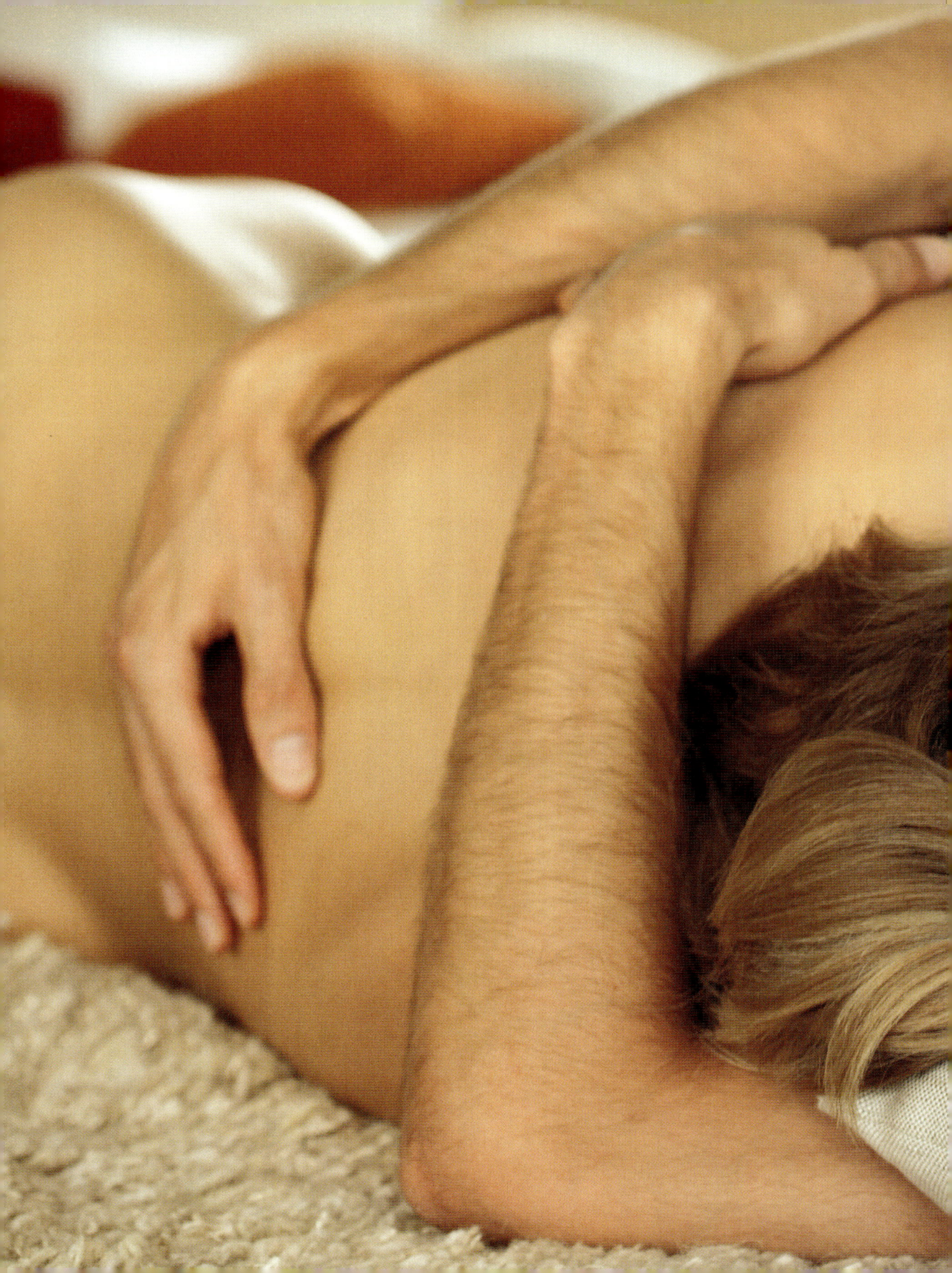

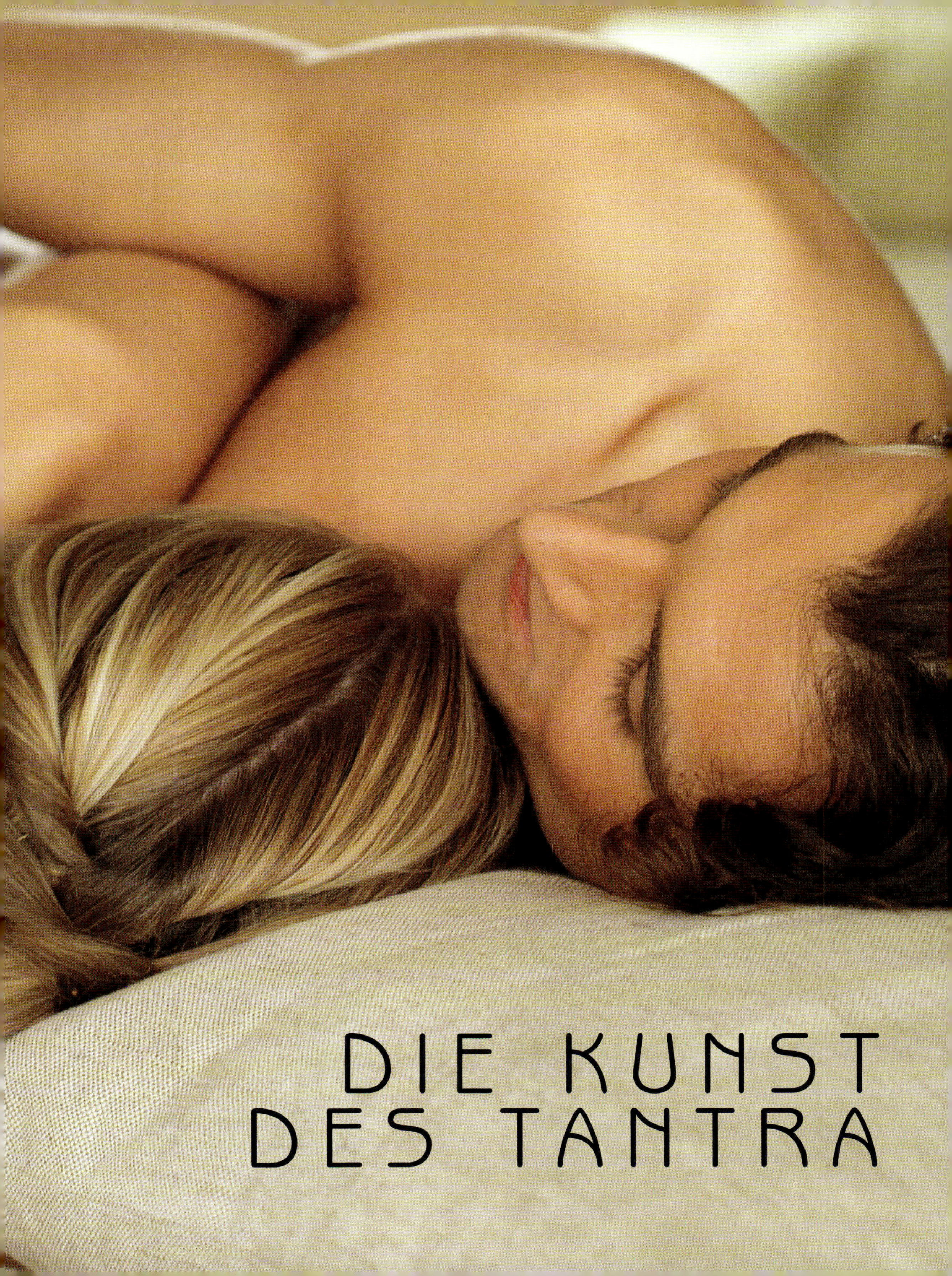

DIE KUNST DES TANTRA

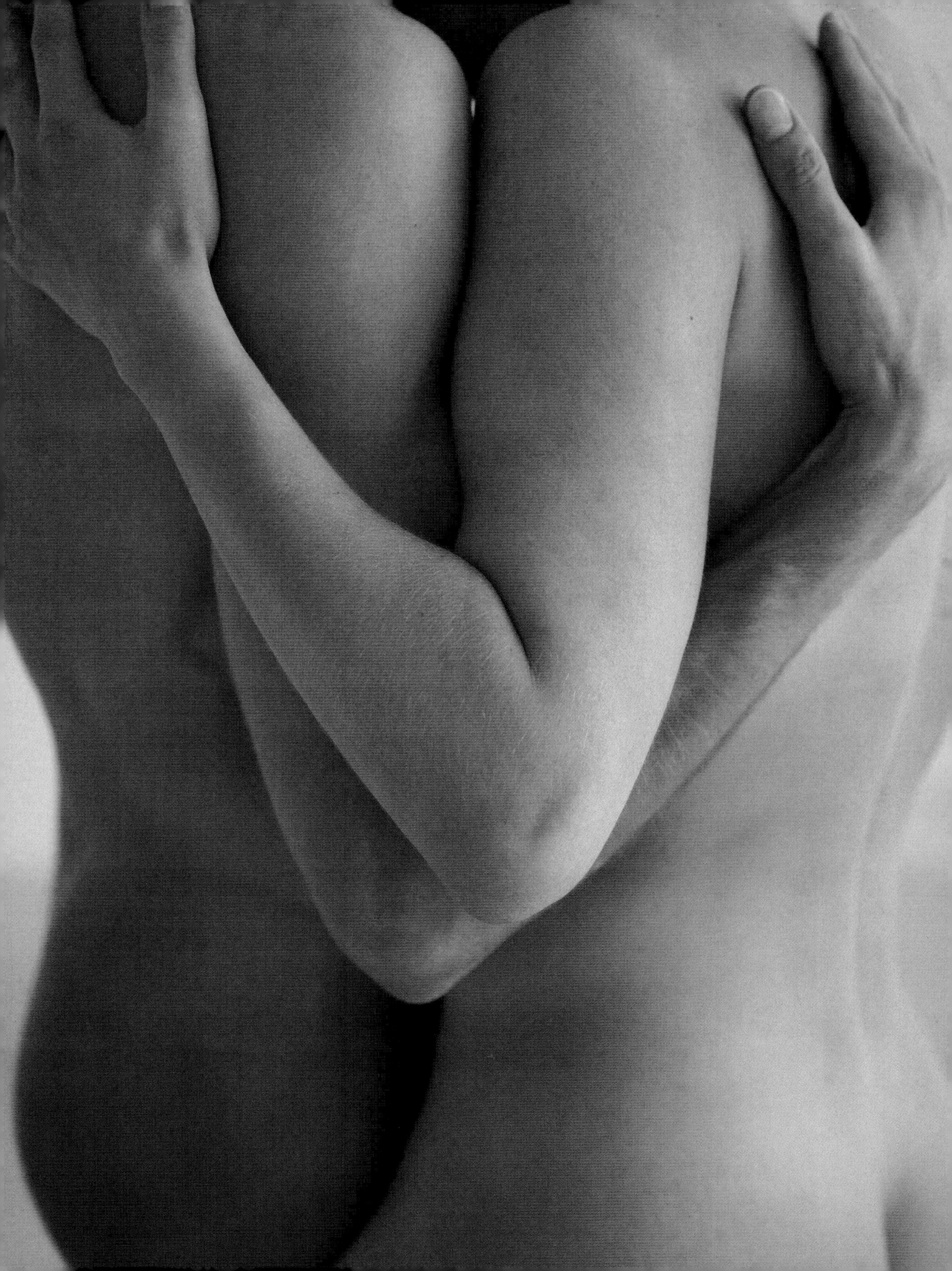

1

DIE HEILIGKEIT DES KÖRPERS

Der Körper gilt im Tantra als heilig. Tantrische Praktiken sind eine Feier des Leiblichen und lehren einen geduldigen und behutsamen Umgang mit dem Körper. Als Zentrum von spiritueller und körperlicher Energie soll der Körper geschätzt, umsorgt und mit dem Partner liebevoll geteilt werden. Tantra erweckt den Körper und lässt ihn in seiner ganzen Schönheit, Kraft und Heiligkeit erblühen.

Ihr Körper ist ein Tempel

Tantra feiert den Körper als physische Ausprägung unserer göttlichen Natur. Ihm gebührt größtmögliche Wertschätzung. Wenn Sie die Erotik des Körpers annehmen, können Sie die physische Welt überschreiten und erhalten Zugang zu tiefen sinnlichen und spirituellen Wahrheiten.

Der Körper und Tantra

Tantra ermuntert Sie dazu, mit Ihrem Körper möglichst bewusst umzugehen und das orgastische Potenzial in allem, was Sie tun, zu entfalten. Das Gespür dafür, wie Sie sich in Ihrer physischen Erscheinungsform fühlen, ist die Voraussetzung für ein ganzheitlich erfülltes Dasein und letztendlich das Tor zur Erfahrung der göttlichen Energie des Universums. Ihr Körper ist Ihr Tempel, und Sie und Ihr Partner werden sich bei den tantrischen Meditationen ehren und einander wertschätzen, indem Sie Lust, Leidenschaft und tiefes Körperbewusstsein miteinander teilen.

LINGAM UND YONI

Im Tantra verwenden wir zur Bezeichnung der Genitalien Sanskritwörter, hauptsächlich weil sie ansprechender und bedeutsamer klingen als ihre doch eher klinischen westlichen Entsprechungen. Den Penis bezeichnen wir im Buch durchgängig als *Lingam*, was »Lichtstab« bedeutet, die Vagina als *Yoni*, »heiliger Raum«.

Die Erotik des Körpers

Wer sich mit dem eigenen Körper im Gleichklang befindet, wird sich auf natürliche Weise seiner erotischen Ausstrahlung bewusst. Tantrische Meditationen ermuntern Sie und Ihren Partner dazu, einander auf neue Weise zu erforschen; mit allen Sinnen, einschließlich des Geruchs- und Geschmackssinns lernen Sie, das Wunder Ihrer Körper voll und ganz zu verstehen. Sie werden erstaunt sein, wie sehr diese intime Erkundung Ihr Gespür für die emotionalen und spirituellen Bedürfnisse des Partners verfeinert. Im Tantra sind Körper, Geist und Spiritualität eng miteinander verwoben. Das ist ein Grund dafür, warum tantrisch Liebende einen so lustvollen und ausgiebigen Umgang mit ihrem Körper pflegen.

Machen Sie es sich zum Grundsatz, regelmäßig über die Schönheit Ihres Körpers nachzusinnen – um dann die daraus resultierenden Freuden zu genießen. Die tantrische Meditation gibt Ihnen ausreichend Gelegenheit, dem Körper zu huldigen, und die Freiheit, körperliche Freuden in Ihrer Beziehung zu genießen. Im Verlauf Ihrer tantrischen Reise wird Ihr Körper zum Tempel der Erleuchtung, der Freude und schier endloser Lust.

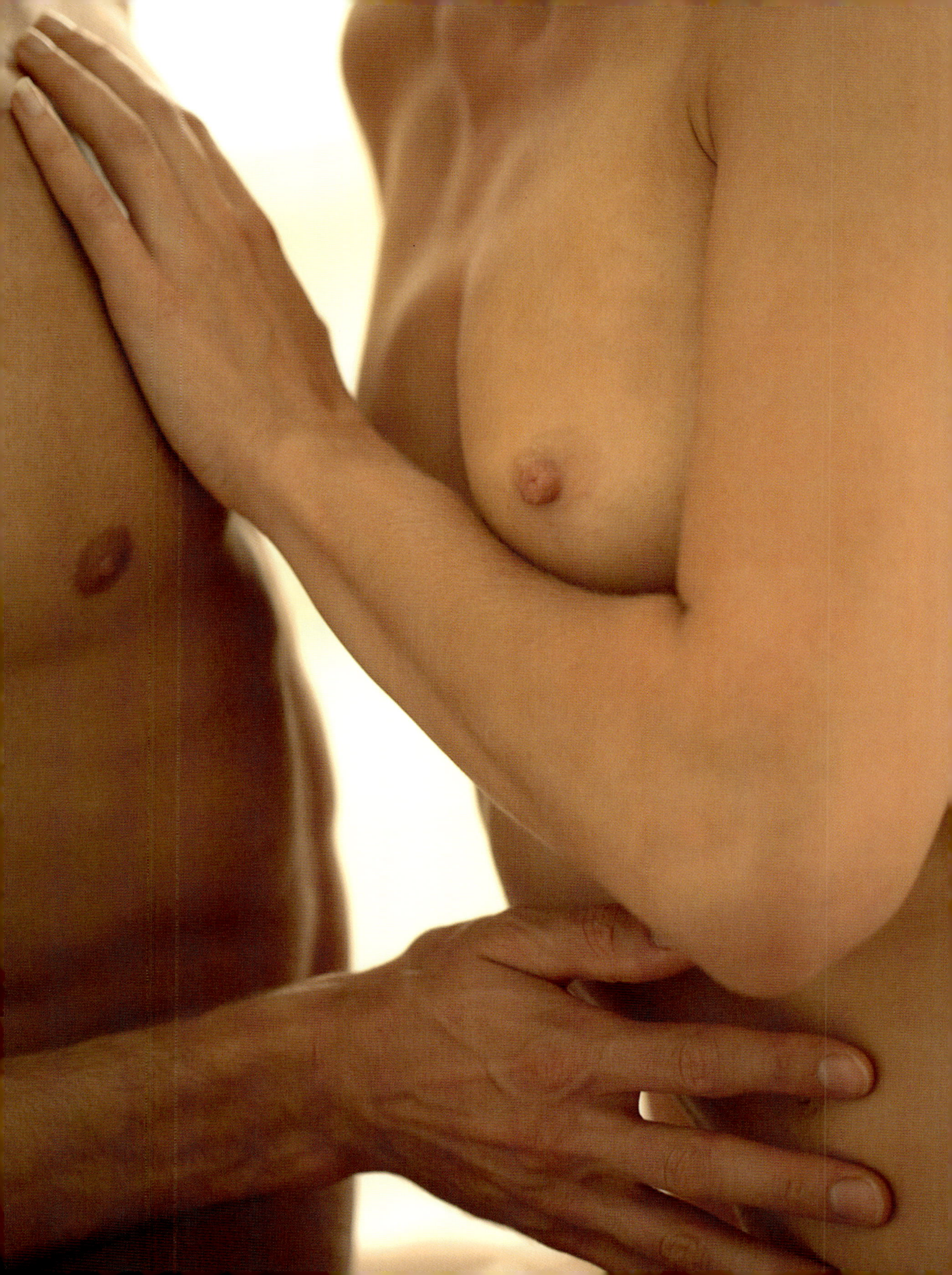

Die sieben Chakren

Tantra kennt sieben Chakren, die in engem Bezug zu Harmonie und sexueller Energie stehen. Die intime Nähe und die Energie, die Sie empfinden, wenn Sie mit Ihrem Partner im Akt verbunden sind, rühren daher, dass Ihre Chakren in einer Linie ausgerichtet und geöffnet sind.

Was ist ein Chakra?

Chakren sind Energiewirbel mit Sitz in Ihrem Körper und Ihrer Aura (der Energiesphäre um Ihren Körper). Im Tantra arbeitet man mit den sieben Hauptchakren, die sich auf einer Linie zwischen Beckenboden und Scheitel befinden. Jedem Chakra kommen bestimmte Eigenschaften zu, die von zentraler Bedeutung für Ihr Wohlbefinden und die Beziehung zu Ihrem Partner sind.

Das Wort *Chakra* leitet sich von dem Sanskritwort cakra ab und bedeutet »Rad« oder »Kreis«. Wenn Ihre Chakren energetisiert sind, rotiert die Energie im wahrsten Sinn des Wortes im Kreis. Es entsteht ein Wirbel des Energieaustauschs zwischen Ihrem Körper und den Geheimnissen des Universums; Sinnlichkeit und Spiritualität verbinden sich. Im Lauf der Zeit werden Sie feststellen, dass sich Ihre Chakren öffnen. Sie spüren eine tiefere Verbundenheit mit Ihrem Partner und körperliche und spirituelle Erfüllung.

Der Einfluss der Chakren

Wenn Ihre Chakren geöffnet und energetisiert sind, erfahren Sie einen enormen Vitalitätszuwachs. Sie fühlen sich als lebendiges und vollständiges Ganzes und werden sich Ihrer Mitmenschen und Ihrer selbst verstärkt bewusst. Der vom Becken bis zum Scheitel verlaufende Mittelkanal öffnet sich, sodass die Energie frei fließen kann. Dadurch werden alle Organe Ihres Körpers energetisiert, und Sie fühlen sich wach, positiv und voller Leidenschaft. Sie werden zu einem sinnlicheren Mensch und haben öfter Lust auf Sex.

Häufig sind wir in einem oder mehreren Chakren blockiert, was meist auf Übermüdung, Krankheit oder emotionalen Stress zurückzuführen ist. Tantra-Meditationen, vor allem jene, die auf Berührung und Massage beruhen, können helfen, Energieblockaden zu lösen und Ihr volles Potenzial zu entwickeln.

DAS CHAKREN-SYSTEM

Innerhalb der verschiedenen Strömungen des Tantra kursieren unterschiedliche Ansichten über Rolle und Funktion der einzelnen Chakren. Nachfolgend finden Sie einige der am meisten verbreiteten Zuordnungen.

Erstes Chakra (Wurzelchakra)
Glückseligkeit, Vollendung

Zweites Chakra (Sakralchakra)
Intuition, Geisteskraft

Drittes Chakra (Solarplexus-chakra) Kreativität, Ausdruck

Viertes Chakra (Herzchakra)
Liebe, Heiligkeit

Fünftes Chakra (Halschakra)
Willenskraft, Selbstvertrauen

Sechstes Chakra (Stirnchakra)
Emotionen, Sinnlichkeit, Gefühle

Siebtes Chakra (Kronenchakra)
Sexualität, Lust, Überlebenstrieb

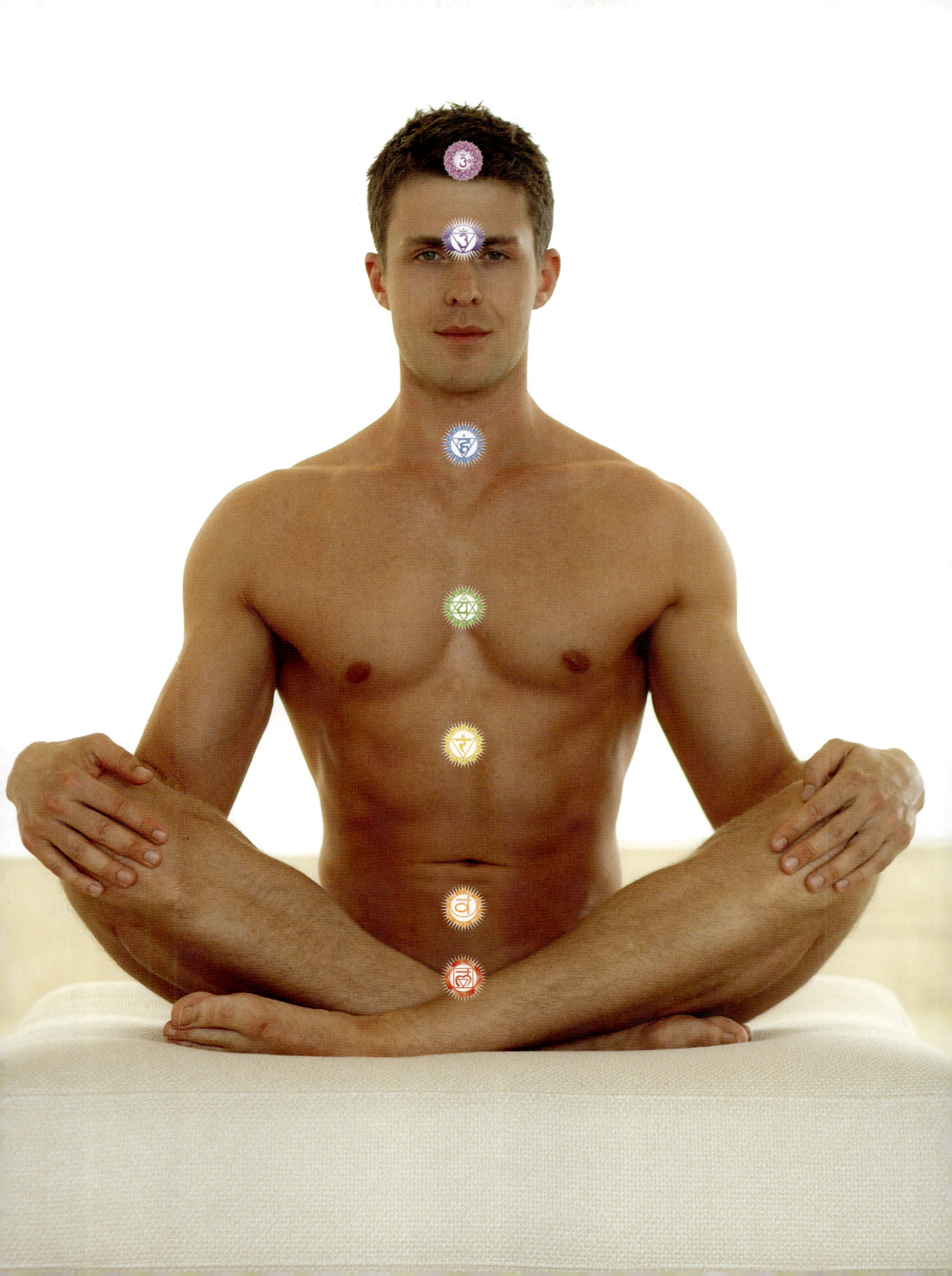

Die Chakren von Frauen und Männern in Beziehung zueinander

Mann und Frau haben grundsätzlich die gleichen Chakren, nur dass sie entgegengesetzt rotieren. Mit Ausnahme des siebten Chakras streben die Chakren daher nach Ergänzung und Ausgleich ihrer unterschiedlichen Ausrichtung. Beispielsweise gilt das Herzchakra einer Frau als positiv geladen, das des Mannes als negativ oder aufnehmend. Aus diesem Spannungsverhältnis speist sich die sexuelle Energie.

Im Wurzelchakra konzentriert sich unsere sexuelle Energie. Beim Mann wird die sexuelle Energie über seinen Lingam übertragen. Der Lingam wirkt stimulierend und energetisierend und gilt als positiver Pol. Das Wurzelchakra der Frau dagegen ist aufnehmend. Die Yoni befindet sich im Körper der Frau, und die energetische Natur der Yoni wirkt anziehend und empfangend.

Das Chakren-System spielt eine entscheidende Rolle für Ihr Zusammensein. Wenn Mann und Frau sich körperlich nahekommen, findet ein reger Energieaustausch zwischen den Chakren statt, vor allem zwischen dem ersten und zweiten, die in direktem Bezug zur Sexualität stehen. Sind Ihre Chakren aufeinander eingestimmt, erhöht das die sinnliche Wahrnehmung und macht Ihre Vereinigung elektrisierend.

Wenn Sie keinen Kontakt zueinander finden, hat vielleicht einer von Ihnen oder Sie beide haben ein Chakra mit eingeschränktem Energiefluss. Der Energiestrom in Ihrem Körper kann sich täglich ändern, aber Tantra hilft Ihnen, Ihre Chakren offen zu halten.

Stabilisieren Sie Ihre Chakren

Wenn sich Ihre Chakren im Gleichgewicht befinden und geöffnet sind, strahlen Sie hochpotente sexuelle Energie aus. Auch wenn Sie mit Ihrem Sexleben bislang zufrieden waren, kann Ihnen die Chakra-Arbeit noch viel bringen. Sie werden feststellen, dass Sie leichter kommunizieren und besser auf Ihren Partner eingehen können, vor allem in den Momenten, in denen er sich nach Zärtlichkeiten oder mehr sehnt. Auch Ihre Libido und das orgastische Potenzial werden sich erhöhen. Es gibt verschiedene Methoden, die Chakren zu balancieren, auszurichten und zu öffnen. Achten Sie im Lauf Ihrer tantrischen Reise darauf, bei welchen Meditationen Sie sich besonders lebendig fühlen, um genau diese in Ihr Chakra-Wohlfühlprogramm aufzunehmen.

Wecken Sie Ihre Manneskraft

Manche Männer meinen, besonders zurückhaltend sein zu müssen, und sind vielleicht sogar ängstlich, allzu viel von ihrer männlichen Leidenschaft und Kraft zu zeigen. Tantra ermuntert Sie dazu, zu Ihrer Manneskraft voll und ganz zu stehen und diese behutsam und liebevoll in Ihre Beziehung einzubringen.

Beim Mann ist das dritte Chakra der Quell seiner Stärke und Kraft. Es befindet sich etwas oberhalb des Nabels. Männer sind in diesem Bereich häufig verspannt, vor allem wenn sie Gefühle, Wut oder Frustrationen jahrelang unterdrückt haben. Wenn Sie sich wütend oder frustriert fühlen und dabei den Atem anhalten, können Sie die Spannung in diesem Bereich spüren. Das bedeutet, dass Ihr drittes Chakra und damit auch Ihre emotionale und sexuelle Energie eingeschränkt sind.

Massage kann zu einer Lösung dieser Blockade und zur vollen Entfaltung Ihrer Manneskraft beitragen. Sie können sich selbst massieren oder sich von Ihrer Partnerin massieren lassen. Stimulieren Sie, unter Verwendung von Massageöl, den Bereich unterhalb des Brustkastens mit sanft kreisenden Bewegungen. Das kann als Teil einer Ganzkörpermassage oder nur für sich erfolgen.

Das zweite Chakra massieren

Das zweite Chakra ist mit Sinnlichkeit und Emotionen verknüpft. Als Mann werden Sie feststellen, dass Ihre Partnerin, wurde sie in dieser Weise stimuliert, empfänglicher ist für Zärtlichkeiten. Die Frau hat danach meist das Gefühl, offener für ihren Partner zu sein, wie auch immer das Liebesspiel weitergeht.

1 Begrüßen Sie sich mit dem Namaste-Gruß (siehe Seite 10).

2 Fragen Sie Ihre Partnerin, ob sie sich gerne hinlegen und verwöhnen lassen würde. Sie kann nackt oder angezogen sein – ganz wie sie mag.

3 Geben Sie etwas Massageöl auf Ihre Hände und massieren Sie den Unterbauch Ihrer Partnerin mit im Uhrzeigersinn kreisenden Bewegungen, langsam und bedächtig und mit flacher Hand, wobei Sie sanftrhythmisch zwischen der einen und der anderen Hand wechseln.

4 Bitten Sie Ihre Partnerin, in den Bauch zu atmen, während Sie massieren. Versuchen Sie, möglichst konzentriert und präsent zu sein. Achten Sie darauf, wie ihr Bauch zunehmend weicher wird. Drücken Sie Ihre ganze Liebe und Zuneigung über die Hände aus.

5 Zum Abschluss bedecken Sie den Bauch Ihrer Partnerin mit sanften und sehr zärtlichen Küssen.

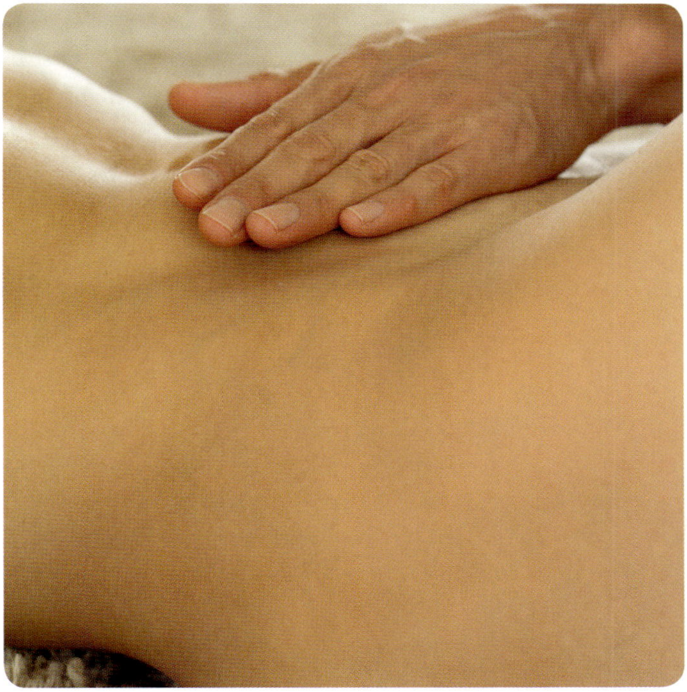

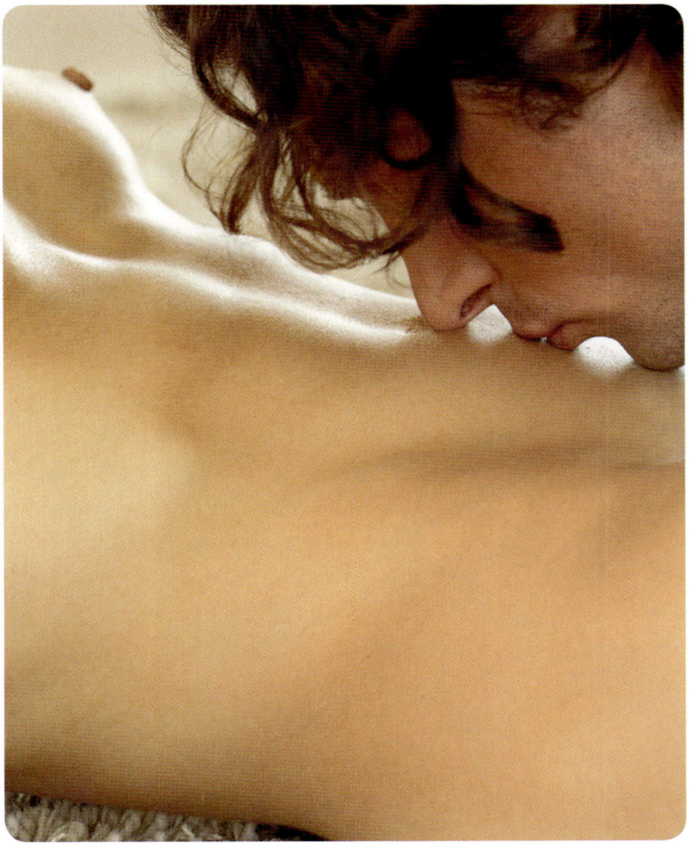

Tantra und Selbst-bewusstsein

Wenn Sie Ihren Körper anerkennen, öffnen sich Ihre Chakren leichter und Sie sind insgesamt glücklicher und entspannter.

Den Körper ehren

Zu einer tantrischen Lebensweise gehört es auch, regelmäßig Sport zu treiben, ab und zu eine Massage zu genießen und sich gesund zu ernähren. Suchen Sie sich einen Sport, der Ihnen Spaß macht. Wandern Sie in der Natur, kräftigen Sie Ihren Körper mittels Pilates oder Yoga oder gehen Sie mit Ihrem Partner tanzen – Hauptsache, Sie fühlen sich danach glücklich, energetisiert und entspannt. Nehmen Sie sich diese Zeit für sich selbst; das ist unabdingbar für ein starkes Selbstbewusstsein.

Selbstbewusstsein und Sex

Befriedigender Sex ist eine der besten Möglichkeiten, es sich gut gehen zu lassen. Wer guten Sex hat, ist entspannter, lacht mehr und schläft besser. Achten Sie darauf, wie Ihr Körper beim Sex reagiert: Ihre Sinne sind geschärft, Ihr Puls geht schneller und Sie fühlen sich quicklebendig. Diesen Kick sollten Sie sich so oft wie möglich gönnen. Voraussetzung dafür ist eine erotisch-sinnliche Vorstellung vom Körper.

Tantra schärft Ihre Sinne und bewirkt, dass sich Sie sich körperlich anders fühlen beim Sex. Sie werden jede Empfindung auf neue Weise genießen und dabei Ihr orgastisches Potenzial steigern. Sie haben auch eine bessere Vorstellung, wie sich Ihr Partner beim Sex fühlt. Sie gewinnen eine positive und optimistische Einstellung zum Leben und zu Ihrer Beziehung; Zuversicht und Liebe wachsen. Diese positive Energie erfasst schließlich alle Aspekte Ihres Lebens und bewirkt, dass sich Ihre Mitmenschen in Ihrer Nähe wohlfühlen. Wenn Sie diese neue Perspektive in Ihre Beziehung einbringen, wird Ihr Sexleben sicher befriedigender, nicht zuletzt deshalb, weil Sie auch attraktiver für Ihren Partner sein werden. Beides, ein gesundes Selbstvertrauen und ein positives Körperbewusstsein, sind die Voraussetzung für ein befriedigendes Sexleben.

Entspannung und Erholung

Tantra lehrt Sie, jeden Augenblick bewusst zu genießen, was schwierig sein kann, wenn Sie gestresst oder müde sind. Entspannungspausen bieten die Möglichkeit, durchzuatmen und Stress abzubauen. Wenn Sie innerlich ruhig und ausgeruht sind, haben Sie eher Lust darauf, mit Ihrem Partner intim zu werden, als wenn Sie an den Lasten des Tages festhalten würden.

Es gibt viele Möglichkeiten, Ihren Geist und den Körper zu entspannen. Nehmen Sie sich jeden Tag Zeit für einen kurzen Spaziergang. Verlassen Sie in der Mittagspause Ihr Büro oder gehen Sie kurz vor dem Abendessen nach draußen. Suchen Sie sich ein Plätzchen im Freien zum Entspannen, Nachdenken und Meditieren. Sie könnten auch ein Bad nehmen oder sich in eine stille Ecke zu Hause zurückziehen. Meistens merken wir erst, wie angespannt wir sind, wenn wir alleine sind. Ruhen Sie sich aus und Ihr Körper wird es Ihnen danken.

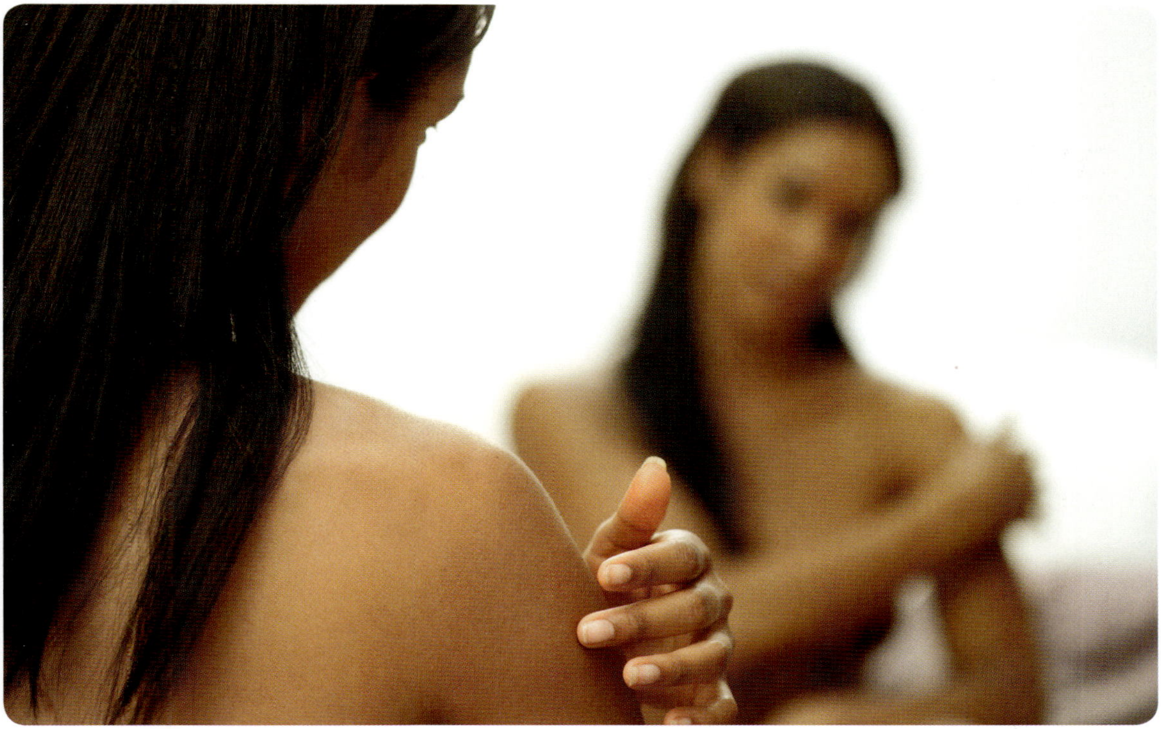

»Mag-ich – Mag-ich-nicht«-Liste

Diese Meditation wird allen Tantra-Neulingen die Augen öffnen. Ziel ist es, zu entdecken, was Sie an sich selbst mögen, und Ihren Körper so zu akzeptieren, wie er ist. Machen Sie diese Übung zuerst alleine, dann mit Ihrem Partner zusammen. Es ist ein sinnlicher Moment, alles zu benennen, was Sie an Ihrem Partner mögen.

1 Legen Sie auf einem Blatt Papier zwei Spalten an, einmal mit der Überschrift »Mag ich« , einmal mit »Mag ich nicht«.

2 Stellen Sie sich nackt oder leicht bekleidet vor einen Spiegel. Betrachten Sie sich und schreiben Sie alles, was Sie an sich selbst nicht mögen. Das können Teile Ihres Körpers oder Charakterzüge sein. Seien Sie ehrlich und möglichst spontan.

3 In der anderen Spalte notieren Sie alles, was Sie an sich mögen. Vergleichen Sie die Länge der beiden Spalten.

4 Legen Sie ein trauriges Musikstück auf und stellen Sie sich vor, Sie sind ein Bestandteil der »Mag-ich-nicht«-Spalte. Tanzen Sie und bringen Sie alle Aspekte dieser Kategorie zum Ausdruck. Wenn Sie z.B. Ihre Beine nicht mögen, berühren Sie sie und betonen Sie, wie es sich z.B. anfühlt, dick zu sein.

5 Wechseln Sie zu einer freundlicheren Musik. Wählen Sie einen Aspekt aus der »Mag-ich«-Spalte. Streicheln Sie diesen Körperteil und konzentrieren Sie sich auf die Beschaffenheit oder die Farbe oder darauf, was Sie daran mögen. Wenn Sie Ihre vollen Brüste mögen, lassen Sie sie schwingen und zeigen Sie beim Tanzen deutlich, dass es sie gibt.

6 Nachdem Sie auf drei oder vier Merkmale von jeder Liste getanzt haben, überlegen Sie, ob Sie einen Bestandteil der »Mag-ich-nicht«-Spalte auf die andere Seite nehmen könnten.

7 Machen Sie diese Übung täglich und zwar so lange, bis jeder Punkt von der »Mag-ich-nicht«-Spalte auf die andere Seite hinübergewandert ist. Sie werden sehen, Sie sind dazu in der Lage, die »Mag-ich-nicht«-Spalte komplett zu leeren. Im Lauf der Zeit werden Sie freundlicher mit sich umgehen.

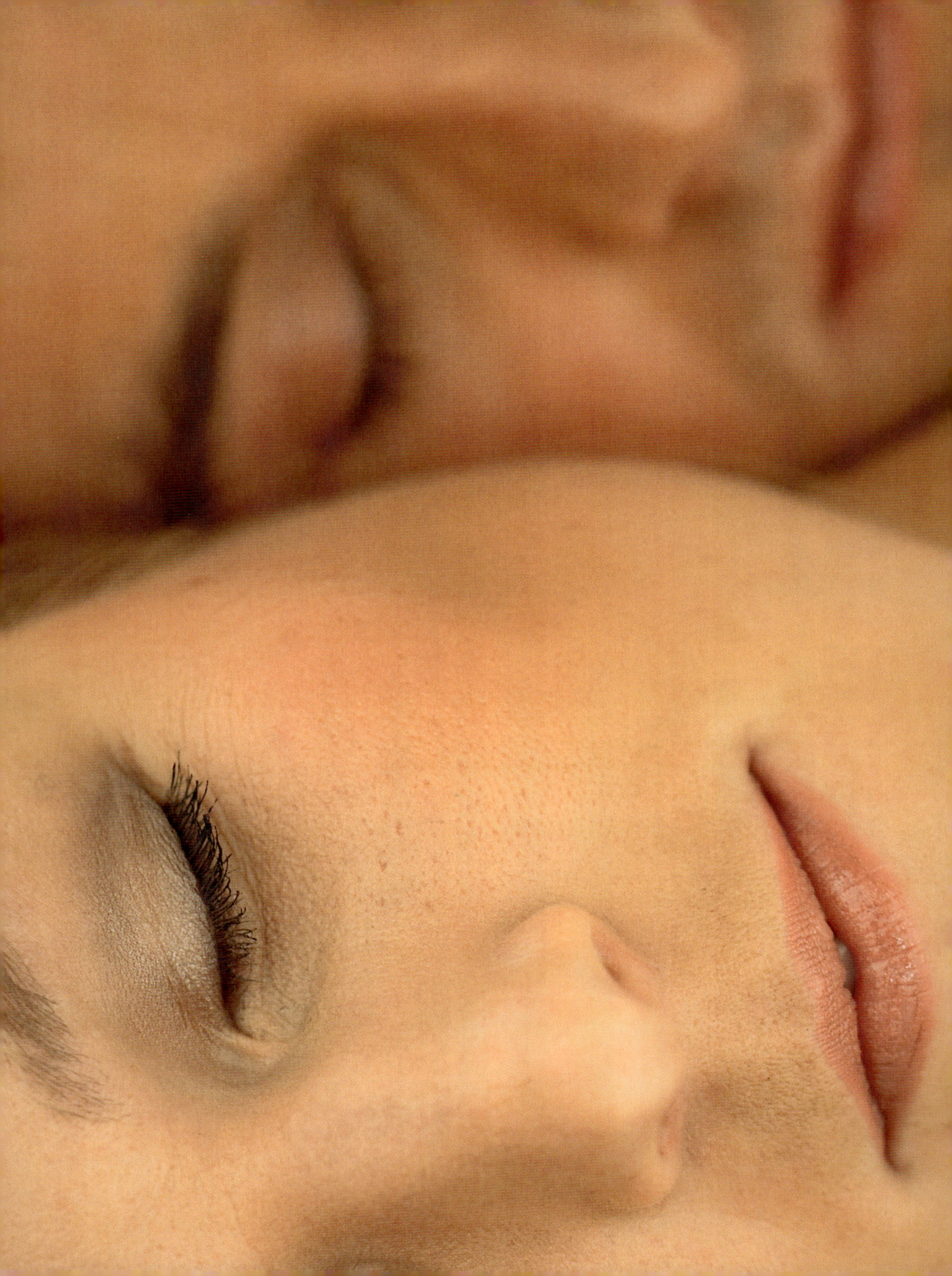

2

DIE HEILIGKEIT DER BEZIEHUNG

Tantra ermuntert Sie dazu, Ihre Beziehung als besonders wertvoll zu erachten. Indem Sie dem wichtigsten Menschen in Ihrem Leben Zeit, Energie und Leidenschaft widmen, widerfährt Ihnen ein unvorstellbares Maß an Glück, Nähe und Freude. Die sexuelle Vereinigung ist ein heiliger und göttlicher Akt, bei dem manche Paare zu kosmischer Glückseligkeit gelangen.

Shiva und Shakti

Die göttliche tantrische Beziehung beruht auf dem Vorbild von Shiva und Shakti, jenem Paar, das als erstes Tantra praktiziert haben soll. Durch Meditation und leidenschaftliche Hingabe erreichten sie totale Verschmelzung auf körperlicher, spiritueller und emotionaler Ebene.

Die Lehrmeister des Tantra

Vor rund 5000 Jahren ersannen Shiva und Shakti die ersten tantrischen Meditationen, die als das *Vigyan Bhairav Tantra* in 112 Sutras aufgezeichnet wurden. Die Sutras werden noch heute befolgt. Sie bilden eine stufenweise Anleitung zu mehr Nähe, tieferer Entspannung und Selbsterkenntnis. Viele der darin vorgestellten Liebestechniken sind in diesem Buch enthalten.

Über die irdische Existenz von Shiva und Shakti ist wenig bekannt, aber es gibt immerhin Spekulationen über ihr Leben als Menschen, ehe sie als Götter des Tantra unsterblich wurden. Demnach waren Shiva und Shakti ein neugieriges und fantasievolles Paar mit einer erfüllten Sexualität und voller Durst nach spiritueller Weisheit. Ihre Beziehung gründete auf gegenseitigem Respekt und tiefer Leidenschaft.

Das männliche und weibliche Prinzip

Shiva und Shakti repräsentieren die unterschiedlichen Eigenschaften des göttlichen männlichen und weiblichen Prinzips. Wenn Sie selbst Ihre wahre Natur als göttlicher Mann oder göttliche Frau entdecken, hat das weitreichende Folgen für Ihre Beziehung und Ihr Liebesleben. Besonders intensiv wird eine Beziehung durch die Vermischung geschlechtsspezifischer Stärken – etwa Shivas Kreativität und Shaktis Einfühlungsvermögen. Achten Sie darauf, wie sich diese Eigenschaften in Ihrer Beziehung auswirken und wie Sie sie zur Vertiefung Ihrer Meditationen nutzen können. Durch tantrische Praktiken können Sie Eigenschaften einen Raum geben, die in anderen Lebensbereichen, etwa der Arbeit, verborgen bleiben. Im Tantra können Sie die Rolle vergessen, die Sie im Alltag spielen. Mit der Zeit sind Sie vielleicht in der Lage, Ihre volle Shiva- oder Shakti-Persönlichkeit in allen Bereichen Ihres Lebens zur Geltung zu bringen.

IHRE GÖTTLICHE NATUR

Shiva-Eigenschaften:	Shakti-Eigenschaften:
stark	empfangend
rational	liebevoll
dynamisch	sprunghaft
spielerisch	gebend
mächtig	mütterlich
aktiv	fürsorglich
kreativ	gefühlsgeleitet
weise	einfühlsam

10 MINUTEN-TANTRA

DAS GÖTTLICHE ENTDECKEN

Diese Meditation öffnet Ihren Blick für das Göttliche in Ihrem Partner.

1 Sie sitzen einander bequem gegenüber.
2 Sehen Sie Ihrem Partner sanft in die Augen. Atmen Sie langsam und tief. Lassen Sie allen Ärger und Unmut des Tages gehen. Widerstehen Sie der Versuchung, zu sprechen.
3 Sehen Sie, ob Sie das Göttliche in Ihrem Partner erkennen. Schauen Sie tief in das Meer der Seele Ihres Partners und begegnen Sie einander jenseits Ihrer jeweiligen Persönlichkeit und mentalen Disposition. Versuchen Sie, die geistige Flamme und Energie Ihres Partner zu erreichen.
4 Halten Sie den Blick für mindestens fünf Minuten. Strecken und dehnen Sie sich zum Abschluss.

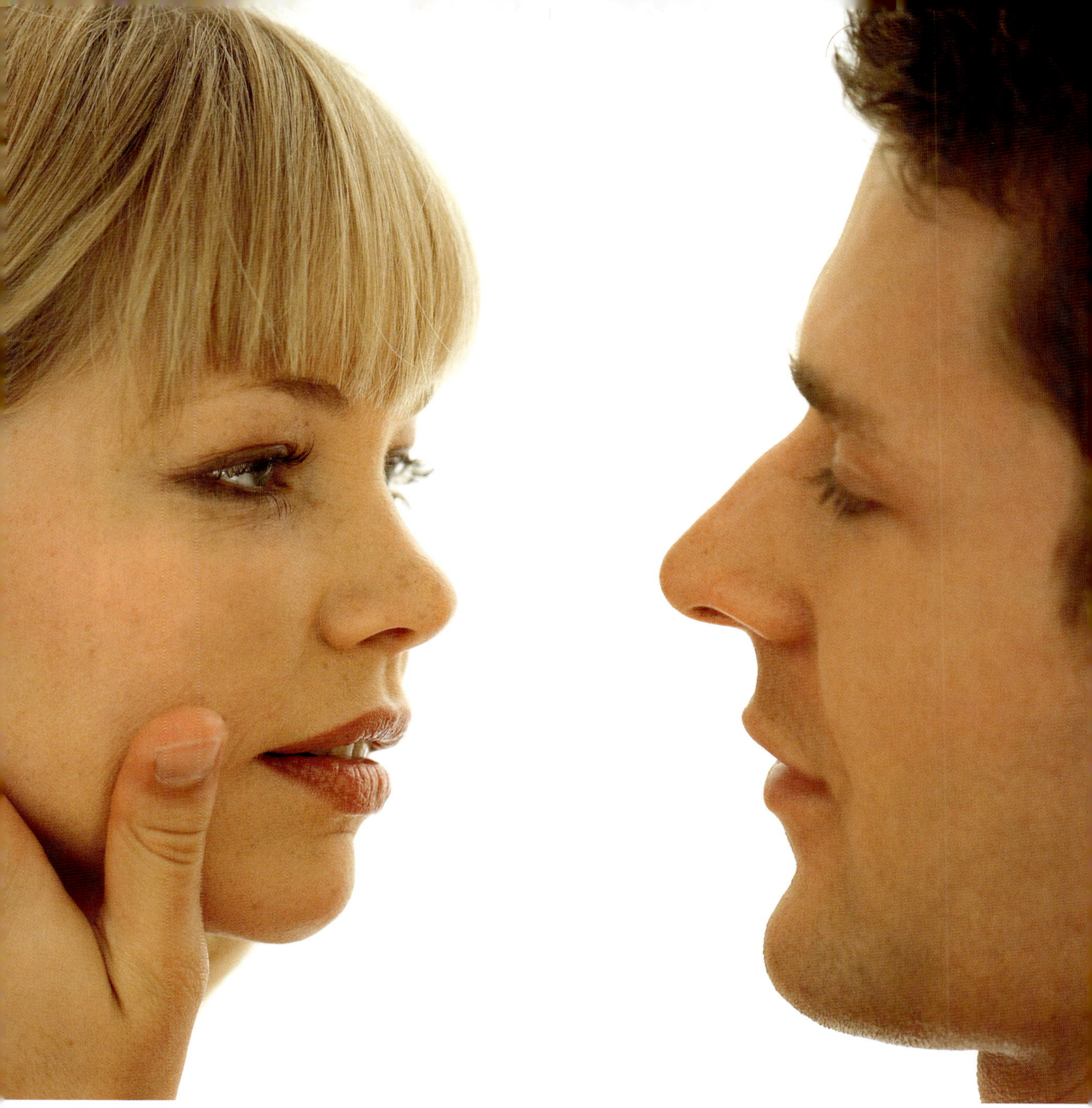

Eine besondere Beziehung

Wenn sich Shiva und Shakti sexuell vereinten, schufen sie ein außerordentliches Kraftfeld erotischer Energie. Diese Schwingung und energetische Verschmelzung sind der Ursprung des Lebens und bringen segensreiche orgastische Erfüllung. Lernen Sie am Beginn Ihrer tantrischen Reise, die Unterschiede zwischen Ihnen und Ihrem Partner anzunehmen, und genießen Sie die Schwingung, die Sie zusammen erzeugen.

ROLLENTAUSCH

Auch Frauen können die für Shiva typischen Eigenschaften verkörpern und umgekehrt. Im Tantra weiß man, dass wir potentiell alle Aspekte des Menschseins in uns tragen, männliche und weibliche, das sollten wir beherzigen.

Gegensätze vereinigen

Der tantrische Pfad zur Glückseligkeit verläuft über das Zusammenführen männlicher und weiblicher Kräfte. Bringen Sie möglichst die stärksten Anteile Ihrer Persönlichkeit in die tantrische Meditation ein und Sie werden die gleiche andauernde Lust erfahren wie Shiva und Shakti.

Mit dem Partner kommunizieren

Der Austausch zwischen Ihnen und Ihrem Partner ist sehr wichtig, weil Männer und Frauen so verschieden sind. Tantra bestärkt Sie darin, sich wie Shiva und Shakti über Gespräche, liebevolle Berührungen und im Liebesspiel auszutauschen. Nehmen Sie sich die Zeit, Ihre Gefühle und Wünsche dem Partner mitzuteilen, und nutzen Sie die Chance zu geistiger und sinnlicher Erleuchtung, die sich daraus ergibt.

Den Partner neu entdecken

Damit der tantrische Funke zündet, ist es wichtig, bestehende Unterschiede anzuerkennen, denn nur diese können den hohen Grad an sexueller Erregung und Aufladung erzeugen, der Sie möglicherweise in die Höhen orgastischer Glückseligkeit katapultiert. Die Frau möge ihren Partner für seine Kraft und Männlichkeit bewundern, der Mann seine Partnerin für ihre Empfindsamkeit. Es ist aufregend, vielleicht auch beängstigend, in einer Liebesbeziehung ganz neue Wege des Ausdrucks zu suchen, vor allem wenn Sie in festgefahrenen Beziehungsmustern gefangen sind, aber der Versuch lohnt sich allemal. Wenn Sie bereit sind, dieses Risiko einzugehen, werden Sie in mancher Hinsicht davon profitieren.

Viele Paare trauern der Zeit ihrer Flitterwochen nach, als alles noch neu und aufregend war. Stellen Sie sich vor, was passieren würde, wenn Sie sich jede Woche eine oder zwei Stunden Zeit nähmen, um sich intensiv Ihrem Partner zu widmen. Wenn Sie das Gefühl dafür verloren haben, was Sie am anderen als sexy und erregend empfunden haben, nehmen Sie sich erst einmal zurück und machen Sie sich frei von den Alltagsorgen. Lassen Sie sich durch Tantra einen Weg aufzeigen, jene Eigenschaften an Ihrem Partner neu zu entdecken, die Sie früher einmal als so anziehend empfunden haben.

YIN UND YANG

Die alte chinesische Lehre des Tao bezeichnet das männliche Prinzip als *»Yang«*, das weibliche als *»Yin«*. Diese Polarität ist im gesamten Universum gegenwärtig und für Reibung, Wandel und Energie verantwortlich. Yin und Yang sind gleich stark. Zusammen ergänzen sie sich und bringen Erfüllung.

Yin	**Yang**
weiblich	männlich
Mond	Sonne
Abgeschlossenheit	Schöpferkraft
Kälte	Wärme
Dunkelheit	Licht
Materie	Himmel
Unterwerfung	Dominanz

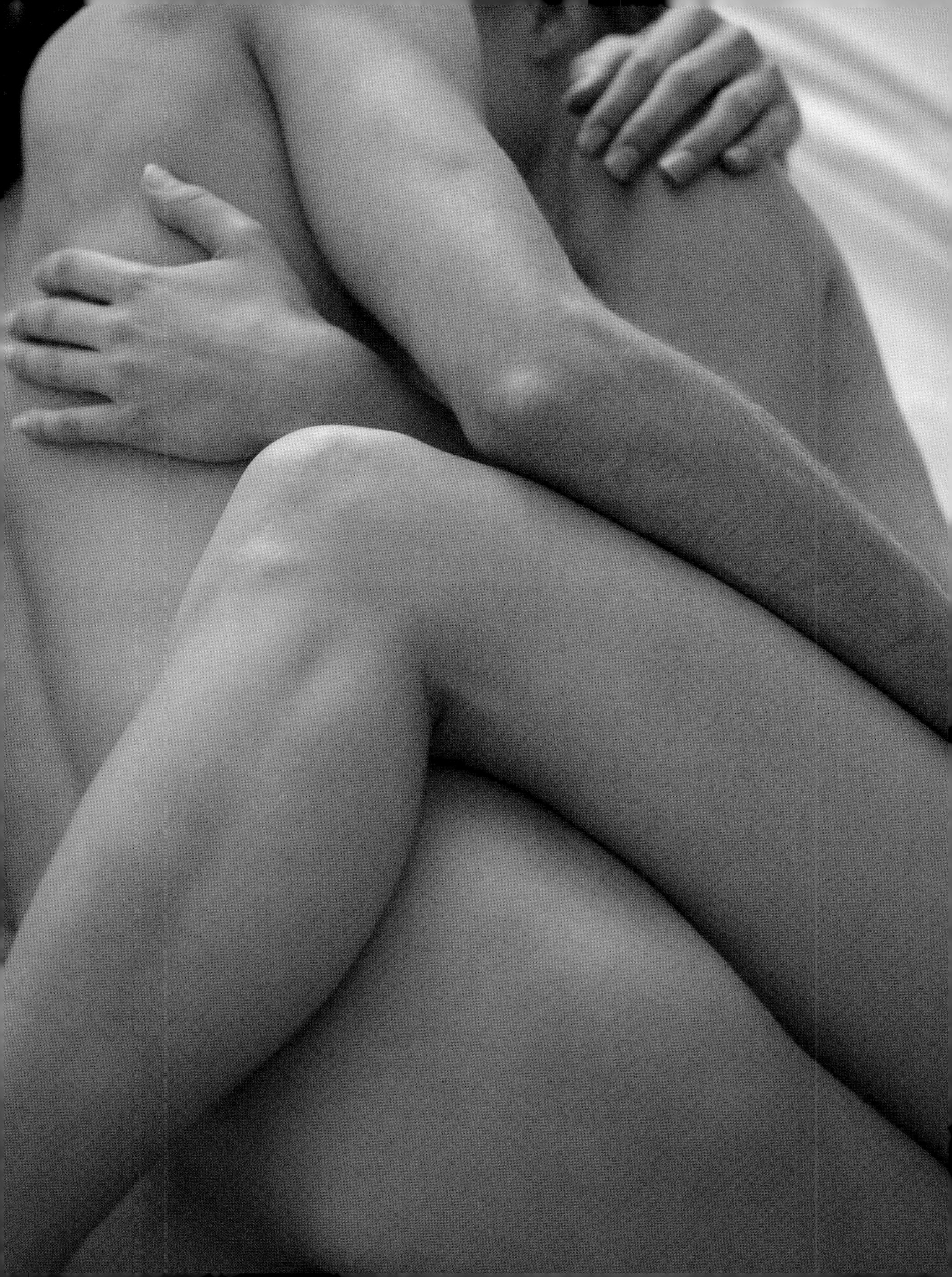

Yin-Yang-Berührung

Diese Meditation hilft Ihnen, einander ohne Worte mitzuteilen, wie Sie gerne berührt werden möchten. Dabei ist nicht immer klar, wer der Gebende und wer der Nehmende ist, was der tantrischen Erfahrung entspricht, dass beides, Geben und Nehmen, zusammengehört und jedes für sich Spaß machen kann.

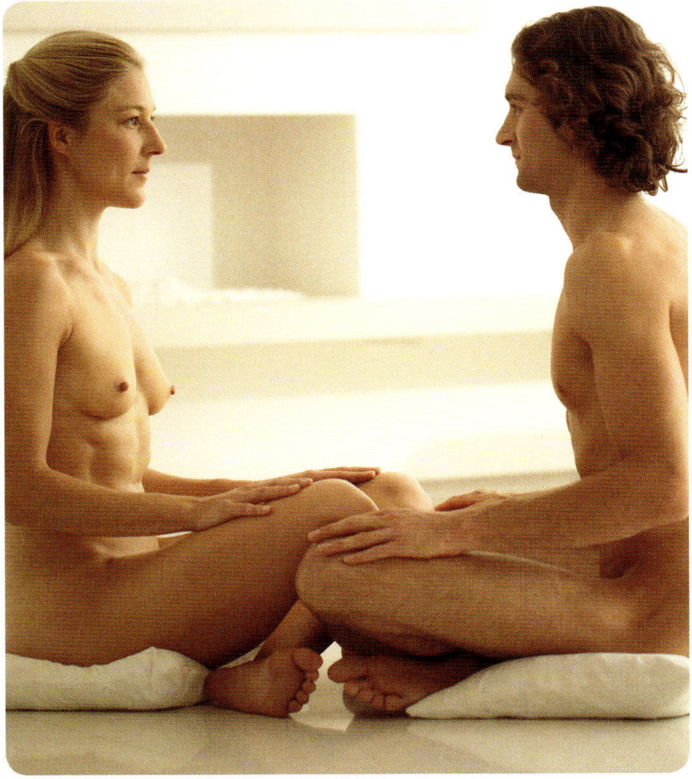

Berührungsbewusstsein

Wenn Sie der Empfangende sind, versuchen Sie, genau zu erspüren, wie Ihr Partner Sie berührt. Achten Sie auf die Absicht und die in der Berührung enthaltene Botschaft – sie kann sanft und zärtlich sein oder erotisch und aufreizend. Lernen Sie, das Gespür für die Berührung zu halten, und lassen Sie Ihren Körper reagieren, ohne darüber nachzudenken. Diese Form tantrischer Berührung fühlt sich sehr bald wie ein Liebesspiel an.

1 Nehmen Sie einander gegenüber Platz und begrüßen Sie sich mit dem Namaste-Gruß (siehe Seite 10).

2 Bestimmen Sie den Initiator, Yang, der vorgibt, was passiert, und denjenigen, Yin, der den Vorgaben folgt und seine Wünsche hintanstellt, solange die Rollen so verteilt sind.

3 Yang beginnt, Yin auf eine Weise zu berühren, wie er oder sie selbst berührt werden möchte. Yin gibt die Berührung zurück. Möglicherweise verzögert sich die Reaktion eine Weile, aber das ändert sich bald, sodass Sie einander gleichzeitig berühren.

4 Yang sollte die Berührungen bedächtig und fließend erfolgen lassen, sodass Yin bequem folgen kann. Vermeiden Sie plötzliche Bewegungen, da Yin sich hierdurch stärker konzentrieren müsste.

5 Stellen Sie sich die Art von Berührung vor, die Sie selbst sich wünschen, und berühren Sie Ihren Partner dementsprechend. Betonen Sie Besonderheiten, die Sie in der Reaktion vermissen – wenn Ihr Partner z. B. zu hastig vorgeht, machen Sie betont langsame Bewegungen. Wenn Sie nicht umhin kommen, etwas zu sagen, bleiben Sie freundlich.

6 Nach etwa sieben Minuten wechseln Sie die Rollen. Wechseln Sie sich so oft ab, bis jeder dreimal dran war. Wenn Ihnen beiden danach ist, können Sie sich im Anschluss an die Meditation lieben.

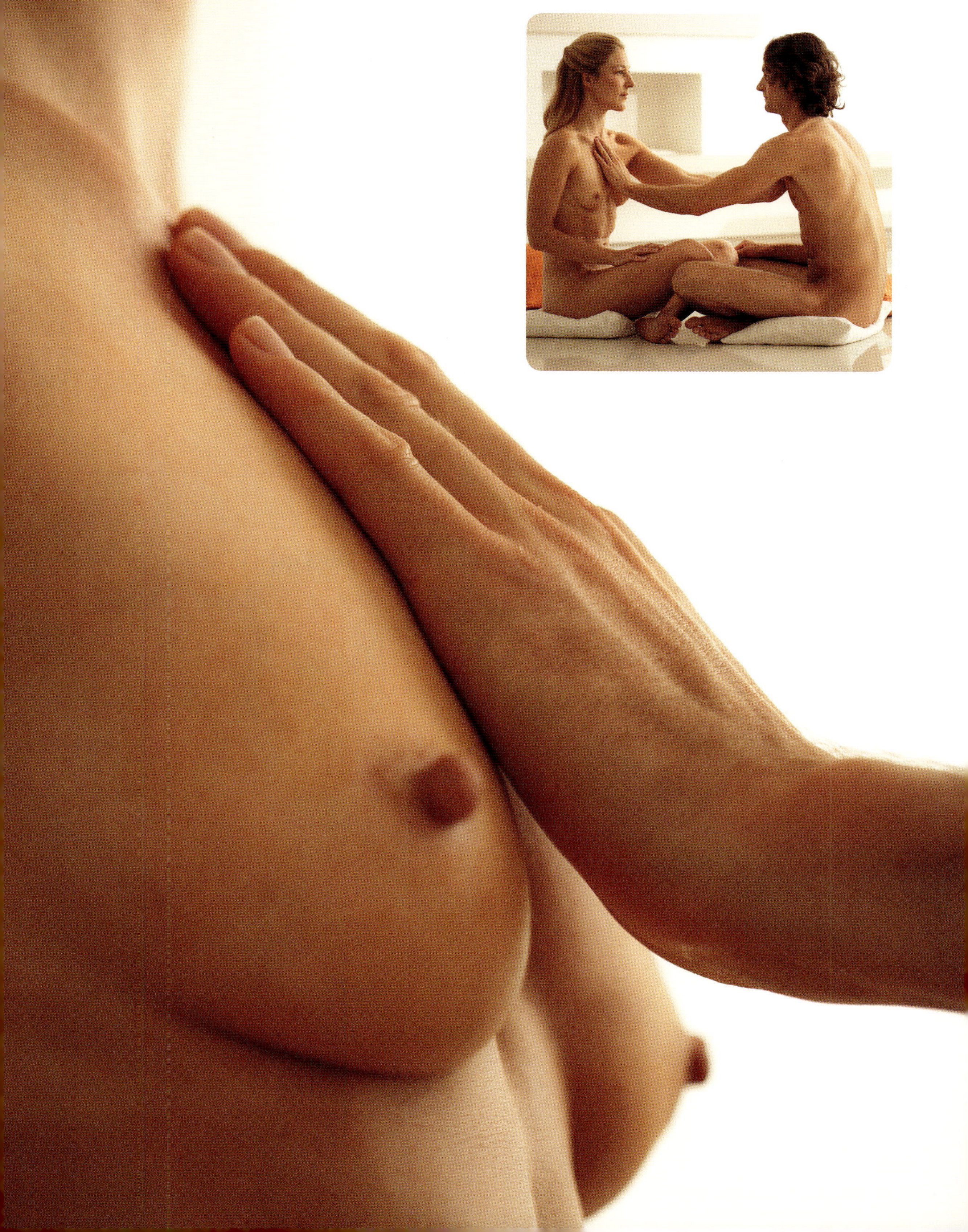

Ihre tantrische Beziehung

Im Lauf Ihrer gemeinsamen tantrischen Reise werden Sie merken, dass es zwischen Ihnen ganz anders knistert. Nähren Sie Ihre Beziehung kontinuierlich mit Meditationen und intimen Ritualen und achten Sie darauf, wie Ihre Beziehung in Vertrauen und Liebe gedeiht.

Tantra, Sie und Ihr Partner

Vergessen Sie bei Ihren tantrischen Erkundungen nie, dass die Beziehung zwischen Ihnen und Ihrem Partner heilig ist. Ihre Liebe ist ein Geschenk, das Sie achten und ehren. Gehen Sie besonders liebevoll miteinander um, wenn Sie sich in neue Gebiete vorwagen. Hören Sie Ihrem Partner genau zu, um zu erfahren, was ihm oder ihr nicht gefällt. Sie werden auch die Erfahrung machen, dass Sie sich viel mehr Zeit nehmen, einander neu kennenzulernen. Tantrische Meditationen scheinen auf den ersten Blick recht simpel, können aber von lebensverändernder Wirkung sein und einer langdauernden oder gar kränkelnden Beziehung neue Energie zuführen. Auch wenn Sie in Ihrer Beziehung glücklich sind, kann Tantra Ihnen helfen, Ihre gemeinsame Zeit auf ganz neue Weise zu genießen. Hören Sie zu, was Ihr Partner sagt, wenn Sie neue Meditationen ausprobieren, und finden Sie heraus, was Ihrer Partnerschaft emotional und sexuell guttut. Finden Sie Rituale, die genussvoll und lehrreich für Sie beide sind. Achten Sie auf die Verschiedenheit Ihrer sexuellen Wünsche, Emotionen und Gefühle und nehmen Sie darauf beim Sex und in anderen Bereichen Ihrer Partnerschaft Rücksicht.

Der Liebeskörper

Ihre Beziehung besteht aus drei Komponenten: Sie, Ihr Partner und der Liebeskörper der Beziehung selbst. Stellen Sie sich Ihre wechselseitige Liebe als selbstständige Größe vor, mit eigener Kraft und Energie. Dieser Liebeskörper erfordert Aufmerksamkeit und Hingabe. Ein liebevoller Umgang miteinander, lustvoller Sex und meditative Nähe, das alles trägt dazu bei, dass Ihr Liebeskörper wächst und gedeiht. Tantra hilft Ihnen, Ihre Vorstellungen von Liebe, Sex und den Wert Ihrer Partnerschaft neu zu überdenken und zu einer höheren Ebene des Verständnisses und der Intimität zu gelangen.

♋ Tantra für Singles

Wenn Sie Single sind oder Ihr Partner noch nicht reif ist für den Weg des Tantra ist, können Sie auch alleine meditieren und großen Nutzen daraus ziehen. Tantra kann zu einer Stärkung Ihres Selbstbewusstseins beitragen und Sie dabei ermutigen, das Leben voll und ganz zu genießen. Die positive Energie, die Ihnen aus den Meditationen zuwächst, wirkt sich positiv auf Ihre Beziehungen insgesamt aus.

Wenn Sie auf der Suche nach einem tantrischen Partner sind, haben sie mehrere Möglichkeiten. Am besten ist es, Sie besuchen ein Tantra-Seminar für Singles. Es geht in diesen Kursen um Intimität, Nähe und persönliches Wachstum, wohingegen Sex nicht unbedingt auf dem Programm steht. Oder Sie wenden sich an eine Partneragentur, die den Kontakt zu anderen Mitgliedern herstellt, die Tantra praktizieren.

Der Beginn einer tantrischen Reise

Im Lauf Ihrer tantrischen Reise werden Sie immer wieder auf die Ahnung einer letztgültigen Wahrheit stoßen – einer Wahrheit, die aus dem Herzen und nicht allein vom Verstand kommt und die Sie frei und glücklich macht. Wenn Sie glauben, dass Verliebtheit sowieso nie lange dauert oder dass Sie längst alles voneinander wissen, ersetzen Sie diese falschen Vorstellungen mit positiven Ideen wie etwa folgenden:

- Liebe kennt keine Grenzen
- Ich kann in einer Liebesbeziehung wachsen und dazulernen
- Alles, was sich in unserer Beziehung ereignet, ist ein Geschenk

Dadurch eröffnet sich Ihnen die Möglichkeit, Ihre Beziehung in einem neuen Licht zu sehen. Beginnen Sie mit einfachen Meditationen, alleine und mit Ihrem Partner. Wenn Ihr Partner zögert, ermuntern Sie ihn weiterhin, jedoch ohne allzu großen Druck. Tantra lässt sich nicht erzwingen, und es ist wichtig, dass Sie sich beide mit vollem Einverständnis auf diese Reise machen. Vielleicht entschließen Sie sich auch dazu, einen Workshop zu besuchen. Das kann eine gute Möglichkeit sein, Tantra kennenzulernen, aber man muss sich dessen bewusst sein, dass es so viele Richtungen des Tantra gibt wie Yogarichtungen (einen Überblick finden Sie auf Seite 8). Informieren Sie sich über verschiedene Kurse und Lehrer, bis Sie den für Sie richtigen gefunden haben.

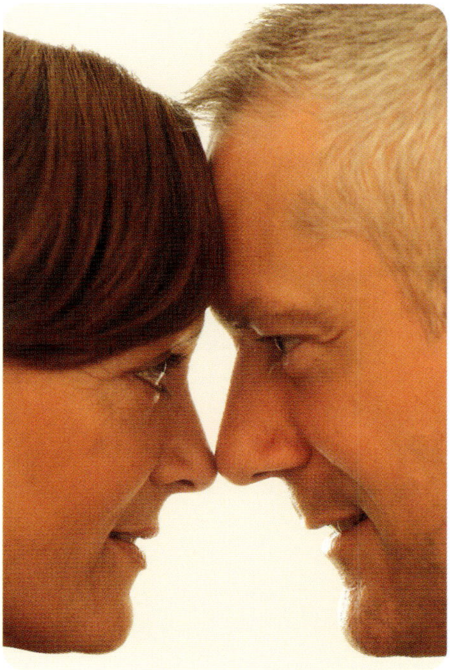

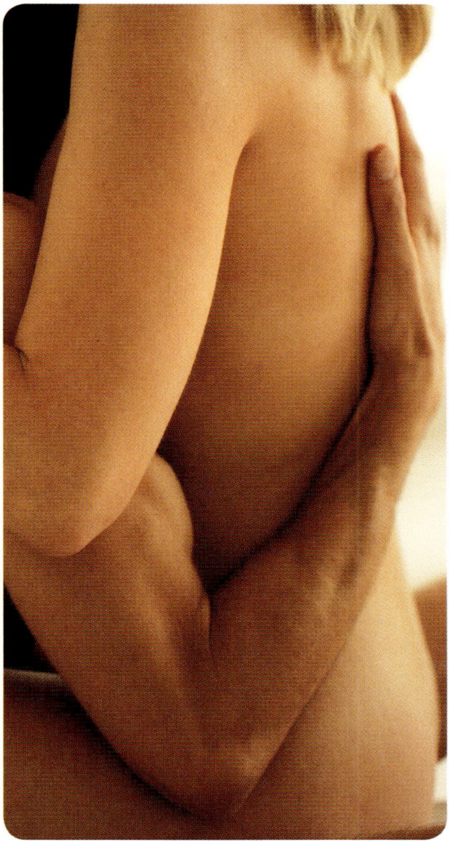

In der Liebe wachsen

Im Tantra gilt der Grundsatz, dass beide Partner in der Liebe gleichberechtigt sind und keiner in zweiter Reihe steht. Sie sollten sich das stets vergegenwärtigen. Das macht es Ihnen leichter, sich dem Partner wirklich zu öffnen – auf geistig-seelischer wie auf körperlicher Ebene. Auch ihr Umgang mit dem Partner wird sehr viel spontaner und unverkrampfter, und Sie können intuitiv auf seine Wünsche bei der Liebe eingehen. Bei der Meditation und beim Liebesspiel werden Sie, bedingt durch diesen Zuwachs an Vertrauen und Nähe, sehr viel mehr Lust verspüren. Dieser Grundsatz macht Sie letztlich auch freier und offener für Experimente. Gehen Sie kreativ miteinander um und arbeiten Sie an Ihrer Liebesbeziehung Wenn Sie bereit sind, Neues auszuprobieren, werden Sie Ihren Partner auf neue und andere Weise erleben. Auch an sich selbst werden Sie neue Seiten entdecken, die Sie in die Beziehung einbringen können. Gehen Sie gemeinsam auf eine tantrische Entdeckungsreise und wachsen Sie in der Liebe.

Nähren Sie Ihren Liebeskörper

Diese Meditation hilft Ihnen, sich einer gemeinsamen tantrischen Erfahrung zu öffnen, vor allem wenn einer von Ihnen beiden Tantra-Neuling ist. Sie ist eine gute Möglichkeit, sich die guten Seiten Ihrer Beziehung zu vergegenwärtigen, aber auch Bedenken vorzubringen, die Ihnen zu Beginn Ihrer tantrischen Reise vielleicht kommen.

1 Begrüßen Sie sich mit dem Namaste-Gruß (siehe Seite 10) und nehmen Sie im Fersensitz einander gegenüber Platz.

2 Stellen Sie einen Gegenstand (einen Stuhl oder ein Kissen) vor sich hin. Dieser symbolisiert den Liebeskörper Ihrer Beziehung. Legen Sie beide eine Blume vor sich hin.

3 Sprechen Sie abwechselnd mit Ihrem gemeinsamen Liebeskörper, erzählen Sie ihm von Ihrem Partner und Ihren Erfahrungen in der Beziehung. Sprechen Sie über Ihren Partner in der dritten Person, z.B.: »Er bringt mich zum Lachen« oder »Ich glaube, er verheimlicht mir etwas.« Sprechen Sie darüber, was Ihnen gefällt, aber auch darüber, was Ihnen zu denken gibt. Sprechen Sie insgesamt fünf Minuten lang und wechseln Sie sich während dieser Zeit ab. Trauen Sie sich, mit jeder Runde, in der Sie dran sind, ein bisschen mehr zur Sache zu kommen und etwas zu wagen. Unterbrechen Sie Ihren Partner nicht.

4 Wenn Sie fertig sind, nehmen Sie Ihre Blume zur Hand und stellen Sie sich vor, Sie gießen Ihr Ich darin aus. Alle störenden Hintergrundgeräusche in Ihrem Kopf strömen in die Blüte ein. Nehmen Sie sich dafür ein paar Minuten Zeit. Dann legen Sie beide Ihre Blumen nebeneinander vor dem Liebeskörper ab. Sobald Sie Ihre Alltagssorgen abgelegt haben, wird die Entlastung richtig spürbar.

5 Verneigen Sie sich und erbitten Sie Weisheit und Führung von Ihrem Liebeskörper. Wenn Sie ruhig sind und alle Erwartungen fallen lassen, sollte sich eine Antwort einstellen. Vertrauen Sie auf das, was kommt, auch wenn es dumm klingen mag.

6 Richten Sie sich wieder auf und teilen Sie Ihrem Partner den Ratschlag mit, indem Sie ihn in sein oder ihr Ohr flüstern.

7 Umarmen Sie sich und sagen Sie zum Abschluss noch einmal »Namaste«.

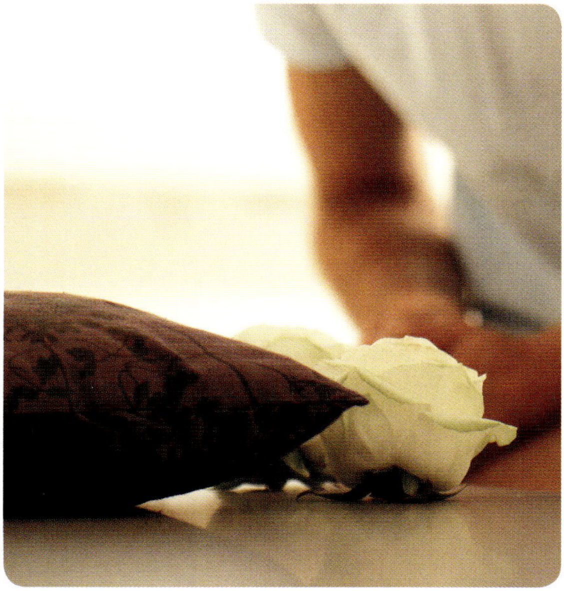

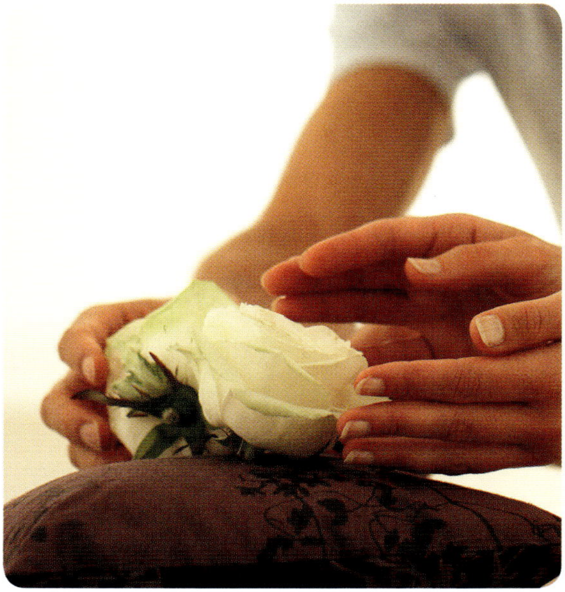

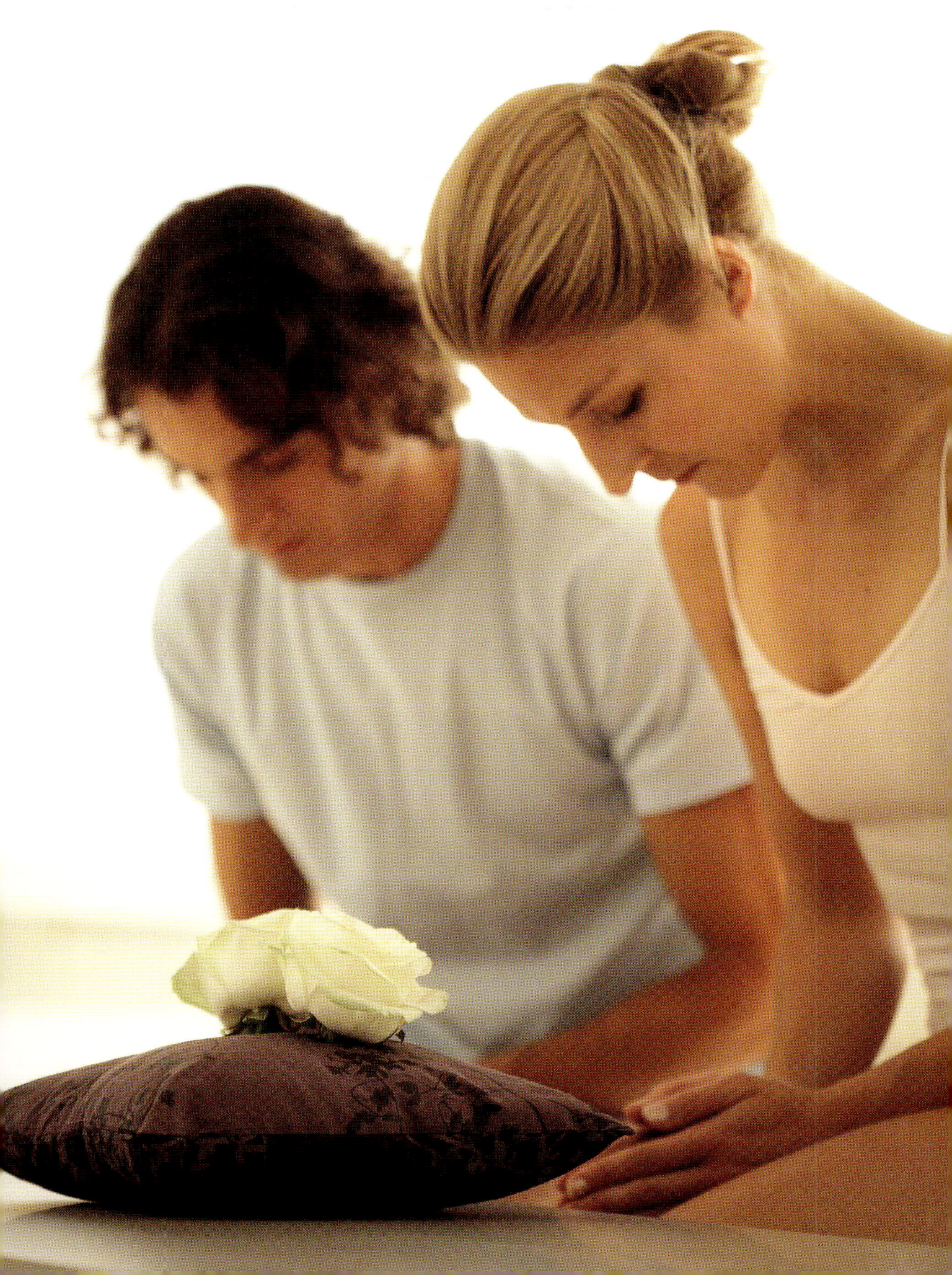

Emotionale Befreiung

Viele Menschen unterdrücken aufgrund früherer Erlebnisse einen Teil ihrer Emotionen. Ihre Befreiung ist ein wichtiger Aspekt Ihrer tantrischen Reise und entscheidend für ein Vorankommen in Ihrer Beziehung. Das wird sich auch positiv auf Ihr Sexualleben auswirken.

Akzeptieren von Emotionen

Emotionen anzunehmen, anstatt sie zu unterdrücken, ist ein wichtiger Schritt hin zur Selbstbefreiung und die Voraussetzung dafür, dass Sie und Ihr Partner Ihre tantrische Reise fortsetzen können. Wenn Sie Ihre natürlichen Gefühle und Sehnsüchte unterdrücken, verlieren Sie allmählich Ihre Fähigkeit, überhaupt noch für irgendetwas ein starkes Gefühl zu entwickeln, auch in punkto Liebe und Sexualität.

Wut zum Ausdruck bringen

Wut ist eine jener menschlichen Emotionen, die ganz normal sind, die aber viele nur ungern zeigen. Man glaubt, Wut sei etwas Schlechtes, das man besser ignoriert, aber Wut gehört zum Menschsein dazu. Viele fürchten, dass sie, wenn sie ihre Wut offen zeigen, die Kontrolle verlieren und etwas tun könnten, das sie später vielleicht bereuen. Tantrische Meditationen können Ihnen helfen, Wut auszudrücken ohne aggressiv zu sein. Sie fühlen sich gesund und lebendig, wenn Sie die ganze Bandbreite Ihrer Emotionen anerkennen und zum Ausdruck bringen.

Emotionen und Sexualität

Wer sich bemüht, eine gesunde Einstellung zu seinen Emotionen zu entwickeln, wird auch als Liebhaber offener und ehrlicher werden. Um aber die Hindernisse zu beseitigen, die einer lebendigen und erfüllenden Beziehung im Weg stehen, müssen beide Partner das wirklich wollen. Tantrische Meditationen bieten Ihnen einen sicheren und schützenden Rahmen, dieses Wagnis einzugehen. Sagen Sie es Ihrem Partner, wenn Sie wütend oder müde sind, aber lassen Sie es ihn auch wissen, wenn Sie sich glücklich und quicklebendig fühlen. Nehmen Sie Ihr Sexleben davon nicht aus: Spüren Sie, wenn Ihr Partner müde ist und liebevolle Zuwendung braucht, reagieren Sie aber entsprechend stürmisch, wenn er Lust hat.

KÖRPER UND EMOTIONEN

Ihr Körper verrät viel über Ihre emotionale Verfassung. In der Traditionellen Chinesischen Medizin ordnet man den Organen bestimmte Emotionen zu. Bei chronischen gesundheitlichen Beschwerden sollten Sie darauf achten, ob Sie vielleicht Probleme mit den jeweiligen Emotionen haben. Diese sind es dann, denen Sie sich im Lauf Ihrer Arbeit an der Befreiung Ihrer Emotionen vor allem zuwenden sollten.

- Genitalien, Nieren und Blase: Angst und Vertrauen
- Leber, Gallenblase: Wut und Spontaneität
- Lunge und Dickdarm: Trauer und Inspiration
- Herz und Dünndarm: Freude und Liebe

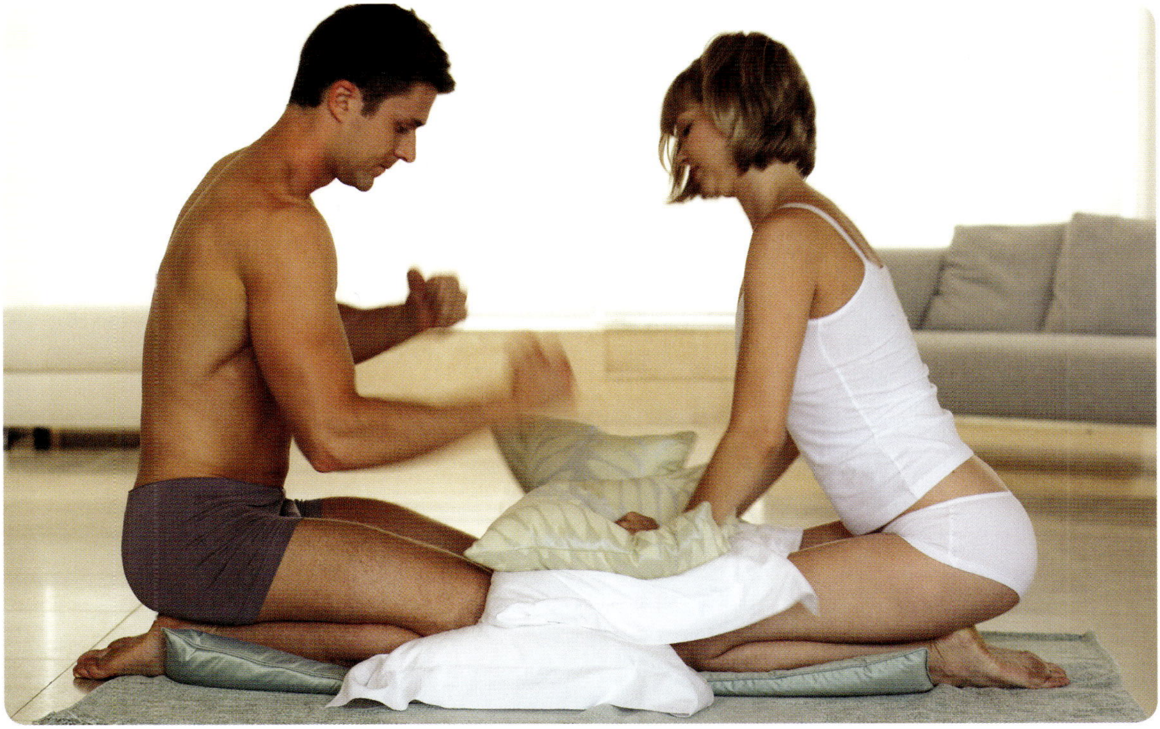

Auf das Kissen einschlagen

Diese Meditation können Sie alleine oder mit Ihrem Partner durchführen; sie dient dazu, blockierte Emotionen, insbesondere Wut, Trauer und Verzweiflung, auf kontrollierte Weise zu freizusetzen. Mit den Schlägen auf das Kissen rütteln Sie gefangene Kräfte und Energien regelrecht wach.

1 Bauen Sie einen Stapel Kissen vor sich auf. Daneben platzieren Sie eine schöne Blume. Nehmen Sie im Fersensitz davor Platz. Wenn Sie zu zweit sind, begrüßen Sie Ihren Partner mit dem Namaste-Gruß (siehe Seite 10).

2 Legen Sie eine laute, aggressive Musik auf. Richten Sie sich auf den Knien auf, nehmen Sie die Arme hoch und verschränken Sie die Hände über dem Kopf. Dann schlagen Sie mit aller Kraft mehrmals auf das Kissen ein und rufen »Nein!«.

3 Wenn Sie oft genug »Nein!« gerufen haben, formulieren Sie Sätze, die Ihre Gefühle ausdrücken. Versenken Sie Ihre Gefühle in den Kissen. Schreien Sie Ihren Partner an, wenn Sie möchten, aber hören Sie nicht auf zu schlagen. Die Musik sollte so laut sein, dass keiner von Ihnen beiden hört, was der andere sagt. Nach fünf Minuten hören Sie auf.

4 Bleiben Sie fünf Minuten lang still sitzen, bis sich Ihr Atem beruhigt hat. Schließen Sie die Augen und überlassen Sie sich Ihren Gefühlen. Weinen Sie, wenn Ihnen zum Weinen zumute ist, kommen Sie aber so bald wie möglich zur Ruhe.

5 Nehmen Sie die Blume zusammen in die Hand und stellen Sie sich vor, Ihr Ich ergießt sich hinein. Dann legen Sie die Blume neben dem Kissenstapel ab. Stellen Sie sich darunter einen imaginären Liebesaltar vor, der auch Ihre emotionale Gesundung symbolisiert.

6 Umarmen Sie sich und legen Sie sich für mindestens zehn Minuten hin. Sprechen Sie möglichst nicht, sondern akzeptieren Sie alles so, wie es ist. Genießen Sie die intime Nähe, die einem derart heftigen emotionalen Ausbruch folgt. Wenn Sie alleine sind, genießen das Gefühl von Frieden und Liebe.

Die heilige Vereinigung

Vereinigung ist ein Vermischen von mehreren Elementen zur Erschaffung eines harmonischen Ganzen. Tantrische Meditationen fördern die heilige Vereinigung von Körper, Geist und Seele. Das führt zu einem besseren Verständnis Ihres Partners und zu sinnlichen Vergnügen.

In spirituelle Bereiche vorstoßen

Die tantrische sexuelle Vereinigung ist etwas völlig anderes als nur Sex, denn Sie haben dadurch die Möglichkeit, beim Akt in Bereiche des Heiligen und Spirituellen vorzustoßen. Die beste Weise, das zu erfahren und zu verstehen, sind tantrische Meditationen. Wenn Sie eine Meditation ausüben, kommt es darauf an, sich auf einen oder mehrere Aspekte Ihrer Vereinigung zu konzentrieren, etwa eine bestimmte Empfindung oder das bewusste Erleben der mal steigenden, dann wieder fallenden Erregung. Anstatt nur auf die Ejakulation und den Orgasmus fixiert zu sein, lernen Sie, jeden Moment, jeden Blickkontakt und jede Berührung zu genießen, und jeder Moment Ihrer Vereinigung beinhaltet die Kraft, Ihnen spirituelle Glückseligkeit zu schenken.

Ihr göttlicher Partner

Wenn Sie Tantrasex praktizieren, ehren Sie auch Ihren Partner, weil Sie ihn dabei auf einer tieferen Ebene kennenlernen. Dadurch erfahren Sie mehr über Ihren Geliebten und ermöglichen es ihm, in seiner Liebe und dem Potenzial sexueller Erfüllung zu wachsen. Die Meditationen in diesem Buch sind praktische Methoden, die sexuelle Liebe lustvoller zu gestalten und sie als heilig zu erachten.

Wenn Sie sich bei Ihren Liebesspielen des Wunders der Existenz stets bewusst bleiben, steht einem wahren Höhenflug nichts im Wege. Diese Erfahrung ist letztlich das Ziel von Tantra, und sie hebt den Akt in die Sphäre des Spirituellen. Bleiben Sie möglichst immer in Kontakt mit dem Göttlichen in Ihrem Partner. Das gelingt Ihnen, wenn Sie bestehende Vorstellungen fallenlassen und über Oberflächlichkeiten hinausgehen. Sehen Sie in die Tiefen des Wesens Ihres Partners, berühren Sie seinen Körper liebevoll und ehrfürchtig und lernen Sie, gemeinsam zu schweben.

Die geheimsten Wünsche benennen

Die Übung trägt dazu bei, dass Sie und Ihr Partner sich besser verstehen, indem Sie Ihre aktuellen Wünsche, auch sexuelle, unmittelbar zum Ausdruck bringen. Im Lauf der Meditation werden Sie feststellen, dass Sie zur Gänze alles benennen, was Sie bewegt. Das schafft ein entspanntes Gefühl von Raum und Freiheit.

1 Sagen Sie »Namaste« zueinander (siehe Seite 10).

2 Ein Partner beginnt, indem er »ich will« sagt und ausspricht, was ihm spontan durch den Kopf geht. Lassen Sie Ihre Wünsche frei und ungehindert aus sich herausströmen. Geben Sie auch verrückten Ideen Ausdruck. Vielleicht sagen Sie auch »ich will« und dann kommt gar nichts. Auch das ist in Ordnung.

3 Dann meldet der andere Partner seine oder ihre Wünsche an: »Ich will ...«.

4 Fahren Sie abwechselnd eine halbe Stunde lang fort, bis Ihnen nichts mehr einfällt.

5 Sagen Sie zum Schluss noch einmal »Namaste«.

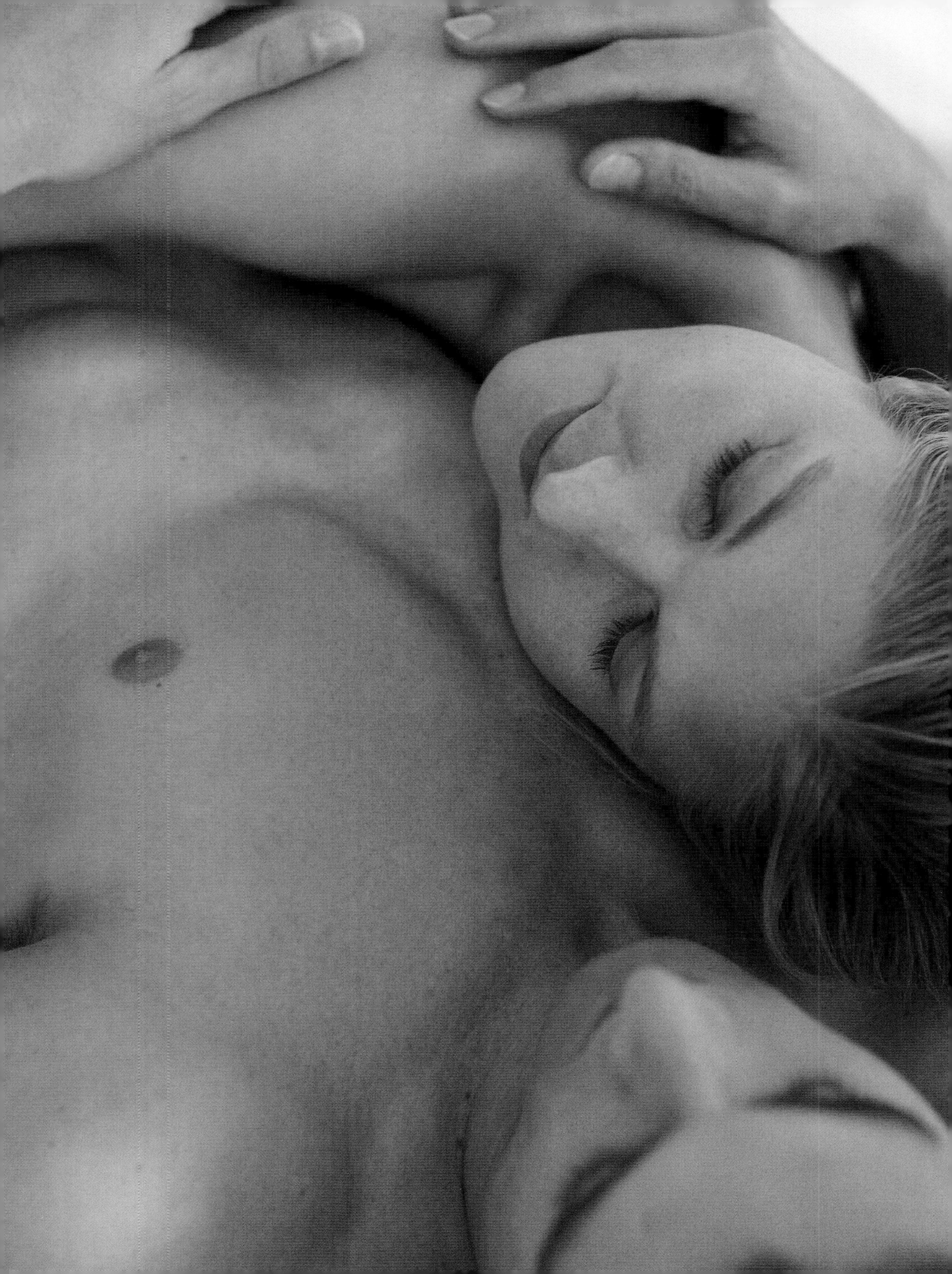

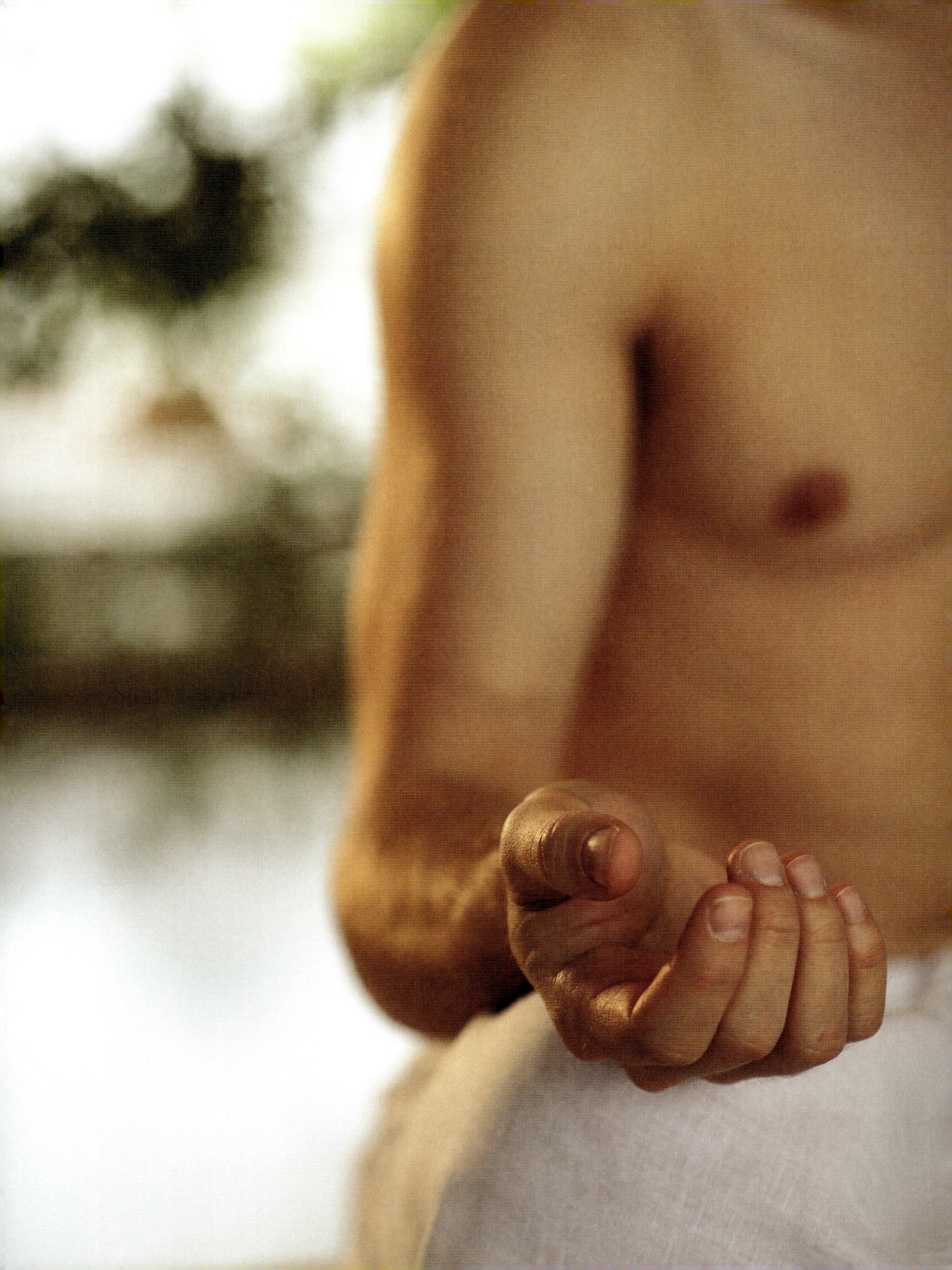

3

DER HEILIGE RAUM

Ein ruhiger Zufluchtsort weit ab vom Rest der Welt ist ideal für Ihre tantrischen Meditationen. Das kann ein Zimmer sein oder eine ruhige Ecke. Ein eigener heiliger Raum hilft dabei, sich zu entspannen und abzuschalten. Weiche Farben, sanfte Düfte und erlesene Stoffe wirken sich beruhigend auf Körper und Geist aus und schaffen die richtige Atmosphäre für intime Liebesspiele.

Der tantrische Raum

Im Lauf Ihrer tantrischen Erfahrungen werden Ihre Sinne empfänglicher für Farben, Düfte und eine angenehme Atmosphäre. Unordnung wirkt störend, wohingegen eine aufgeräumte Umgebung Ihre gemeinsame Zeit positiv beeinflusst und zu einer feierlichen Stimmung beiträgt.

Warum Sie sich einen heiligen Raum einrichten sollten

Die Bedingungen müssen zwar nicht perfekt sein, um Tantra praktizieren zu können, aber ein stiller, schöner Raum schafft eine der Meditation dienliche Atmosphäre. Es können kleine Details sein, die einen magischen, heiligen Raum fernab vom Rest der Welt schaffen. Wenn Sie sich in diesem Raum aufhalten, können Sie sich besser auf Ihren Partner konzentrieren und einander Vergnügen und Lust bereiten. Ideal wäre es, einen eigenen Raum für Ihre tantrische Praxis zu haben, aber auch Ihr Schlafzimmer oder eine hübsche Ecke genügen vollkommen. Indem Sie Farben, Stoffe und rituelle Gegenstände bewusst auswählen, schaffen Sie sich einen Ort, an den Sie sich zurückziehen und die Zeit mit Ihrem Partner genießen können. Vor allem in das optische Erscheinungsbild lohnt es sich zu investieren. Wenn Ihr Raum beim Betreten einen einladenden Eindruck macht, werden Sie sich gerne darin aufhalten.

Wenn Sie nicht genügend Platz für einen eigenen tantrischen Raum haben, können Sie mit Gegenständen, die Sie nur zu Ihren Meditationen verwenden, eine besondere Atmosphäre schaffen. Eine spezielle Bettdecke, schöne Kerzen, ein Yantra (siehe Seite 51) oder ein Wandteppich mit der Abbildung tantrischer Praktiken können einen Raum komplett verwandeln.

Eine sinnliche Umgebung

Tantrische Praktiken und Rituale verleihen der sexuellen Liebe etwas Heiliges. Die Umgebung, in der Sie mit Ihrem Partner aktiv werden, sollte eine Aura von Klarheit und Harmonie besitzen. Dadurch können Sie sich besser entspannen und sich auf den Augenblick konzentrieren. Schmücken Sie Ihr Umfeld mit schönen Dingen, und Sie fühlen sich sinnlich und belebt.

Einweihung Ihres Raumes

Ehe Sie Ihren heiligen Raum nutzen, sollten Sie ihn zunächst einweihen, indem Sie ein Ritual vollziehen. Sie können selbst eine Zeremonie erfinden oder aber Sie gehen vor wie folgt:

1 Nehmen Sie einander gegenüber im Fersensitz Platz und vollziehen Sie den Namaste-Gruß (siehe Seite 10).

2 Schließen Sie die Augen und singen Sie ein dreimaliges »Om«, den Ton des Universums (siehe Seite 98).

3 Sie verharren in Ruhe und fühlen, wie sich Ihr Körper im Raum ausdehnt.

4 Öffnen Sie die Augen und schauen Sie einander ins Gesicht. Sagen Sie: »Wir bringen unsere Meditationen dem höheren Bewusstsein dar. Gesegnet sei unser Raum.«

5 Heben Sie die Arme hoch. Spüren Sie, wie Energie in den Raum und in Ihren Körper einströmt. Verneigen Sie sich mit nach vorne gestreckten Armen bis zum Boden.

6 Sagen Sie zum Abschluss noch einmal »Namaste«.

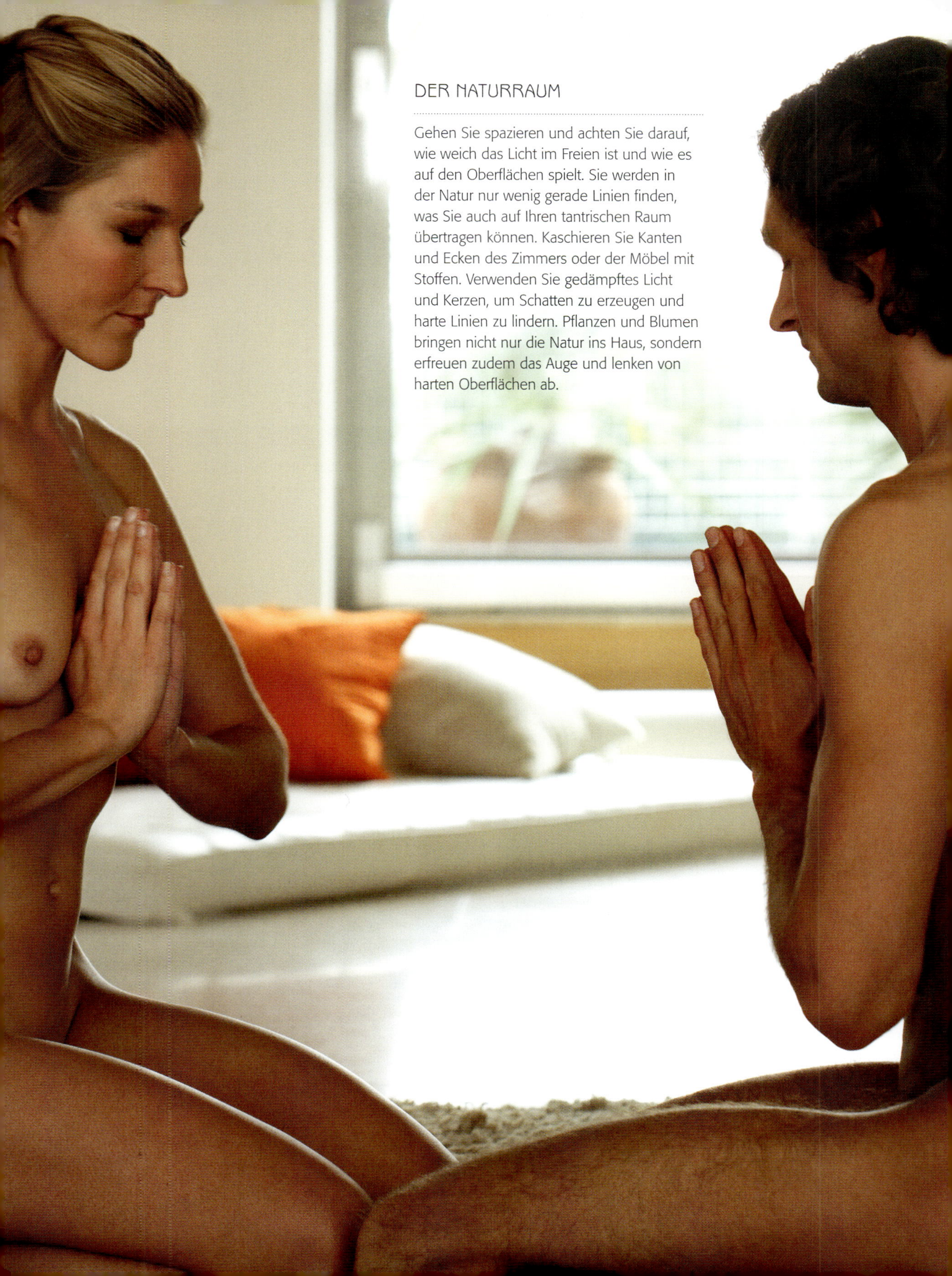

DER NATURRAUM

Gehen Sie spazieren und achten Sie darauf, wie weich das Licht im Freien ist und wie es auf den Oberflächen spielt. Sie werden in der Natur nur wenig gerade Linien finden, was Sie auch auf Ihren tantrischen Raum übertragen können. Kaschieren Sie Kanten und Ecken des Zimmers oder der Möbel mit Stoffen. Verwenden Sie gedämpftes Licht und Kerzen, um Schatten zu erzeugen und harte Linien zu lindern. Pflanzen und Blumen bringen nicht nur die Natur ins Haus, sondern erfreuen zudem das Auge und lenken von harten Oberflächen ab.

Die Auswahl geeigneter Farben

Farbe ist Energie, die über Lichtwellen auf uns einströmt. Wie einzelne Klänge haben auch Farbtöne unterschiedliche Schwingungen. Wir Menschen sind Energiewesen und reagieren je nach unserer eigenen Schwingungsqualität ganz individuell auf Farben. Aus dem Grund spielen Farben eine wichtige Rolle für Ihre tantrische Erfahrung. Statten Sie Ihren heiligen Raum mit Farben aus, die Sie ansprechen. Üblicherweise sind die Farben im Tantra volltönend, einladend und sinnlich – beispielsweise rot, burgund, orange, terracotta, purpurrot, safrangelb und ocker. Diese Farben stimulieren die Chakren und beleben die Sinne. Sie tragen auch zur Energieaufladung des Raumes bei und schaffen dadurch eine spirituell anregende Atmosphäre.

Sie können die für Ihren Meditationsraum stimmigen Farben erspüren. Schließen Sie die Augen und stellen Sie sich eine Farbe vor: Die Farbe, die Ihnen als Erstes in den Sinn kommt, ist in der Regel Ihre Leitfarbe. Diese Farbe spricht Sie am stärksten an und macht Sie empfänglich für sinnliche Reize. Stellen Sie sich weitere Farben vor, die gut für Ihr Wohlbefinden und Ihre Stimmung sind, und realisieren Sie dann Ihre Ideen mit den entsprechenden Wandfarben, Stoffen und Blumen.

Sinnliche Beleuchtung

Kerzen strahlen einen Zauber aus, der einer tantrischen Meditation etwas wunderbar Weiches verleiht. Kerzenlicht ist wie die Berührung durch eine Feder, samtig und sanft. In einem von Kerzen erhellten Raum entspannt man sich leichter: Anfängliche Gehemmtheiten lösen sich, Ihr Blick wird weicher und nachsichtiger und Ihr Herz weitet sich in dem gedämpften Licht. Im Vergleich dazu ist eine tantrische Meditation bei Tageslicht etwas ganz anderes. Man ist dann meist kritischer und hellwach für jede Empfindung und jedes Gefühl, das man austauscht. Gestalten Sie die Beleuchtung in Ihrem Raum bewusst, machen Sie sich aber frei von festen Vorstellungen darüber, wie ein Raum für tantrische Meditationen auszusehen habe. Tantra ist ein nicht endendes Experiment und führt unabhängig von der Umgebung zur Erleuchtung.

Düfte

Alten tantrischen Schriften zufolge ist es der Geruchssinn, der die sexuelle Energie entzündet und das sexuelle Vergnügen fördert. In

FARBEN UND DIE ELEMENTE

Hier einige Beispiele dafür, wie sich Farben mit bestimmten Elementen verbinden. Übernehmen Sie die Ihnen angenehmen Töne in Ihren heiligen Raum.

Rot
Leidenschaft, Kraft, Energie, Feuer, Liebe, Sex, Aufregung, Wärme

Gelb
Sonnenlicht, Freude, Glück, Erde, Optimismus, Energie

Orange
Glück, Energie, Balance, Wärme, Feuer, Enthusiasmus, Verspieltheit

Purpur
Kreativität, Meditation; vereinigt die Weisheit von Blau und die Liebe von Rot

Weiss
Reinheit, Erleuchtung, Friede, Gelassenheit, Ruhe, Harmonie

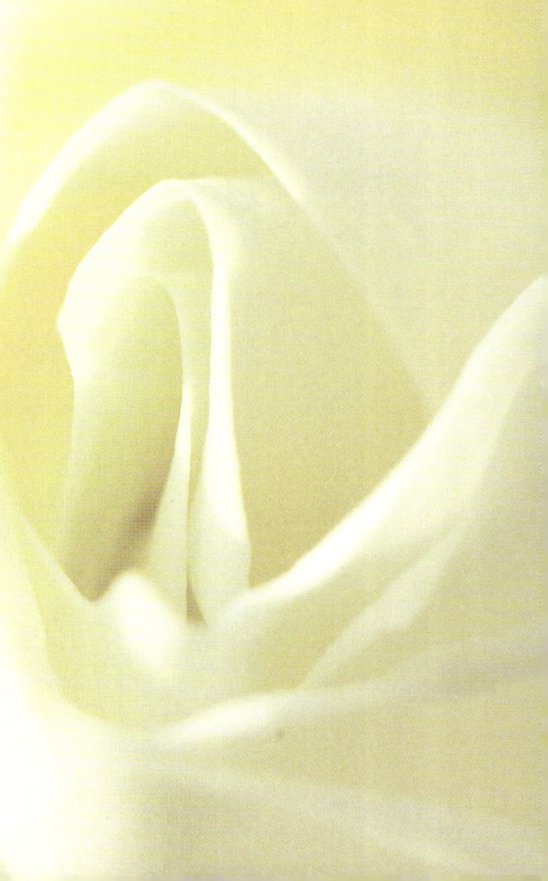

alten tantrischen Zeremonien wurden Räucherwerk und Duftöle verwendet, um eine geheiligte Umgebung zu schaffen und um sexualmagische Praktiken ins Spirituelle zu überhöhen. Erwähnt werden Sandelholz, Moschus, Aloe und Kampfer. Idealerweise empfiehlt sich die Verwendung ausschließlich natürlicher Düfte. Ätherische Öle auf der Basis von Blüten, Kräutern, Hölzern und Früchten sind für ihre stimulierende Wirkung bekannt. Sie wirken sich positiv auf die Stimmung aus, erleichtern den Zugang zum spirituellen Selbst und schaffen die richtige Atmosphäre für das Transzendente einbeziehende Liebespiele. Es lohnt sich, für Ihre tantrischen Praktiken eine wirklich schöne Duftlampe anzuschaffen. Mit Teelichtern können Sie sie stundenlang brennen lassen und den Raumduft mit verschiedenen ätherischen Ölen variieren, je nachdem in welcher Phase Ihres Liebesspiels Sie sich gerade befinden. Stimmen Sie die Düfte auf die Höhen und Tiefen Ihrer Leidenschaft ab.

DIE FARBE WEISS

In Weiß ist das gesamte Farbspektrum enthalten. Wenn reinweißes Licht durch ein Glas- oder Kristallprisma scheint, spaltet es sich in Einzelfarben auf, darunter auch die sieben Chakra-Farben. Wenn Ihre Chakren harmonisch schwingen, passiert genau das Umgekehrte: Die Farben mischen sich und erstrahlen im reinweißen Licht der Erleuchtung.
Kein Wunder, dass Weiß als Farbe der Reinheit, des Friedens und der Stille gilt. Weiße Laken und weiße Räume stimmen uns friedlich, weil diese Farbe einen Zustand des Vereintseins evoziert, zu dem wir uns alle intuitiv hingezogen fühlen. Nehmen Sie weiße Elemente in Ihren Raum auf, um ganz bewusst Ruhepole zu schaffen.

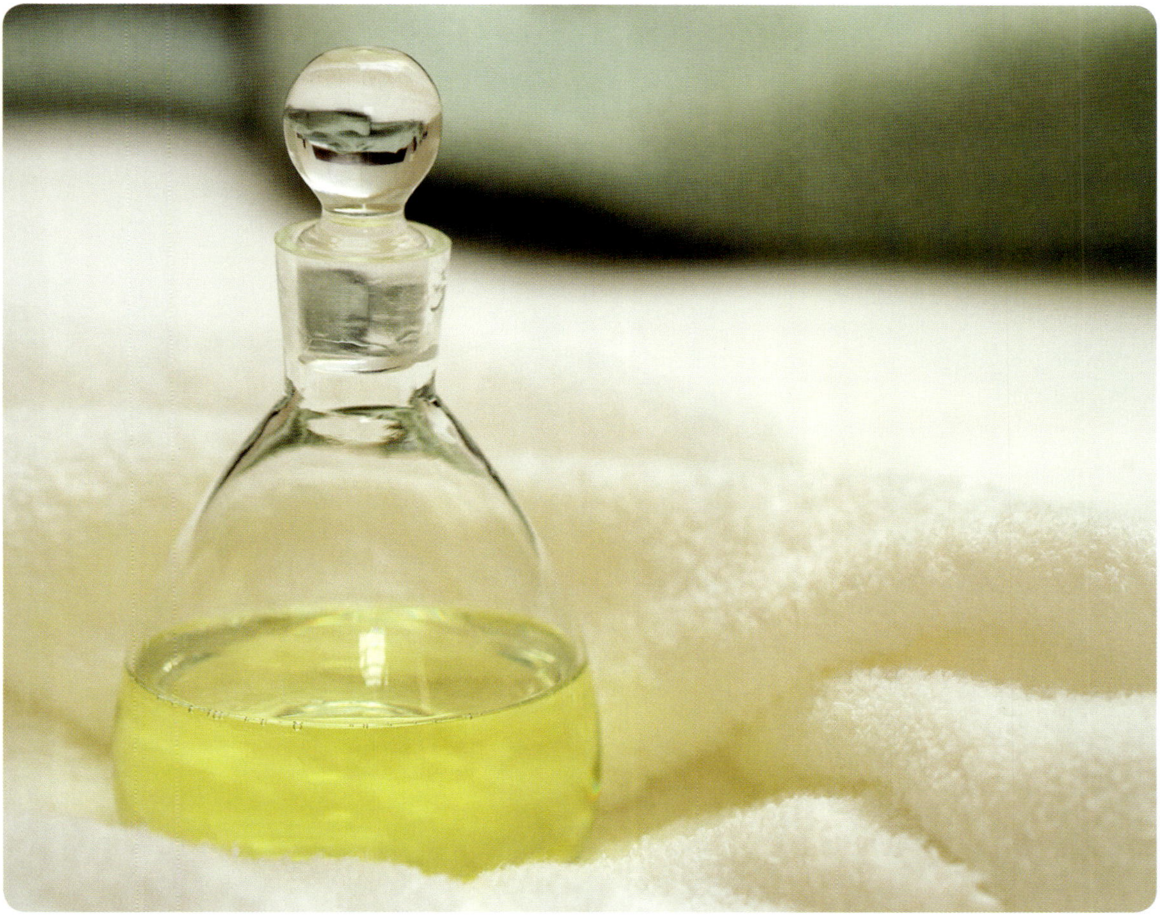

Stoffe

Sie und Ihr Partner möchten sich geborgen fühlen wie im Mutterschoß. Ihr gemeinsamer Raum soll deshalb vor allem das Gefühl der Sicherheit geben und Lust darauf machen, die Kleider abzulegen und sich erwartungsvoll zu entspannen. Wählen Sie deshalb Stoffe aus, die sich weich anfühlen und die Sinne ansprechen. Samt, Seide, Kaschmir und gebürstete Baumwolle sind Materialien, die einen Hauch von Luxus und Opulenz ausstrahlen. Vermeiden Sie harte, synthetische Stoffe wie Nylon und Polyester. Es lohnt es sich auf alle Fälle, etwas mehr auszugeben, um die Qualität zu bekommen, die Ihrem tantrischen Heiligtum einen Hauch verschwenderischer Üppigkeit verleiht.

Verteilen Sie Kissen in allen Größen überall im Raum. Einige sollten groß genug sein, dass man bequem darauf knien oder sitzen kann. Natürlich sollten auch die Farben ansprechend sein, denn sie verbreiten Atmosphäre. Gut gepolsterte und nicht zu weiche Kissen verleihen Halt, sodass Sie es auch bei längeren Meditationen bequem haben.

Auf einem großen weichen Teppich, beispielsweise aus Lammfell, können Sie sich zu zweit räkeln. Es sollten auch mindestens zwei flauschige Decken bereitliegen; falls einem von Ihnen beiden kalt wird, können Sie sich damit zudecken und Sie brauchen sich nicht extra anzuziehen. Erwägen Sie den Kauf von zwei Decken aus Lambswool, Mohair oder Kaschmir, die zum Kuscheln einladen. Treffen Sie die Wahl gemeinsam mit Ihrem Partner und entscheiden Sie sich für das Material, das sich für Sie beide am besten anfühlt.

Legen Sie sich hochwertige Bettwäsche zu. Es empfiehlt sich Baumwolle mit einer Fadenzahl von mehr als 400, die nackte Haut besonders zart umschmeichelt. Gestalten Sie Ihr Bett als wahren Zufluchtsort vor dem Alltag, indem Sie verschwenderisch mit Stoffbahnen aus weißem oder farbigem Musselin umgehen, die Sie baldachinartig darüber drapieren. Ein derart ausgestattetes Schlafzimmer lädt dazu ein, sich zu entspannen und es sich fernab vom Rest der Welt einfach gut gehen zu lassen.

PASSENDE DÜFTE

Eine für tantrische Liebesspiele ideale Mischung ätherischer Öle besteht aus Neroli, Rose und Jasmin. Sie können auch eigene Mischungen kreieren, je nachdem welche Düfte Sie und Ihr Partner bevorzugen und welche Atmosphäre Sie heraufbeschwören möchten:

Sandelholz
spricht die Sinne an und beruhigt den Geist

Weihrauch und Zedernholz
bewirken friedvolle Gelassenheit

Schwarzer Pfeffer und Ingwer
erwärmen den Körper

Muskat-Salbei
kann euphorische Zustände auslösen

Jasmin
wirkt aphrodisierend auf den Mann, baut Hemmungen ab

Rose
ein femininer Duft, wirkt erotisierend und öffnet das Herz

Neroli
wirkt angstlindernd, steigert die Potenz und die Fruchtbarkeit

૬ Tantrische Musik

Beruhigende oder stimulierende Musik erzeugt eine stimmungsvolle und berückende Atmosphäre. Wählen Sie die Art Musik aus, die Ihnen beiden gefällt, und behalten Sie das Abspielgerät in Reichweite. Vorschläge in Sachen Musik finden Sie bei den Hinweisen (siehe Seite 186). Hören Sie verschiedene Arten von Musik. Dadurch ändert sich Ihre Stimmung und die Art, wie Sie auf die Meditationen reagieren.

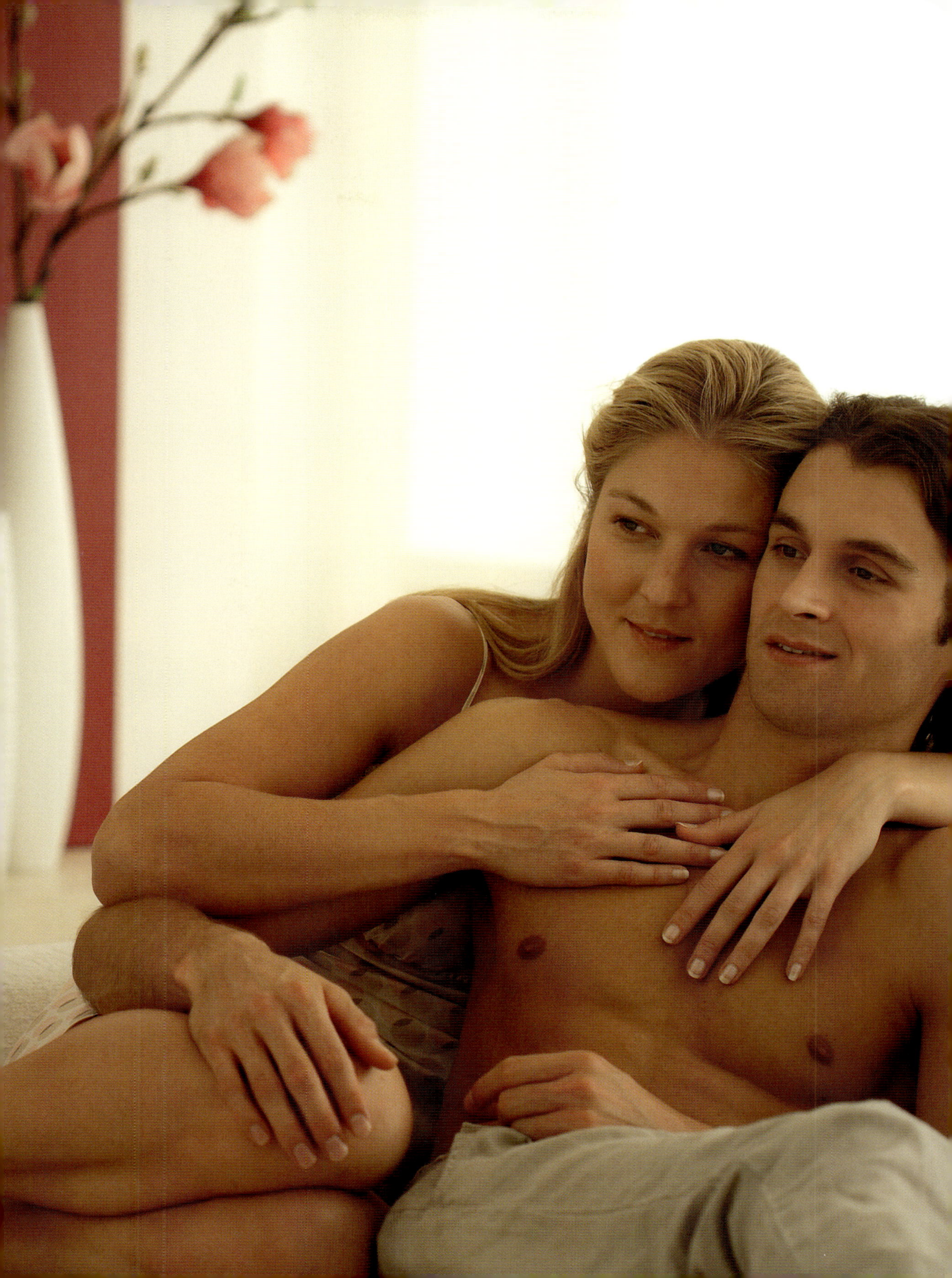

Rituelle Gegenstände

Rituelle Gegenstände geben Ihrem heiligen Raum eine sinnliche Atmosphäre, die Ihre tantrische Erfahrung vertiefen kann. Alles, was eine besondere Bedeutung für Sie hat, kann als ritueller Gegenstand dienen. Auch traditionelle trantrische Symbole können Sie einbeziehen.

Persönliche Gegenstände

Bestimmte Gegenstände können für die Person, die sie verwendet, eine besondere Bedeutung in Bezug auf den ihr eigenen spirituellen Weg haben. Egal, welche Art von Gegenständen Sie bevorzugen, Hauptsache, Sie und Ihr Partner fühlen sich davon angesprochen. Halten Sie Ihren tantrischen Raum von Gegenständen frei, die keine Bedeutung für Ihre tantrischen Praktiken haben.

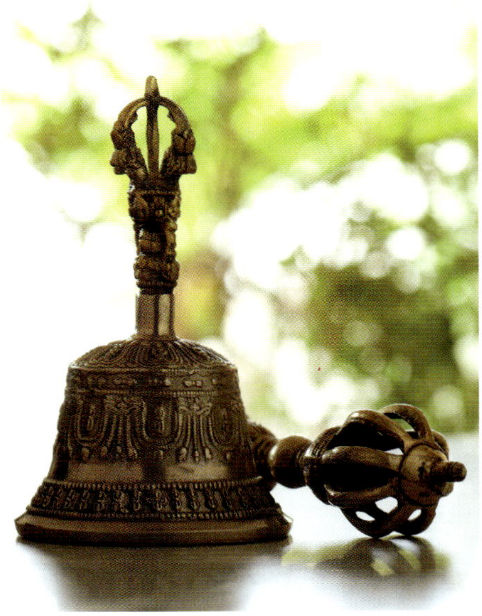

Gegenstände aus der Natur

In der Natur finden sich zahllose Gegenstände, die Ihren Meditationen Tiefe verleihen. Viele davon wecken Assoziationen an die männlichen bzw. weiblichen Genitalien und erinnern uns somit an die natürliche Seite unserer Existenz. Diese wunderbar vielsagenden Gegenstände können uns helfen, mit unserer eigenen sinnlich-erotischen Natur in Kontakt zu bleiben. Suchen Sie nach Muscheln, Steinen oder Holzstücken, die in ihrer Form männliche oder weibliche Aspekte symbolisieren. Die Trompetenmuschel zum Beispiel ist das Sinnbild schlechthin für die Yoni. Ein Stein oder ein Stück Treibholz dagegen kann in seiner Form an den Lingam erinnern.

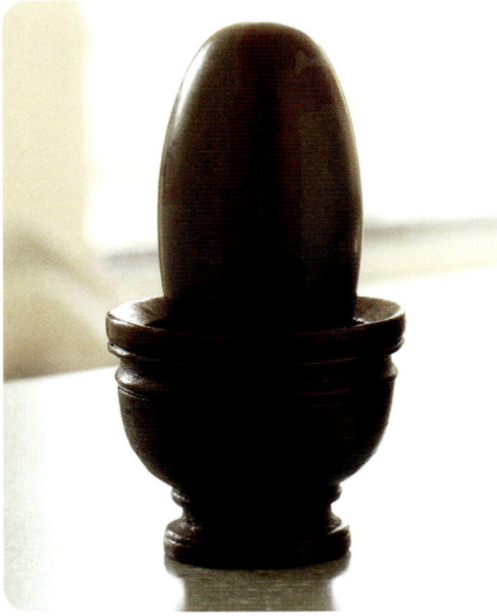

Tantrische Gegenstände

Im Lauf von Jahrhunderten wurde manchen Gegenständen eine spirituelle Bedeutung zuteil. Sie können diese bei Ihren Meditationen verwenden, um Ihren heiligen Raum mit Energie aufzuladen.

Shiva-Lingam

In indischen Flüssen findet man eiförmige Steine, die man als Shiva-Lingam (siehe rechts) bezeichnet. Ihre Form erhalten sie durch die natürliche Kraft der Strömung. Angeblich haben sie die höchste Schwingungsfrequenz aller Steine der Welt. Sie werden an jeweils einem Tag im Jahr gesammelt und von Hand poliert. Die Form des Steins repräsentiert männliche Energie und Wissen. Die roten Markierungen, die von Stein zu Stein stark variieren, stehen für weibliche Energie und Weisheit. Zusammen symbolisieren die beiden Bestandteile die Vermischung und das Gleichgewicht zwischen männlicher und weiblicher Energie. In Indien gelten diese herrlichen Steine als heilig.

Vajra und Glocke

Im tibetischen und hinduistischen Tantra repräsentiert der Vajra (siehe gegenüber) das männliche Prinzip, die Glocke das weibliche. Die Hindu-Gottheit Vajrasattva wird oft mit dem Varja in der rechten und mit der Glocke in der linken Hand dargestellt und ist darin ein Symbol für die tantrische Vereinigung der Gegensätze, die zur Erleuchtung führt.

Yantras

Ein Yantra ist eine Art Mandala (siehe Seite 108). Yantras sind Kunstwerke, Darstellungen geometrischer und archetypischer Figuren und Muster. Sie verkörpern den geometrischen Bauplan des Universums, und angeblich verhelfen sie dem Meditierenden zu einem höheren Bewusstseinszustand. Yantras gibt es in großer Auswahl, z.B. gemalte und gewebte Stücke. Wenn Sie ein Yantra finden, das Sie anspricht, hängen Sie es in Ihrem heiligen Raum auf – als Fokus für Ihre Meditation oder als Grundstein für einen Altar.

Rituelle Tabletts

In alten tantrischen Praktiken bildeten rituelle Opfer die Grundlage des Kults. Um diesen Aspekt in Ihre tantrischen Spiele zu integrieren, wählen Sie eine beliebige Art von Tablett, die Sie anspricht. Vor einer tantrischen Meditation arrangieren Sie mit viel Liebe Früchte, Räucherwerk, Blumen und Wein oder Saft darauf. Dann füttern Sie und Ihr Partner sich abwechselnd von diesem Tablett. Damit ehren Sie das Göttliche im anderen und helfen einander, zu entspannen.

Tantrischer Kelch

Ein besonders schöner Kelch könnte Ihre Liebesverbindung symbolisieren. Wählen Sie aus der Vielfalt der Formen eine aus, die Ihnen gefällt. Aus dem Kelch trinken Sie während der Meditationen Wein oder Saft. Viele tantrische Meditationen helfen, sich auf den Geschmacks- und Geruchssinn zu konzentrieren. Bewahren Sie den Kelch sichtbar auf Ihrem Altar auf und verwenden Sie ihn nur für Ihre Meditationen. Dadurch lädt er sich mit Ihrer Leidenschaft auf, und wann Sie immer Sie daraus trinken, können Sie sich vorstellen, Sie trinken aus der ewigen Quelle Ihrer Liebe.

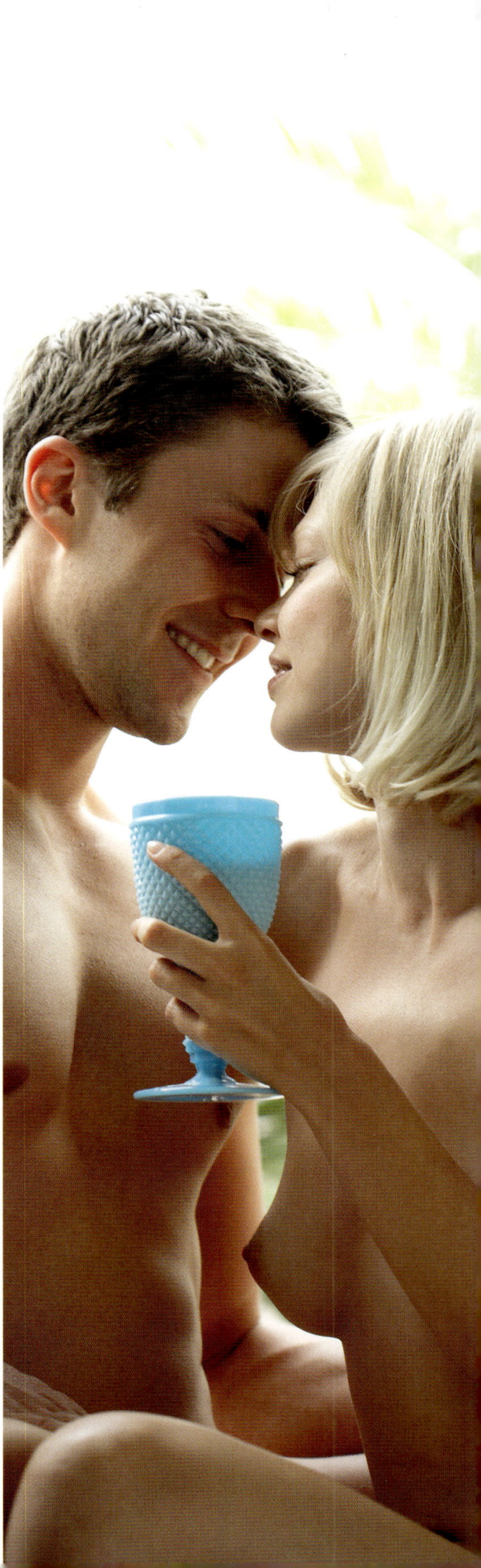

Altäre

Ein Altar ist das Sinnbild Ihrer inneren Welt und der Ideen und Vorstellungen, die Ihnen wichtig sind. Ihr tantrischer Altar kann Ihnen als besonderer Platz dienen, an dem Sie meditieren und Ihre Beziehung verehren, oder als Blickfang beim Betreten Ihres heiligen Raums.

Der Zweck von Altären

Ein Altar kann Ihre göttlich spirituelle Natur repräsentieren – er ist die äußere Entsprechung Ihres Herzens. Ein Altar kann auch eine Art Fokus in Ihrem tantrischen Raum darstellen, auf den Sie sich vor, während oder nach Ihren tantrischen Meditationen konzentrieren. Wenn Sie, alleine oder gemeinsam, vor Ihrem Altar meditieren, werden Sie feststellen, dass Ihre Sinne erwachen und die sexuelle Energie zunimmt, während Sie die Sorgen des Tages hinter sich lassen und sich auf Ihre heilige Vereinigung konzentrieren.

Indem Sie und Ihr Partner einen Altar kreieren, begehen Sie einen Liebesakt, und jedes Mal, wenn Sie daraufhin an Ihren Altar zurückkehren, werden Sie sich daran und an die Bedeutung jedes einzelnen Gegenstands erinnern und zu tiefer Nähe zurückfinden.

Altäre strahlen eine Energie aus, die Ihnen, Ihrem Partner und Ihrem Heim Segen schenkt. Allein indem Sie im Vorbeigehen in Richtung des Altars blicken, finden Sie zu Ihrer wahren Natur zurück und fühlen sich dazu ermuntert, im Augenblick aufzugehen.

Einen persönlichen Altar kreieren

Ihr tantrischer Altar kann je nach Geschmack eher schlicht oder pompös sein; er kann sich bei Ihnen zu Hause oder im Freien, im Garten oder in der Natur befinden. Eine Bauanleitung für den perfekten Altar gibt es nicht, er soll vielmehr spontan aus Ihrem Inneren heraus entstehen. Gehen Sie intuitiv vor, um Gegenstände zu finden, die repräsentativ sind für Sie und Ihre Lebensreise – so wie Sie Ihren heiligen Raum gestaltet haben. Nach alter tantrischer Tradition würde der Altar Objekte enthalten, die die vier Elemente repräsentieren – Feuer, Wasser, Luft und Erde (siehe rechts oben). Sie können sich daran halten, können aber auch ganz andere, modernere Objekte auswählen, wenn sie Ihnen gefallen.

Ihren eigenen Altar entwerfen

Eine Möglichkeit, einen Altar zu bauen, besteht also darin, die vier Grundelemente aufzunehmen – Feuer, Wasser, Luft und Erde:

- Feuer kann durch eine Kerze repräsentiert werden.
- Wasser kann durch eine gefüllte Schale repräsentiert werden, in der Sie Blüten oder Kerzen schwimmen lassen.
- Erde kann durch einen Stein oder einen Kristall repräsentiert werden.
- Luft kann mittels Weihrauch repräsentiert werden.

Nehmen Sie Gegenstände mit auf, die eine besondere Bedeutung für Sie haben: ein Foto von Ihnen beiden, ein besonderes Schmuckstück oder eine Vase mit Ihrer Lieblingsblume. Es bieten sich auch tantrische Gegenstände an, die sich sinnlich anfühlen, etwa ein Shiva-Lingam oder eine Trompetenmuschel oder eine Statue von Shiva und Shakti in der Yabyum-Position.

Finden Sie Gegenstände, die Sie und Ihren Partner zur Liebe anregen. Gibt es etwas, das Sie an eine auswärts verbrachte Nacht erinnert oder gibt es einen Gegenstand, den sie sich zu Beginn Ihrer Beziehung einmal geschenkt haben und bei dem Sie lächeln müssen, wenn Sie ihn ansehen? Ihr Altar ist der ideale Ort dafür.

ALTÄRE AUS FRÜHER ZEIT

Archäologen haben Reste von Altären in den Wohnstätten vieler alter Kulturen gefunden. Auf ihnen fanden sich die einfachsten Gegenstände, darunter mit Blumen und Edelsteinen geschmückte Tierschädel.

Ihren Altar segnen

Wenn Ihr Altar fertig ist, können Sie ihn mit dieser einfachen Meditation einweihen. Sie können selbst einen Segensspruch verfassen oder folgenden Vorschlag annehmen. Denken Sie dabei an die von Ihnen ausgewählten Gegenstände und was diese für Sie und Ihren Partner bedeuten.

1 Zünden Sie eine Kerze an und knien Sie sich bequem vor Ihren Altar, entweder alleine oder mit Ihrem Partner.

2 Falten Sie die Hände, senken Sie den Kopf, sehen Sie auf und sagen Sie: »Ich erkläre diesen Altar zu einem heiligen Ort der Verehrung und Anbetung. Er steht für die perfekte Harmonie. Offenen Herzens biete ich mich wahrhaft dar.«

3 Bleiben Sie mit geschlossenen Augen und schweigend mindestens zehn Minuten lang sitzen. Dabei konzentrieren Sie sich auf Ihren Atem und den von Ihrem Altar ausgehenden Frieden.

4 Nach der Meditation falten Sie abermals die Hände und verneigen sich wieder. Spüren Sie die Dankbarkeit.

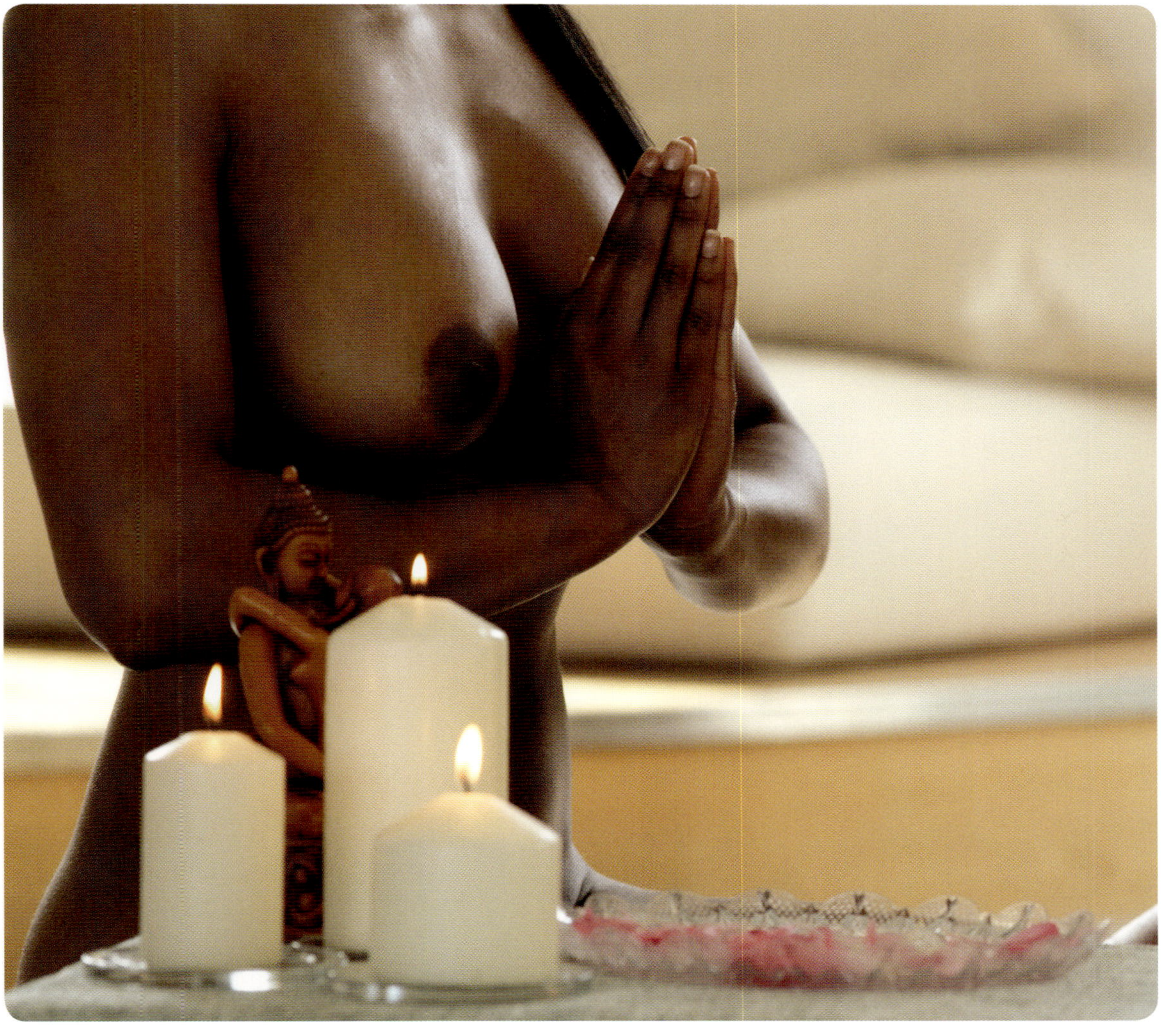

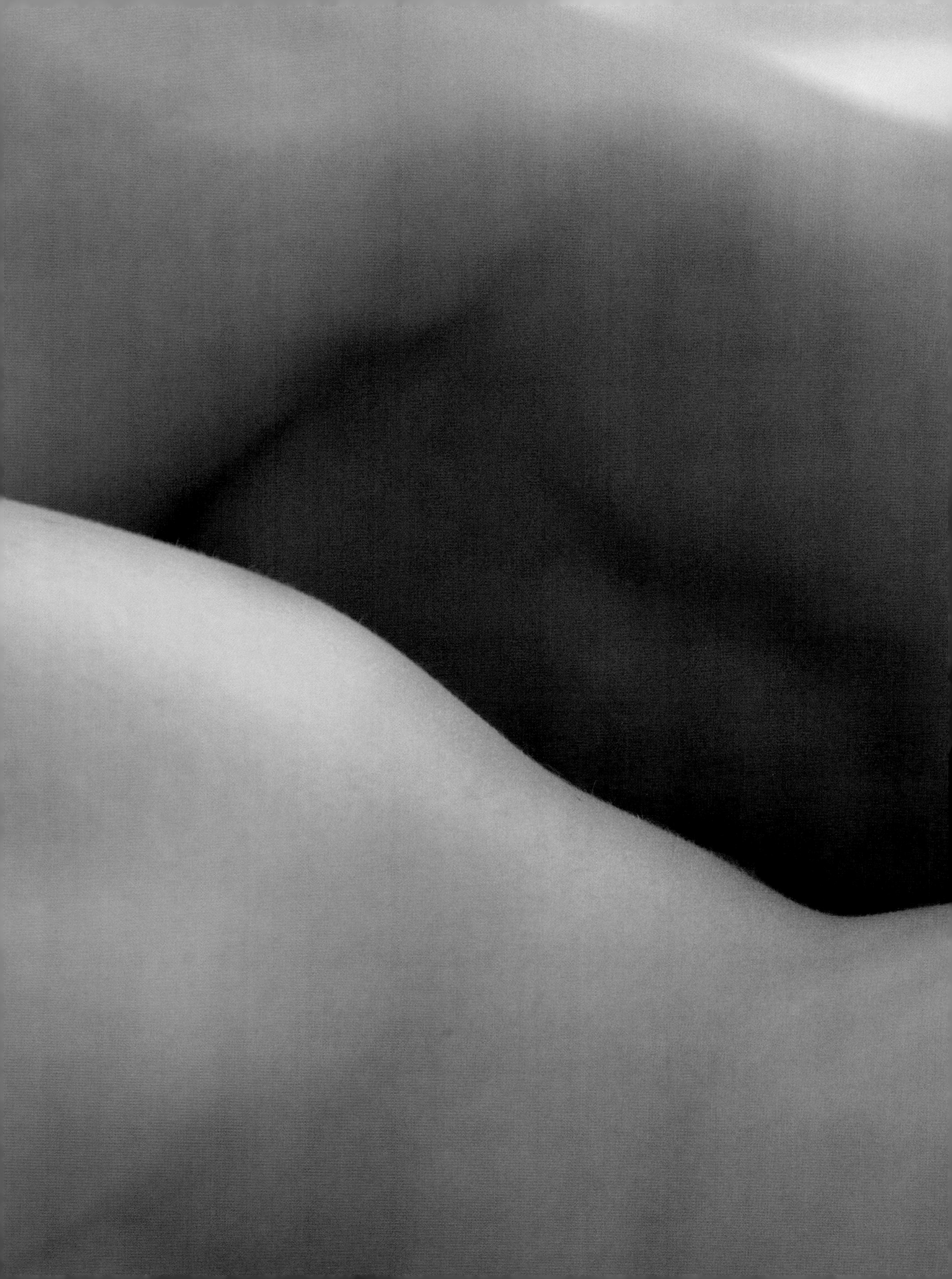

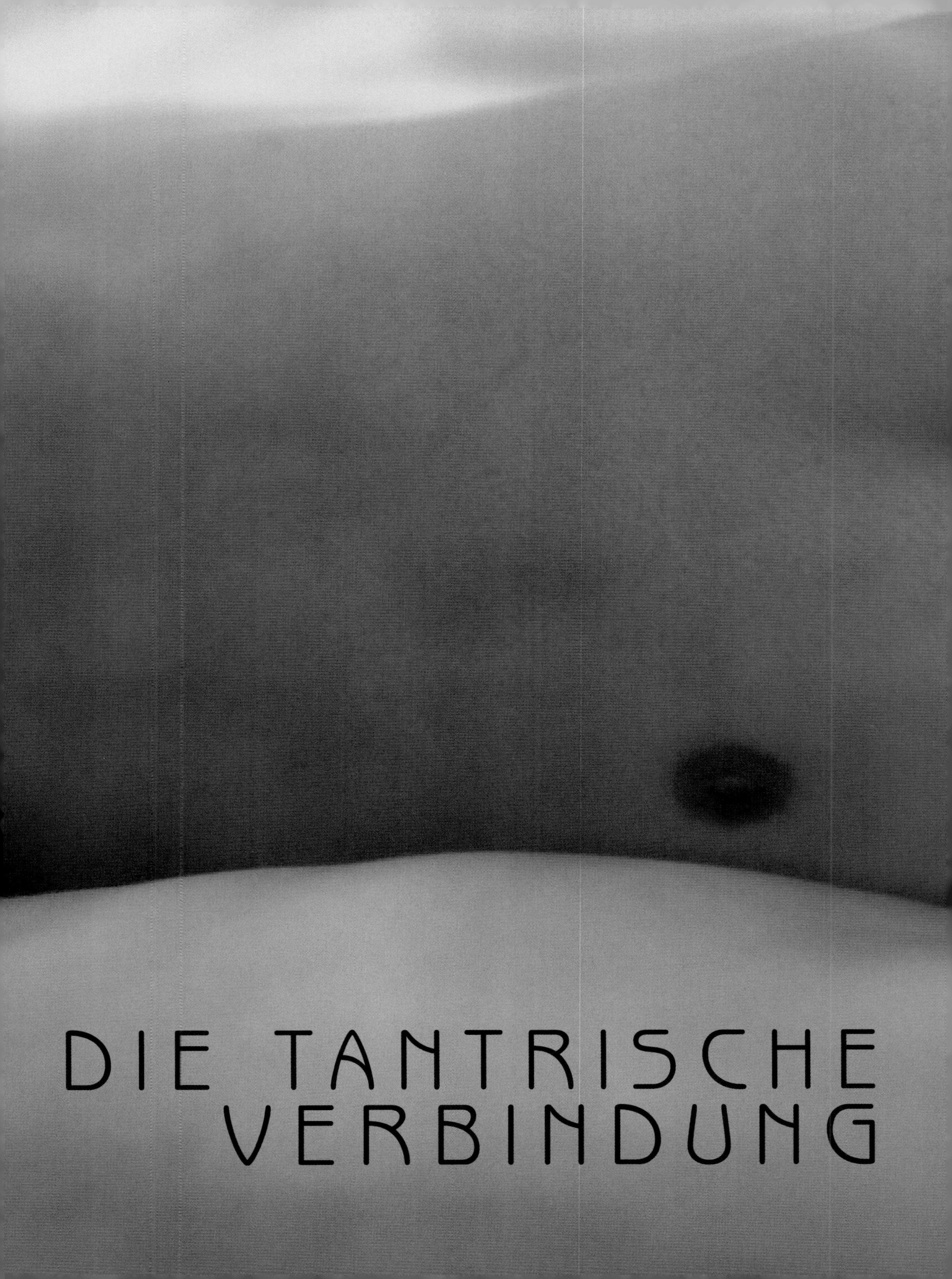

DIE TANTRISCHE VERBINDUNG

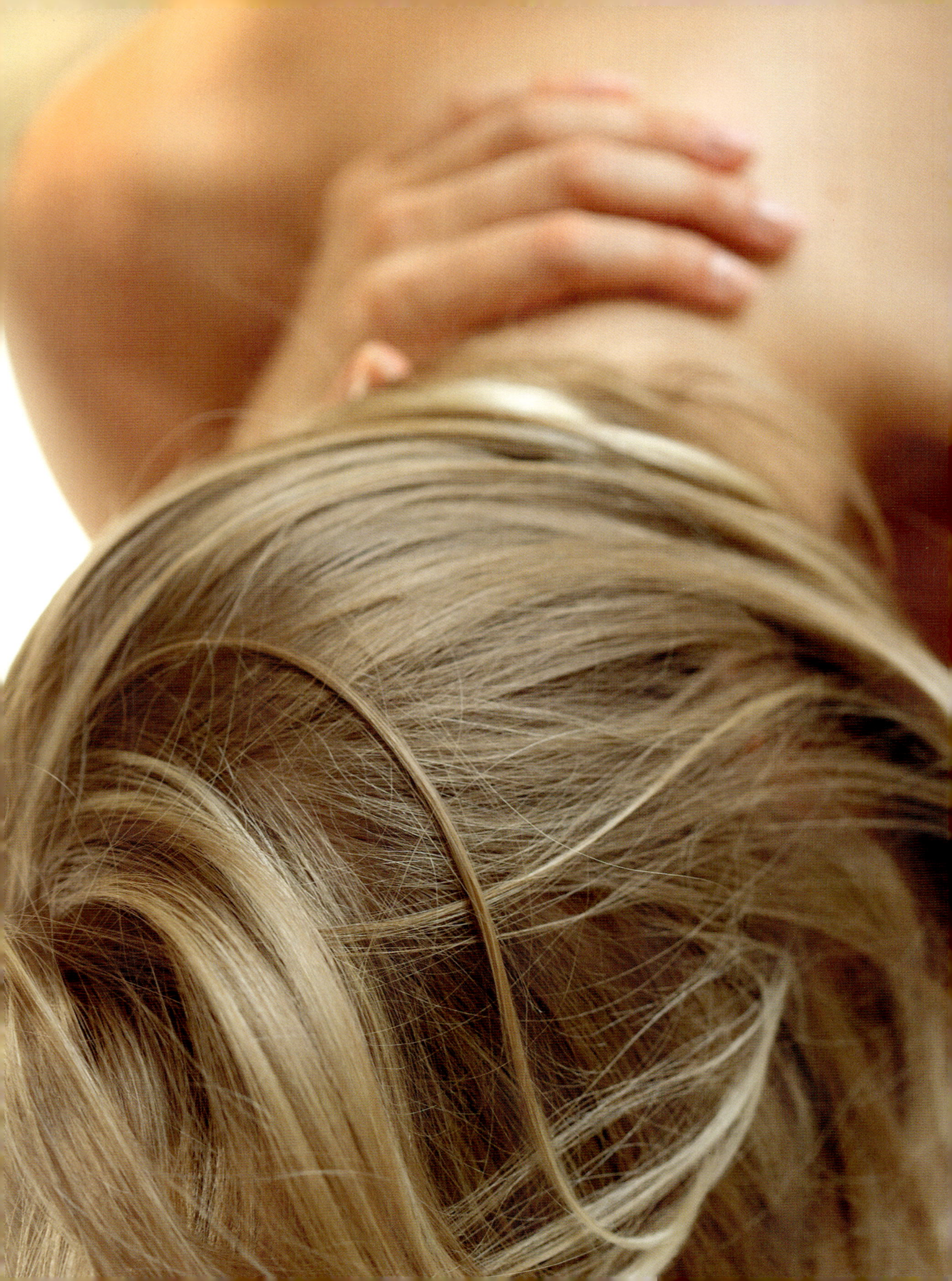

4

SELBSTFINDUNG

Nur wenn Sie vor Vitalität und Glück bersten, können Sie sich auf einen anderen Menschen wirklich einlassen. Ein gesundes Selbstvertrauen ist die Basis eines erfüllenden, leidenschaftlichen Sexlebens. Wenn Sie Gesundheit, Positivität und Zuversicht im Übermaß besitzen, können Sie sich auf eine wirklich lohnende tantrische Reise begeben.

Selbsterkundung

Um in den vollen Genuss körperlicher Lust zu kommen, ist es wichtig, Hemmungen zu überwinden. Tantra ermuntert Sie dazu, sich mit Ihrem Körper zu beschäftigen und sich vorzustellen, was Ihnen Spaß bereiten könnte. Das sind erste Schritte zu einem befriedigenden Sexleben.

Selbstbefreiung

Sich vom Kopf her zu befreien, ist im Tantra ebenso wichtig wie eine gesunde Einstellung zum Körper, denn der Kopf ist bei allen sinnlichen Erfahrungen wesentlich beteiligt. Damit Sie erkennen können, welches Leben Ihnen wirklich entspricht, ist es unerlässlich, den eigenen Gedanken nachzuhängen, frei vom Druck, für andere da zu sein. Ebenso wichtig ist es, Ihren Körper kennenzulernen und ihm die Aufmerksamkeit zu schenken, die ihm gebührt. Nehmen Sie sich die Zeit für Aktivitäten, die Ihren Geist entspannen und Ihren Körper auf Touren bringen. Das kann eine ausgiebige Dusche sein oder ein Ausdauersport.

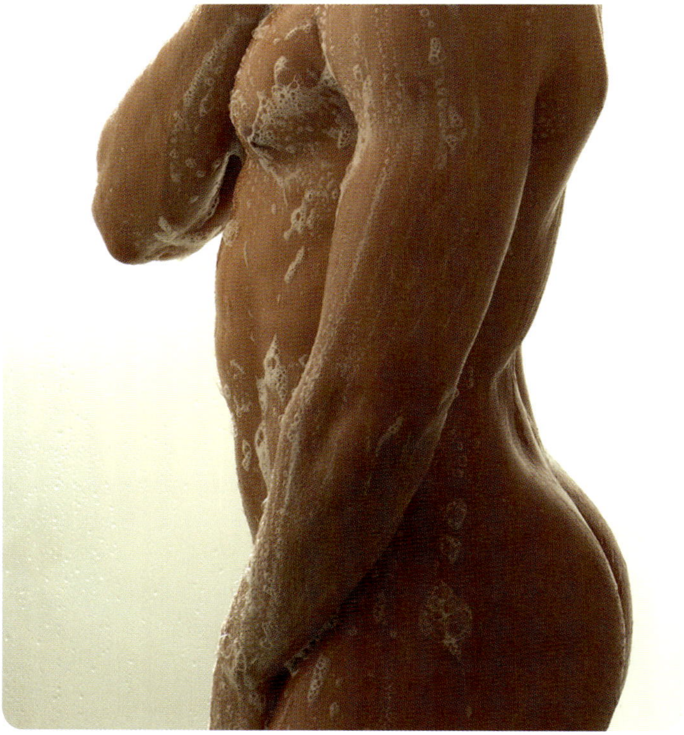

Den Bewusstseinsstrom aufschreiben

Diese Übung hilft Ihnen, Ihre Gedankenwelt zu erforschen und sich selbst besser kennenzulernen. Lassen Sie Ihren Gedanken freien Lauf.

1 Nehmen Sie sich ein Blatt Papier und notieren Sie fünf Minuten lang alles, was Ihnen durch den Kopf geht. Kann sein, dass es nur Unsinn ist, lassen Sie die Worte trotzdem frei strömen.

2 Lesen Sie sich Ihre Notizen laut vor. Achten Sie darauf, was in Ihrem Kopf vorgeht, ob Ihre Gedanken positiv oder negativ sind. Versuchen Sie nicht, Sie in eine Ordnung zu zwängen – nehmen Sie sie einfach so, wie sie sind.

3 Danach zerreißen Sie das Blatt, werfen es weg und bleiben fünf Minuten still sitzen. Lassen Sie Ihre Gedanken ziehen und beobachten Sie, wie klar Sie nun im Kopf sind.

SICH SELBST BESCHENKEN

Gönnen Sie sich mindestens eine kleine Freude täglich, um sich selbst zu zeigen, dass Sie sich mögen. Das kann ein Spaziergang sein, ein Bad oder zusätzliche Zeit zusammen mit Ihrem Partner.

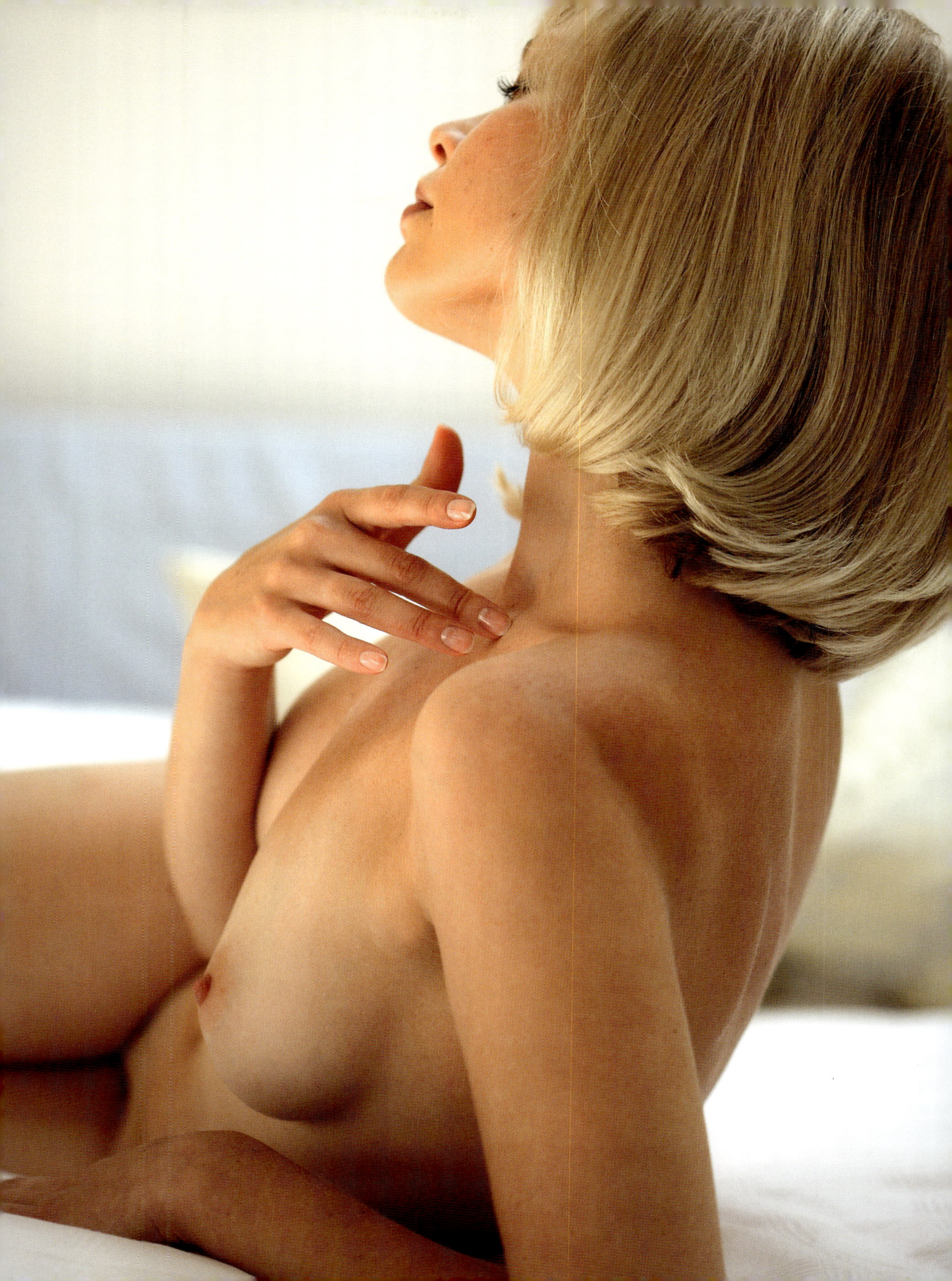

Zeit für sich selbst

Nehmen Sie sich die Freiheit, regelmäßig das zu tun, was Sie wollen. Sie werden sehen, wie zufrieden Sie danach sind. Wecken Sie Ihre Sinne in dieser Zeit: gehen Sie in die Natur, tanzen Sie oder treiben Sie Sport. Sie fühlen sich dadurch lebendiger, bekommen eine positive Einstellung und sind Neuem gegenüber aufgeschlossener. Auch was Ihre Partnerschaft betrifft, werden sie lebendiger und einfühlsamer.

Die Lust am eigenen Körper

Regelmäßige Fluchten aus dem Alltag sind der ideale Anlass, der Lust am eigenen Körper zu frönen. Auf diese Weise entdecken Sie, was Sie körperlich anmacht und was nicht. Im Tantra genießt diese Form der Erotik einen hohen Stellenwert, vor allem als Möglichkeit, den Körper zu sensibilisieren. Sie selbst werden dadurch offener dafür, Lust zu empfangen und zu spenden. Je mehr Sie Ihren eigenen Körper verwöhnen, umso besser wird Ihr Partner Ihren Wünschen gemäß auf Sie eingehen können.

Es ist wichtig, Ihren Körper regelmäßig selbst zu stimulieren und zu »nähren«. Trotzdem trauen viele Menschen sich nicht, es zu tun, z. B. weil sie Schuldgefühle haben, Scham oder Hemmungen. Was immer Sie davon abhält, Sie müssen sich von alten Mustern der Selbstverleugnung trennen. Sie sind die Zeit und die Aufmerksamkeit wert, die Sie sich selbst schenken oder von Ihrem Partner bekommen. Sie müssen mit Ihrem Körper und dem, was ihm guttut, vertraut sein, um bereit zu sein, sich von Ihrem Partner fantasievoll verwöhnen zu lassen. Nehmen Sie sich Zeit für Ihre intimen Erkundungen und machen Sie sich vertraut mit Ihrem Körper. Die Übungen in diesem Buch helfen Ihnen dabei.

Sehnsucht nach Körperkontakt

Es ist ein natürliches Bedürfnis, gehalten, gestreichelt und geliebt zu werden. Jeder von uns braucht und ersehnt Körperkontakt, und trotzdem verbringen viele Menschen Teile Ihres Lebens ohne nährende Berührungen. Manche begnügen sich darum mit purem Sex, um wenigstens diese Art von Körperkontakt zu haben.

Versuchen Sie weiter, sich zu öffnen und zunehmend mehr Zärtlichkeiten zu bekommen. Ein guter Anfang ist es, sich selbst zu berühren und zu erfahren, was einem guttut. Dies sind wertvolle Kenntnisse für eine spätere Partnerschaft. Denn nur wer den eigenen Körper kennt, ist offen für die universelle Energie der Liebe.

10 MINUTEN TANTRA

SELBSTMASSAGE

Massieren Sie sich zärtlich, wie Sie von Ihrem Geliebten berührt werden möchten.

1 Verwenden Sie Öl oder eine angenehme Lotion. Legen Sie ein erotisches Musikstück auf, das Sie in Stimmung bringt.
2 Belassen Sie es zunächst bei zehn Minuten bewusster Berührung. Sie könnten anfangen, indem Sie nur die Arme, das Gesicht und die Hände massieren, um sich dann intimeren Stellen zu widmen. Stellen Sie sich vor, Ihre Hände gehören zu einem Spezialisten für Tantra-Massage, der Ihnen als Geschenk gesandt wurde.
3 Atmen Sie während der Massage immer wieder kräftig durch, um der Haut mehr Sauerstoff zuzuführen. Berühren Sie Ihren Körper leidenschaftlich und hingebungsvoll.

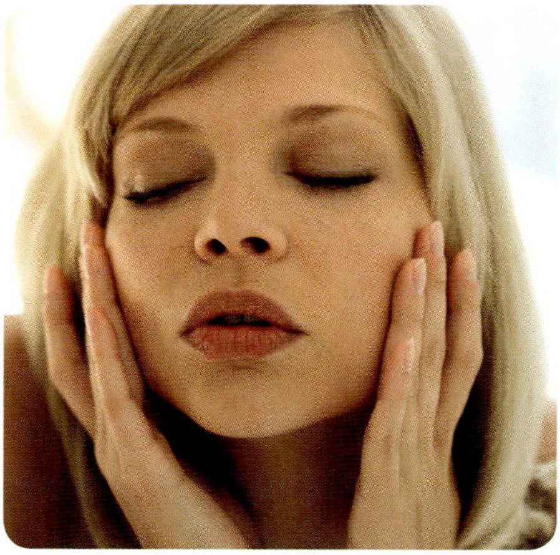

Anregende Bilder

Bilder von Menschen bei der Selbstbefriedigung können stimulierend und auch lehrreich sein. Schaffen Sie sich eine kleine Auswahl erotischer Bilder und Filme an, und achten Sie dann darauf, welche besonders anregend auf Sie wirken.

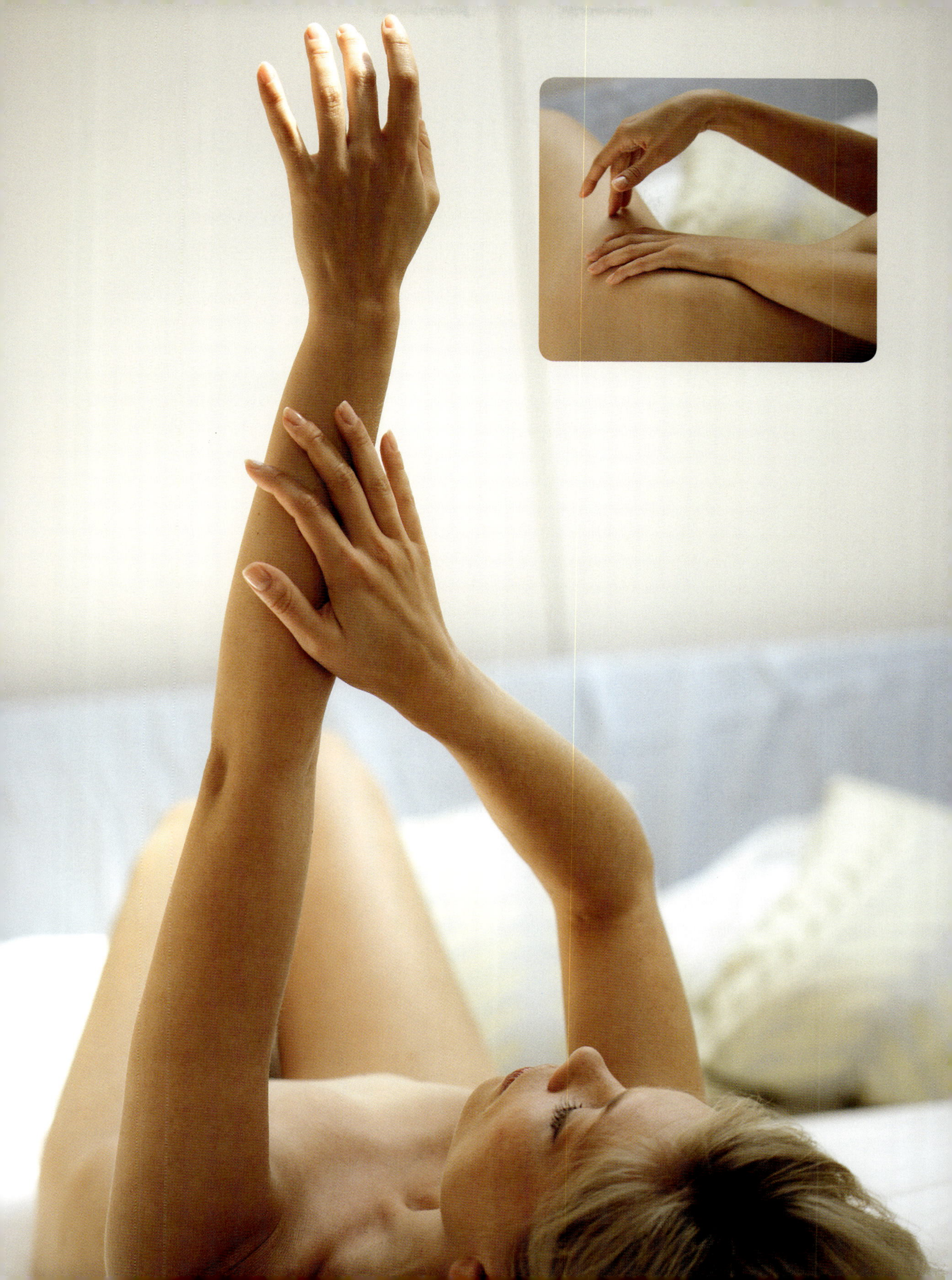

Selbstberührung für Männer

Ziel tantrischer Selbstberührung ist es, einen freien Fluss der Körperenergien anzustoßen. Sie entwickeln ein intensiveres Gespür dafür, wie Ihr Körper auf Berührungen reagiert. Ihre Chakren werden energetisiert, und Sie fühlen sich quicklebendig.

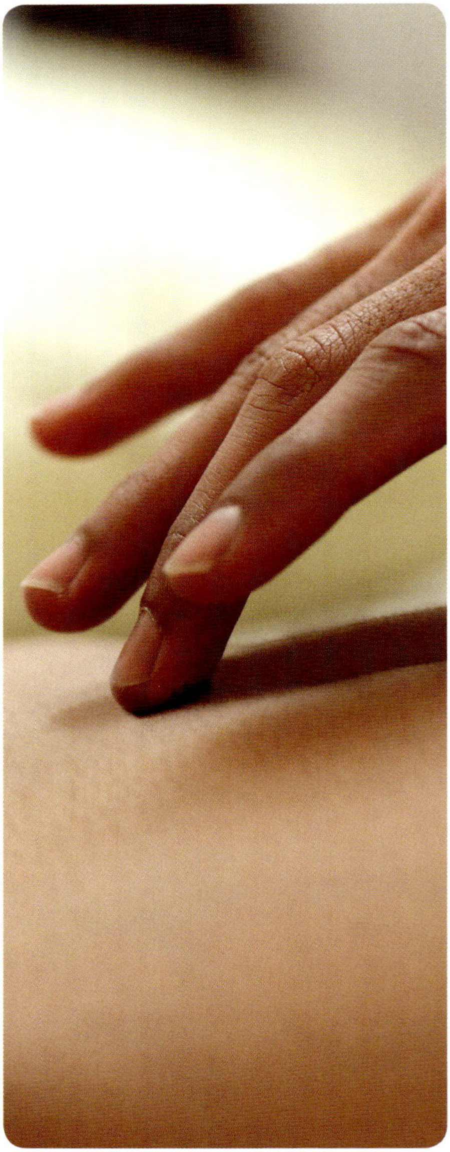

Das Wurzelchakra öffnen

Wenn ein Mann seine Genitalien stimuliert, öffnet er sein Wurzelchakra und setzt damit einen inneren Energiekreislauf in Gang. Das kann ihn in einen transzendentalen Zustand versetzen, in dem er sich jeder Empfindung bewusst ist und voll im Augenblick aufgeht. Auf der körperlichen Ebene bewirkt dieser Energiekreislauf eine Anregung der Hirnfunktion und des Lymphflusses; Letzteres führt zu einem erhöhten Sauerstoffgehalt im Blut und zu mehr Vitalität insgesamt. Machen Sie sich gut vertraut mit Ihrem Körper und bringen Sie dann diese neu entdeckte Vitalität in Ihre Beziehung ein.

Spaß an der Selbstberührung

Aufgrund negativer Botschaften, die sie in ihrer Kindheit erhielten, ist Selbstbefriedigung für viele Männer etwas, wofür sie sich schämen. Das führt dazu, dass sie beim Masturbieren den Atem unterdrücken, kein Stöhnen zulassen und sich generell verkrampfen. Die von heimlicher Masturbation herrührende Verkrampfung kann auch in die Liebesspiele mit einer Partnerin hineinwirken, und manche Männer erreichen niemals ihr volles Potenzial, Lust zu verspüren und zu spenden. Lassen Sie sich also gehen, wenn Sie sich selbst berühren, seufzen und stöhnen Sie, räkeln Sie sich und gestatten Sie es sich, jeden Moment voll zu genießen.

EJAKULATIONSKONTROLLE

Wenn Männer masturbieren, ejakulieren sie meistens, was den Samen des Lebens freisetzt, aber auch den Energiestrom um das sexuelle Zentrum herum unterbricht. Damit bringt sich der Mann um das viel größere Vergnügen, das er erfahren würde, wenn sich seine sexuelle Energie über den ganzen Körper ausbreitet. Um ein wirklich meisterhafter Liebhaber zu werden, sollten Sie lernen, die Ejakulation zu kontrollieren (siehe Seite 146).

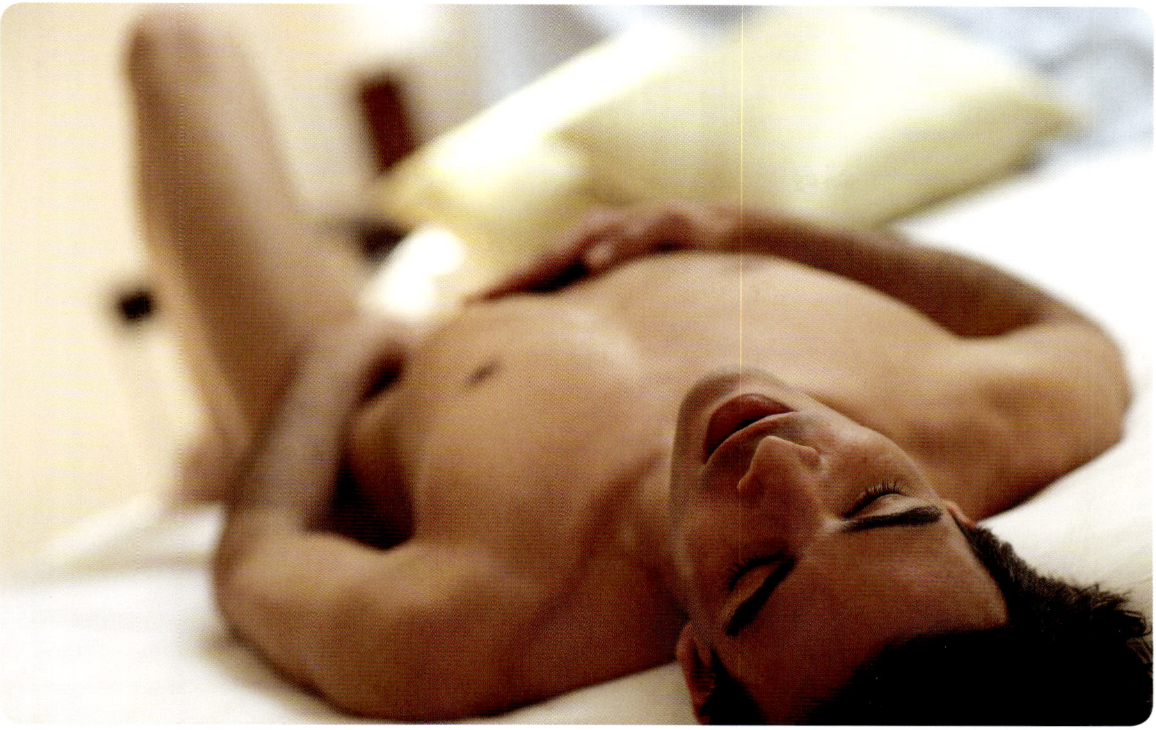

Befreien Sie Ihren inneren Liebesgott

Diese Übung lässt Sie Ihr volles orgastisches Potenzial erlangen. Vorausgesetzt Sie üben regelmäßig, verspricht sie ein immer größeres Maß an Vergnügen. Mit der Zeit werden Sie herausfinden, welche Berührungen und Techniken Sie am stärksten erregen und welche Ihnen letztlich volle orgastische Glückseligkeit bringen.

1 Legen Sie laute Musik auf und machen Sie es sich bequem. Schwingen und kreisen Sie mit dem Becken, bis sich die Hüftknochen lockern und weiten.

2 Berühren Sie Ihren Lingam und die Hoden zärtlich und mit Bedacht. Vermeiden Sie es, in mechanische Routine zu verfallen. Massieren Sie Ihren Bauch und spüren Sie, wie ihn die Hitze sexueller Energie erfüllt.

3 Lassen Sie Töne zu: stöhnen, seufzen, brüllen – alles, was Ihr Verlangen nach dem ultimativen Orgasmus ausdrückt.

4 Bewegen Sie die Wirbelsäule, damit die Energie bis in Ihr Sonnengeflecht aufsteigt. Bewegen Sie sich spontan. Es ist unerheblich, ob Sie nun Ihre Genitalien berühren oder nicht. Lassen Sie Ihren Händen freien Lauf.

6 Lassen Sie die aufsteigende sexuelle Kraft Ihr Herz aufbrechen. Sie werden einen Orgasmus des Herzens erleben. Geben Sie sich der Intensität dieses Vergnügens hin.

7 Seien Sie frei und expressiv, lassen Sie Ihre Gefühle – Wut, Trauer, Lachen – zu. Unterdrücken Sie keinen einzigen Aspekt Ihres Mannseins. Schreien oder lachen Sie.

8 Stellen Sie sich vor, Sie penetrieren das Universum, eine gigantische Yoni. Gehen Sie auf in Ihrem Begehren und Ihrer Lust. Lassen Sie sich von der kosmischen Yoni verschlingen.

9 Auf eine Ejakulation kommt es nicht an. Sie haben Ihrer sexuellen Energie völlig neue Bereiche eröffnet. Gehen Sie auf in der Ekstase und lassen Sie Ihren Körper von Wellen der Glückseligkeit umspülen.

Selbstberührung für Frauen

Das tantrische Wort für Vagina lautet Yoni, was »heiliger Ort« bedeutet. In ihrer komplexen Schichtung ist die Yoni in der Lage, viel größere Freuden zu bereiten, als den meisten Frauen bewusst ist. Entdecken Sie sich selbst und machen Sie neue Erfahrungen.

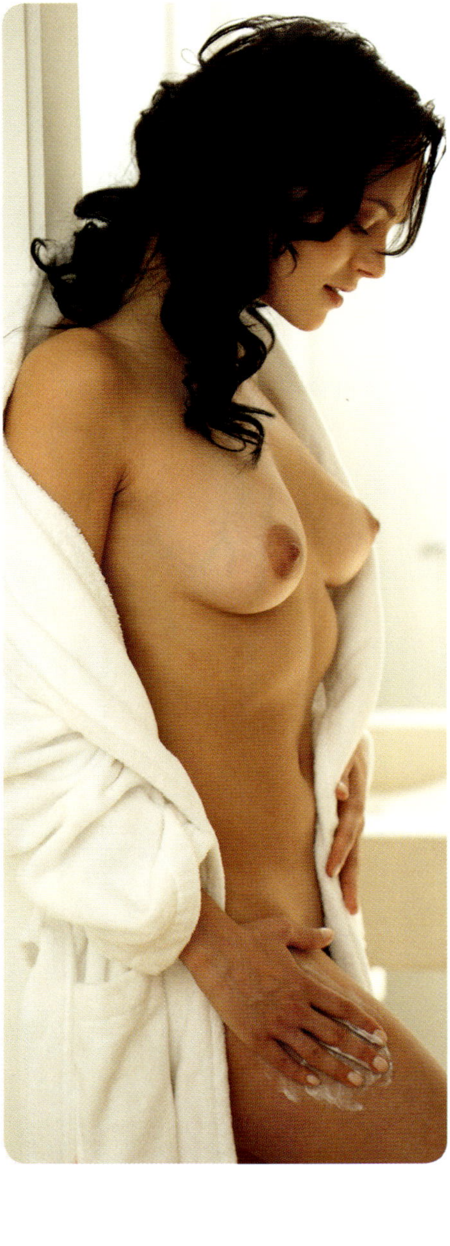

Die Yoni verwöhnen

Die Yoni ist ein sensibler Bereich des Körpers, der oft nicht die Aufmerksamkeit bekommt, die er verdient. Das kann zu einer Desensibilisierung führen und manchmal zu völliger Lustlosigkeit. Wenn Frauen sich selbst berühren, beschäftigen Sie sich oft ausschließlich mit ihrer Klitoris – kein Wunder, enthält sie doch circa 3000 Nervenenden, und sie dient allein dem Zweck, Lust zu bereiten. Deshalb vergessen manche Frauen, dass der gesamte Genitalbereich Vergnügen und Erfüllung spenden kann. Indem Sie sich selbst berühren, können Sie Ihr Wurzelchakra und jede Nervenspitze in Ihrer Yoni stimulieren. Bringen Sie Ihre Yoni zum Erblühen, und sie wird Ihnen unermessliche Lust schenken.

Die Yoni ehren

Jede Frau ist einzigartig, und ihre Yoni ist es auch. Wenn Sie eine von Liebe und Verständnis getragene Beziehung zu Ihrer Yoni aufbauen, wird auch Ihr Partner eher bereit sein, diese zu lieben und zu verstehen. Betrachten Sie Ihre Yoni von Zeit zu Zeit mit einem Handspiegel, bis Sie mit Ihrer Schönheit und ihrem einzigartigen Charakter vertraut sind. Sehen Sie genau hin und achten Sie auf die Farbe Ihrer Yoni, die Formen und die Nässe. Betrachten Sie Ihre Klitoris und die Harnleiteröffnung und widmen Sie sich dann Ihrem G-Punkt, der gleich dahinter liegt. Entspannen Sie sich dabei.

YONI-HEILUNG

Unter Yoni-Heilung versteht man ein therapeutisches Verfahren mittels Berührung, Massage und »Yoni-Talk«, bei welchem die Frau Ihrer Yoni eine Stimme verleiht. Man hilft dadurch Frauen, die sich bei der Penetration unwohl fühlen oder unter den Folgen einer Geburt oder Operation leiden. Auch traumatisierte Frauen können dadurch lernen, eine negative Erfahrung zu überwinden und zu einer lustvollen Beziehung zu ihrer Yoni zurückzufinden.

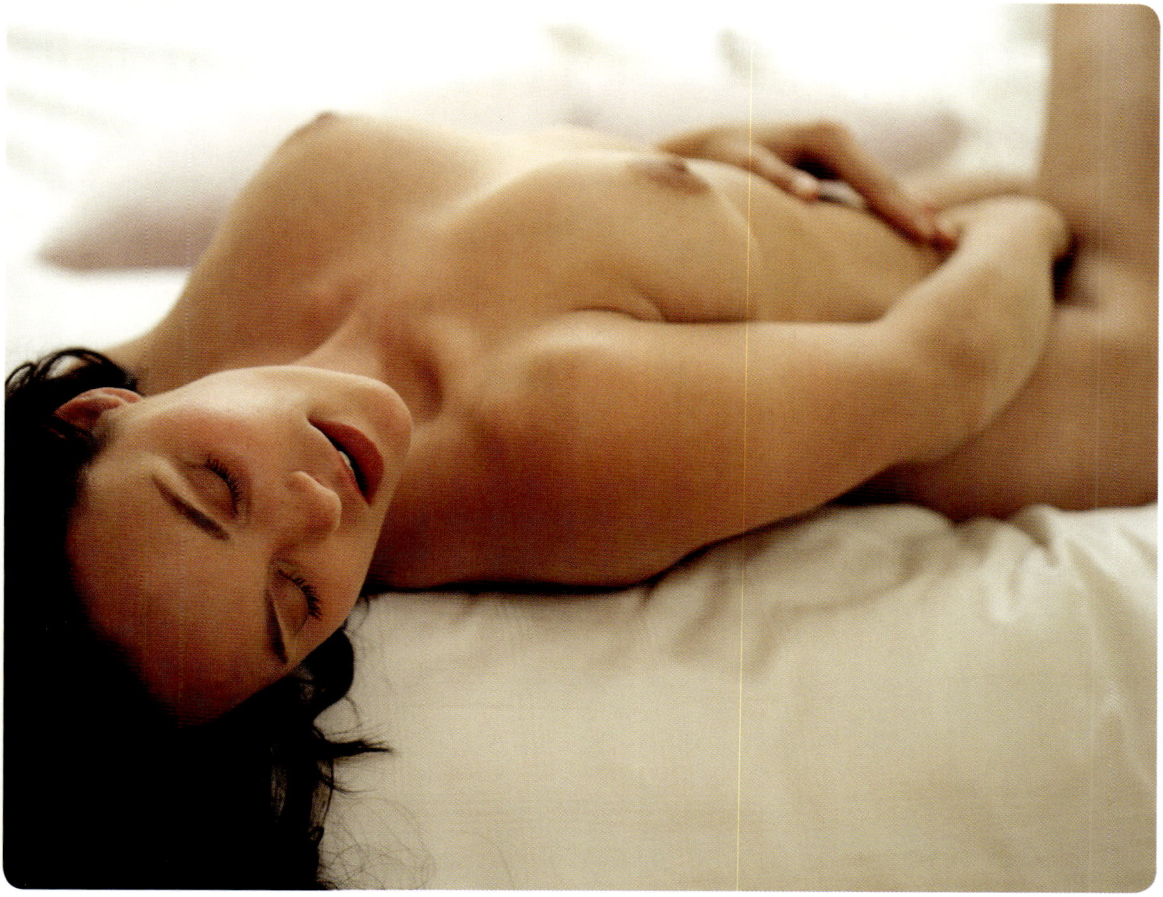

Liebesspiele mit Ihrer Yoni

Ihre Yoni kann Ihnen auf vielfältige Weise immense Lust bescheren. Nutzen Sie diese Chance, Ihren Körper kennenzulernen und Bereiche Ihrer Yoni zu genießen, die sonst meist wenig Aufmerksamkeit bekommen, etwa Ihr G-Punkt. Führen Sie diese Meditation regelmäßig durch und bringen Sie das neue Körperbewusstsein in Ihr Liebesleben ein.

1 Nehmen Sie ein schönes Bad oder eine Dusche und tragen Sie danach Öl oder eine duftende Lotion auf.

2 Machen Sie es sich zu sinnlicher Musik bequem. Sie beginnen damit, Ihre Yoni außen zu streicheln. Berühren Sie sich so, als hätten Sie den Eingang zu Ihrem »heiligen Ort« nie zuvor ertastet.

3 Massieren Sie Ihre Schamlippen langsam und sinnlich und geben Sie sich den feinen Empfindungsnuancen ganz hin.

4 Liebkosen und stimulieren Sie Ihre Yoni ausgiebig und wenden Sie sich dann der Klitoris zu.

5 Ertasten Sie die Stelle hinter der Harnleiteröffnung, dort beginnt Ihr G-Punkt. Streichen Sie sanft über das schwammartige Areal und sensibilisieren Sie es. Ein eventueller Harndrang in dem Moment ist normal und geht vorüber.

6 Kommen Sie zum Orgasmus oder genießen Sie einfach das Gefühl himmlischer Lust, das Ihren Körper durchströmt.

Wecken Sie Ihre Sexualität

Tantra-Jünger sehen die sexuelle Vereinigung als Tor zu einem höheren Bewusstsein, und den Schlüssel zu diesem Tor finden wir, indem wir unsere Sinne wecken und stimulieren. Tanzen ist eine Möglichkeit; es setzt eine mächtige sinnliche Kraft frei, die *Kundalini-Energie*.

Den Sexualtrieb stimulieren

Tantra ermutigt Sie dazu, alle Facetten Ihrer Sexualität zu entdecken, damit Ihnen alle Freuden eines reichen und erfüllten Lebens zuteil werden. Selbstberührung ist ein Weg, Ihre sexuelle Energie zu wecken, aber auch Meditationen mit Ihrem Partner sind hilfreich sowie alle Arten von körperlicher Aktivität. Tanzen belebt die Sinne und zeigt Ihnen, wie schön es ist, Liebe und Selbstrespekt voll und ganz zu erfahren. Erotische Bewegungsabläufe bringen Ihre Lust in Schwung und machen Sie empfänglich für Musik, Berührungen und den Anblick Ihres Geliebten.

KUNDALINI-ENERGIE

Kundalini ist eine Kraft, die von der kunda, einer Drüse mit Sitz im Kreuzbein, gespeist wird. Sie liegt schlafend am unteren Ende Ihrer Wirbelsäule, direkt hinter dem Kreuzbein. Wir alle können unsere Kundalini-Energie wecken. Dann entrollt sie sich wie eine Schlange und steigt im Körper auf, stimuliert die Chakren, bis sie Ihren Kopf am Scheitelpunkt durchdringt, hervorbricht und den Kosmos erleuchtet.

Tanz für einen unsichtbaren Geliebten

Diese Meditation dient dazu, Ihr Verlangen zu wecken. Gestatten Sie Ihrem Körper alle Freiheiten und achten Sie darauf, wie Ihr Energiepegel steigt. Streicheln Sie über Ihren Körper. Spüren Sie, wie zart Ihre Haut ist und wie es sich anfühlt, berührt zu werden. Ihr Körper ist von Natur aus sexy, also lassen Sie ihn auch sexy sein!

1 Legen Sie erotische Tanzmusik auf (siehe Seite 184). Beginnen Sie, sich zu bewegen, als würden Sie vor den Augen eines Geliebten tanzen. Stellen Sie sich Ihren Traummann in der Rolle des Geliebten vor. Das kann Ihr Partner sein oder auch nicht.

2 Nun legen Sie nach und nach ein Kleidungsstück nach dem anderen ab und präsentieren sich Ihrem Geliebten. Er ist hingerissen.

3 Nackt legen Sie richtig los, im Bewusstsein Ihrer Schönheit. Lassen Sie, mit freiem Hüftschwung, die Kundalini-Schlange aus dem Schlaf erwachen und spüren Sie, wie Sie sich von unterhalb Ihres Kreuzbeins entrollt. Sie lassen die befreite sexuelle Energie aufsteigen wie Flammen. Wiegen Sie sich. Spüren Sie, wie die Kundalini-Energie Wirbel für Wirbel in Ihrem Mittelkanal aufsteigt und die Chakren öffnet.

5 Nach dem Tanz legen Sie sich hin und stellen Sie sich vor, wie Ihr Geliebter seinen warmen Atem über Ihren Körper bläst. Streicheln Sie sich, in der Vorstellung, es wären die Hände Ihres Geliebten. Berühren Sie Gesicht, Haare und die Bereiche Ihres Körpers, die sonst nicht berührt werden, auch Ihre Genitalien.

6 Lassen Sie sich von den Händen Ihres imaginären Liebhabers in Räume orgastischer Glückseligkeit entführen. Nachdem Ihr Höhepunkt verebbt ist, bleiben Sie beglückt liegen.

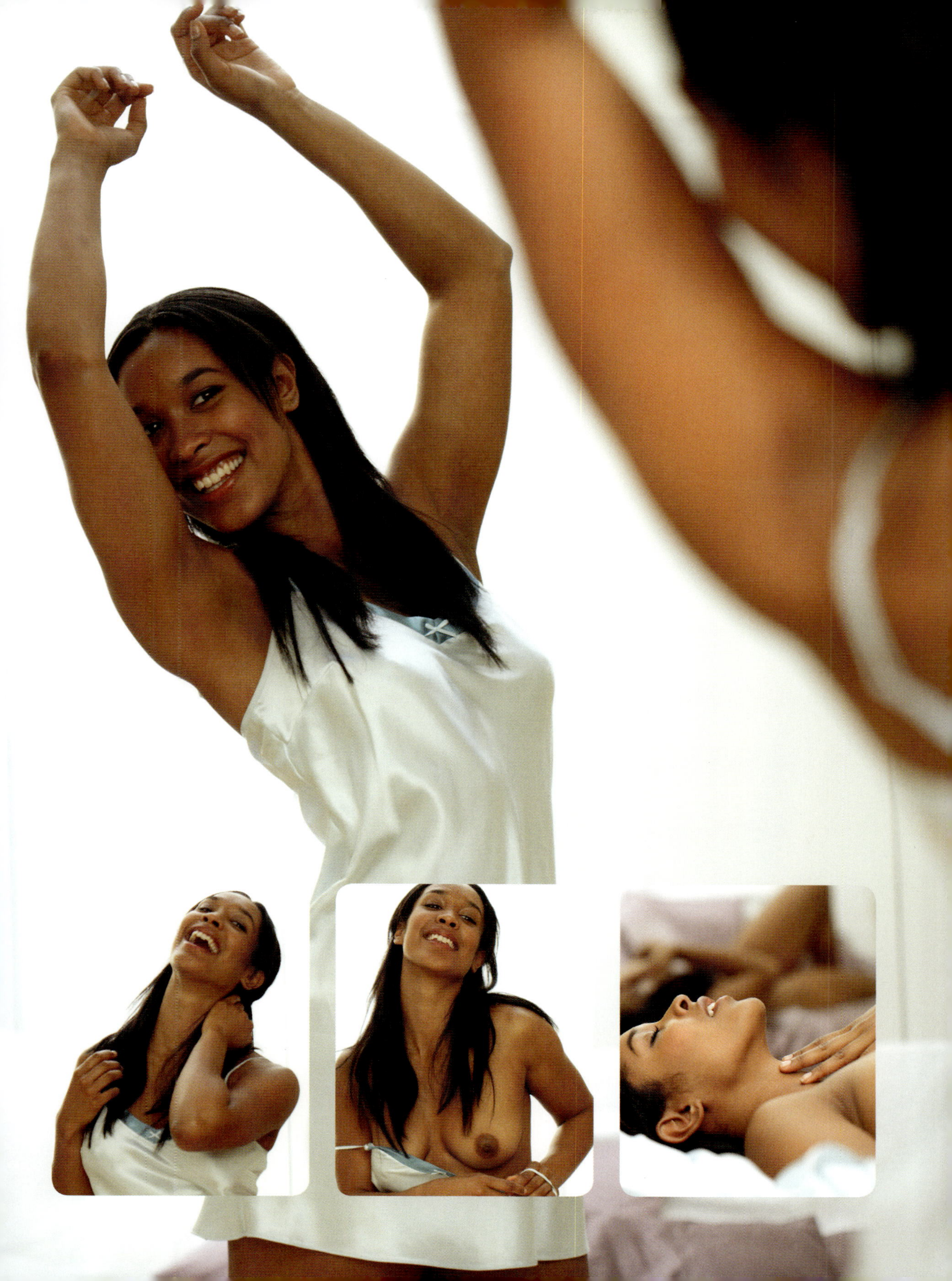

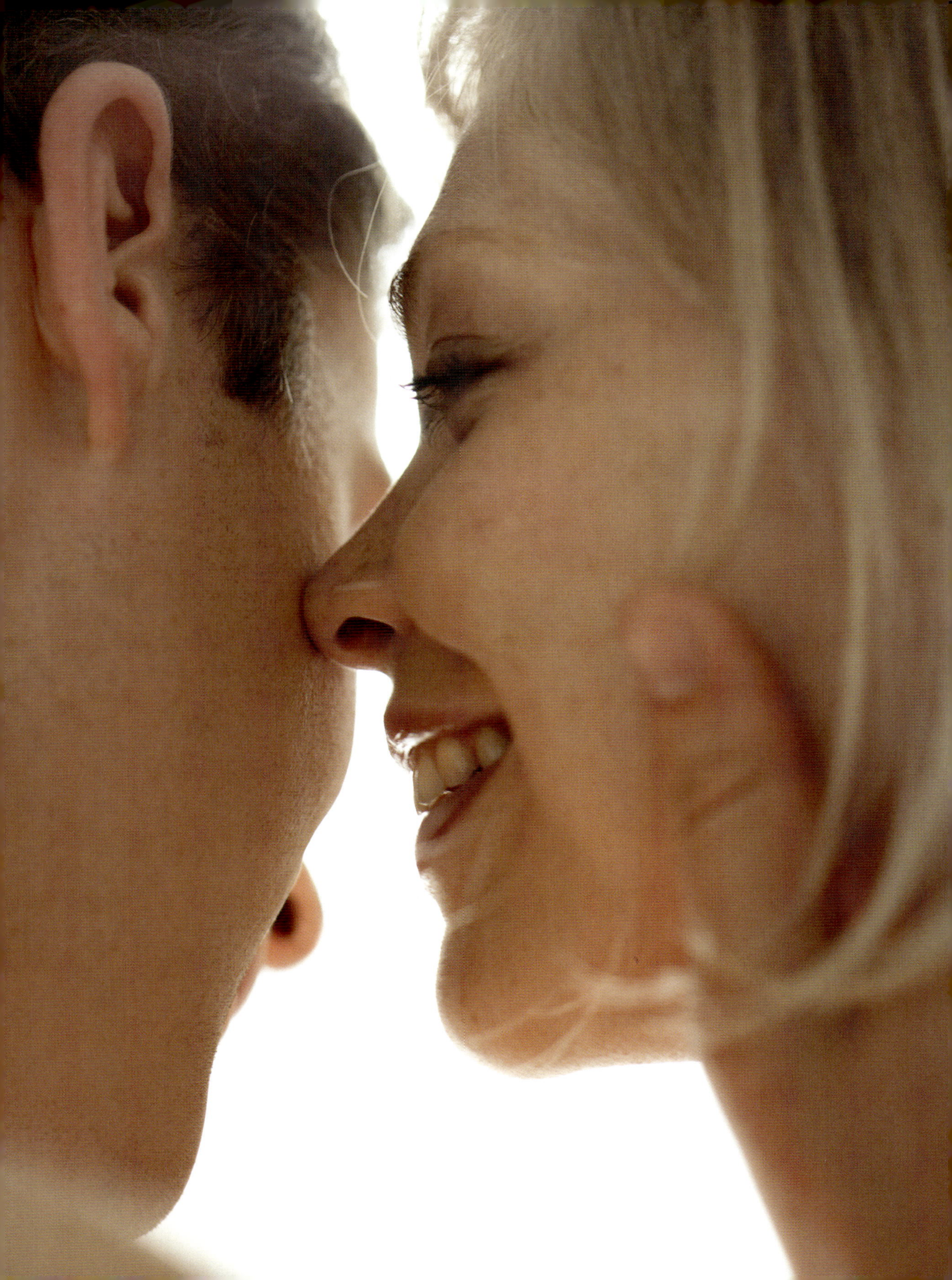

5

IN DER FEIER ZUSAMMENFINDEN

Feiern Sie mit Ihrem Partner regelmäßig das Leben. Indem Sie in der Natur, beim Tanz oder bei Fantasiespielen zusammenfinden, klären Sie Geist und Gemüt, festigen Ihre Beziehung und fördern Ihr Sexleben. Ihre Beziehung und Ihr Sexleben werden von diesem neuen Zustand sinnlicher Freude profitieren.

Sich der Natur öffnen

Die Natur ist eine große Lehrmeisterin, was den menschlichen Körper und die in ihm wirkenden geheimnisvollen Energien betrifft. Die folgenden Meditationen führen Sie ein in das Reich des Göttlichen in der Natur, eine Welt, die Sie mit Ihrem Partner feiern und genießen können.

Die natürliche Energie wahrnehmen

Wir Menschen sind tief mit der Natur verbunden. Wie Blätter, Vögel und Steine bestehen alle Menschen aus Energiemolekülen mit unterschiedlichen Schwingungsfrequenzen. Wir alle erzeugen kosmische Energie. Es ist wichtig, dass Sie sich der Natur öffnen, alleine und gemeinsam mit Ihrem Partner. Nehmen Sie die Schwingungsenergie war, die sie umgibt, und spüren Sie, wie Sie sich inmitten der Natur fühlen. Dieses geschärfte sensorische Bewusstsein können Sie in Ihre sexuelle Beziehung einbringen.

Die Natur in Ihre Beziehung aufnehmen

Der moderne Mensch verbringt viel Zeit in geschlossenen Räumen und ist viel zu selten in der freien Natur. So vergessen wir, dass wir ohne unsere Kleidung Instinktwesen sind, nackt und hilflos in unserer Kreatürlichkeit.

Wenn Sie mit Ihrem Geliebten in die Natur gehen, stellen Sie den Kontakt mit Ihrem Ursprung wieder her. Frische Luft, Wasser, Witterung, Weite, all das bringt Sie näher zu Ihrem wahren Selbst und Ihrem Partner. Sie werden einerseits lebendig, wenn Sie sich der Natur öffnen, andererseits hat sie eine beruhigende Wirkung. Bei einem entspannten Spaziergang, lassen sich Sorgen oder Probleme leichter kommunizieren und überdenken. Es ist fast, als würden der Wind, das Sonnenlicht, die Bäume und das Meer unsere Gedanken hören und sie davontragen.

EROTISCHE FORMEN IN DER NATUR

Sinnliche Formen und Konturen finden sich überall in der Natur. Baumstämme erinnern an Körper, Blüten an Yonis. Das liegt daran, dass Natur und Sexualität eng zusammenhängen. Bringen Sie die Natur in Ihr Zuhause, um eine sinnlich-friedvolle Atmosphäre zu schaffen.

Beziehung zur Natur

Dies ist eine praktische Anleitung, um sich der Natur weit zu öffnen. Wenn Sie die Energie der Natur in Ihr Herz lassen, werden Sie ihr tief verbunden sein.

1 Gehen Sie in die freie Natur. Warten Sie, bis ein Blatt Sie zu sich »heranruft«.

2 Nehmen Sie das Blatt in die Hand und achten Sie auf sein Gewicht , seine Temperatur, seine Farbe und Textur. Versenken Sie sich in das komplizierte Muster seiner Adern und fühlen Sie die Schwingungen seiner Lebensenergie. Hat das Blatt eine Botschaft für Sie?

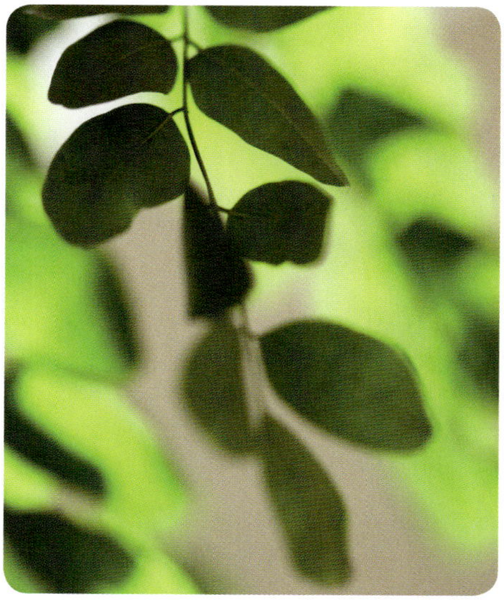

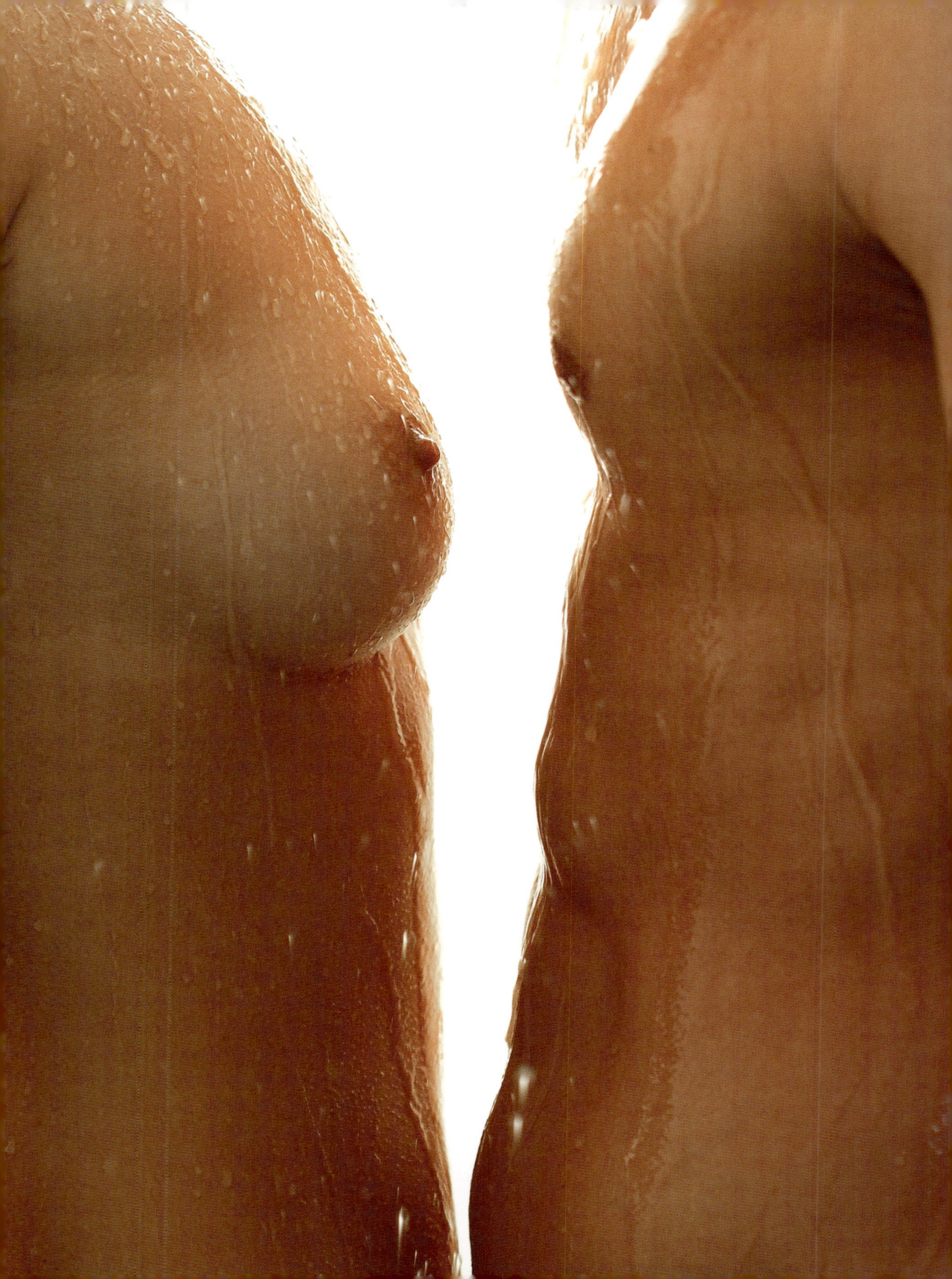

Blind in der Natur

Für diese Meditation sollten Sie sich in einen ruhigen Privatgarten begeben oder in eine stille Gegend, wo niemand Sie stört, und es sollte möglichst die Sonne scheinen. Das Thema lautet Vertrauen. Der »blinde« Partner vertraut auf die Führung des anderen. Diese behutsame Meditation schärft die Sinne auf subtile Art und Weise.

1 Vollziehen Sie das Anfangsritual (siehe Seite 12).

2 Verbinden Sie Ihrem Partner die Augen und führen Sie ihn langsam und behutsam an Ihr Ziel. Beschützen Sie Ihren Partner gut, damit er sich fallen lassen kann und wirklich offen ist für diese intime Naturbegegnung.

3 Führen Sie ihn langsam zu einer Blume oder einem Baum. Lenken Sie seine Hand, damit er die Pflanze betasten, erriechen oder schmecken kann.

4 Nehmen Sie die Binde ab und lassen Sie ihn sehen, was er erspürt hat. Nehmen Sie sich Zeit dafür. Lassen Sie den Blick in der Yin-Sehweise (siehe Seite 108) weich werden.

5 Setzen Sie Ihrem Partner die Binde wieder auf. Sie können die Meditation einmal oder öfter wiederholen. Dann tauschen Sie die Rollen.

6 Gehen Sie zurück ins Haus oder an Ihren Ausgangspunkt und vollziehen Sie das Schlussritual (siehe Seite 12).

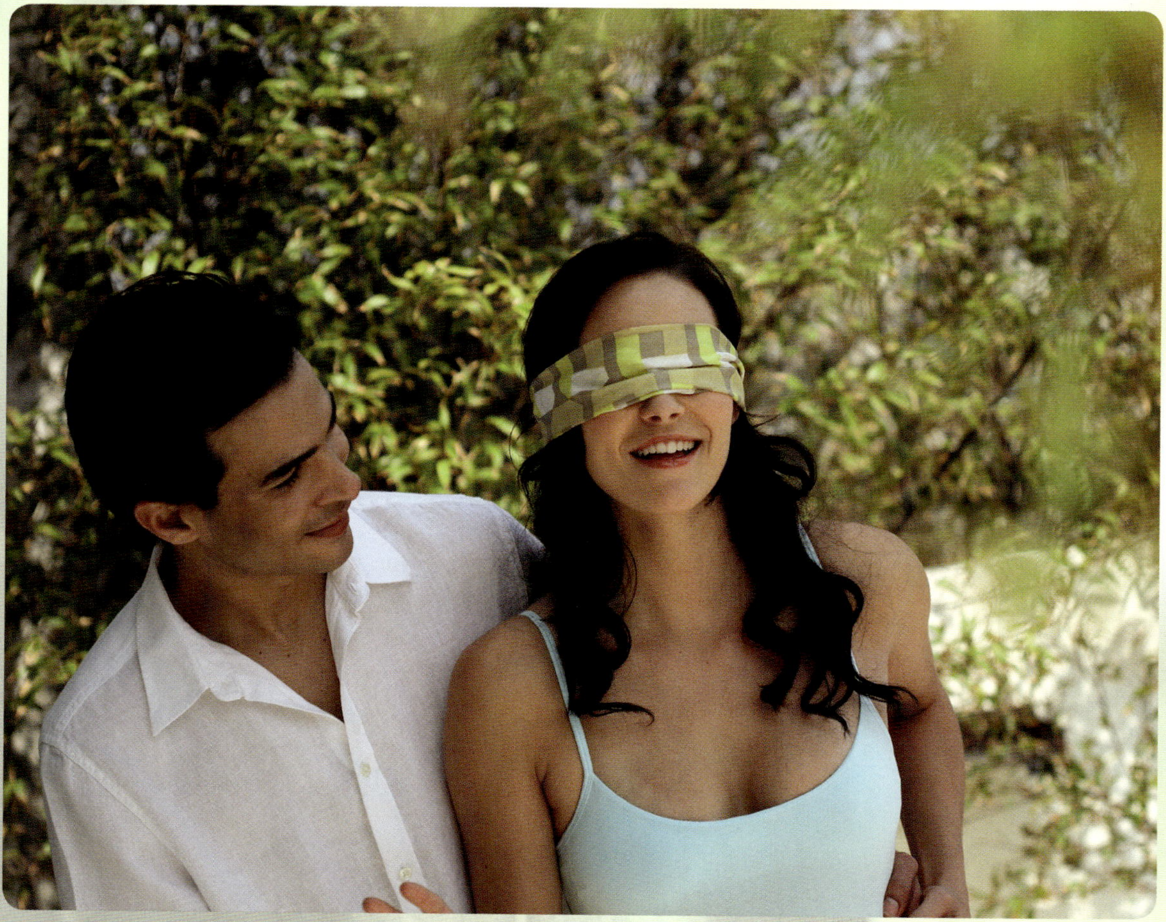

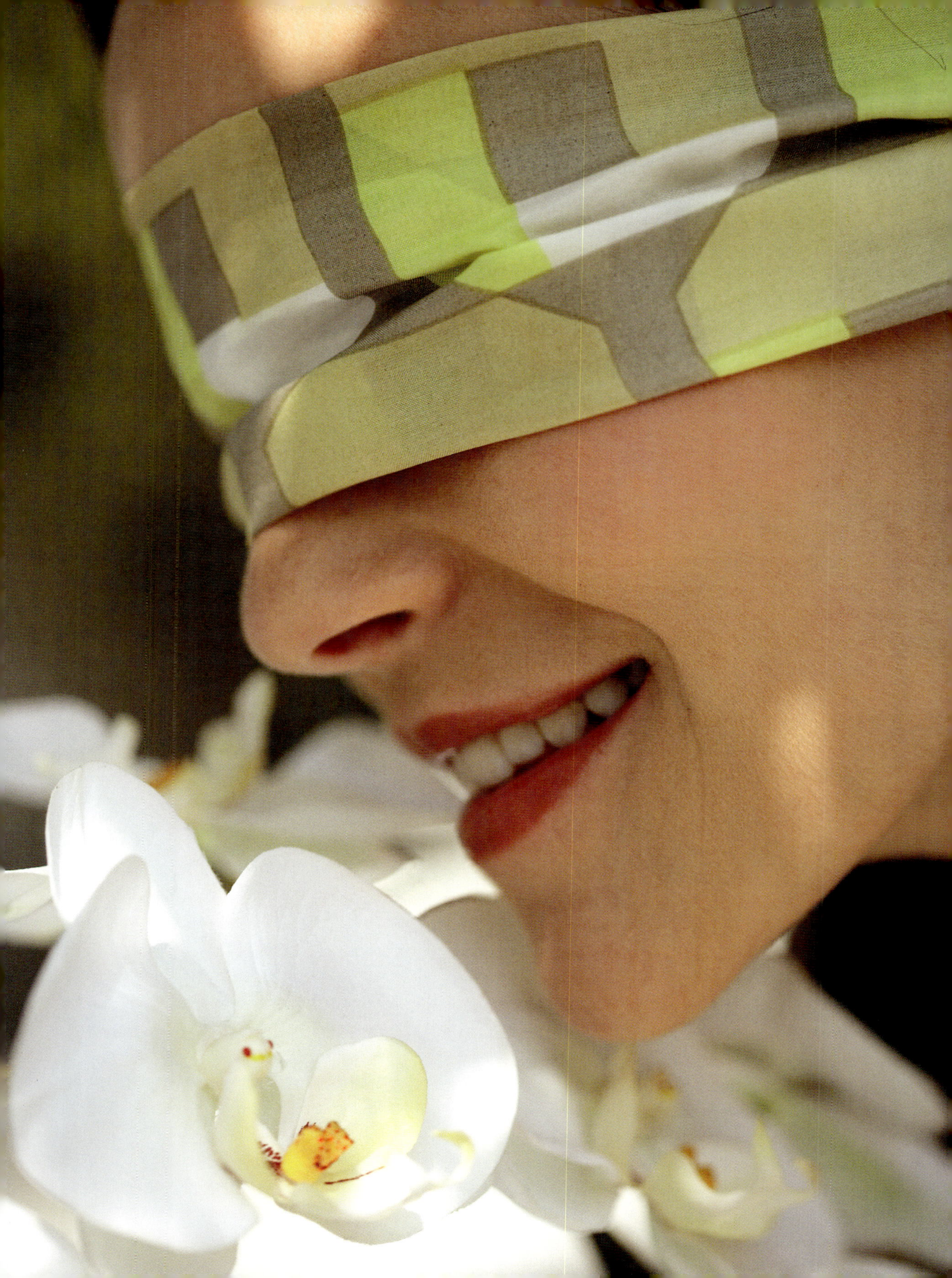

Zusammen tanzen

Jeder kann tanzen. Ob jung oder alt, wir alle können lernen, uns rhythmisch zur Musik zu bewegen. Tanzen weckt die Chakren und energetisiert und belebt den Organismus. Aus diesem gesteigerten Bewusstsein können auch erotische Formen des Tanzes wie ein Strip hervorgehen.

Kommunikation mittels Tanz

Tanzen erzeugt eine sinnliche Form von Nähe, in der sich unausgesprochene Spannungen innerhalb einer Beziehung lösen, denn beim Tanzen können sich Liebende über Unstimmigkeiten im Gefühlsbereich auf nonverbale Art austauschen. Tanzen ist durch und durch sinnlich und fördert eine positive Stimmung – Botenstoffe des Gehirns gelangen über das Gefäßsystem in den ganzen Körper. Wenn sich der Körper spontan bewegt, lässt der Kopf los und ermöglicht einen Kommunikationsfluss jenseits von Worten.

Das Becken lockern

Tanzen ist auch eine Möglichkeit, Ihre Kundalini-Energie freizusetzen (siehe Seite 66), jene kraftvolle Ur-Energie, die unterhalb des Kreuzbeins entspringt. Indem Sie sich zur Musik bewegen, schlängelt sie sich an Ihrem Rückgrat entlang nach oben und energetisiert Ihre Chakren. Ein Öffnen des Scheitelchakras führt zu einem gesteigerten Bewusstseinszustand.

Wenn Sie im Becken verspannt sind, liegt die Kundalini schlafend am Ende der Wirbelsäule. Beim Tanzen lernen Sie, Ihr Becken unabhängig vom übrigen Körper zu bewegen. Es findet dadurch den ihm gemäßen Ausdruck, und die Kundalini beginnt, sich zu entrollen und aufzusteigen.

Ein weiterer Vorteil eines entspannten Beckens besteht darin, dass Sie bei Ihren Liebesspielen sehr viel beweglicher sind. Der Mann bekommt dadurch mehr Kontrolle über seine Ejakulation.

Es gibt ein breites Spektrum an Kursen, die Sie machen können, um Ihr Becken zu lockern, von Salsa bis zum Gesellschaftstanz. Wenn Sie schüchtern sind, lassen Sie Ihrem Becken anfangs zu Hause freien Lauf. Drehen Sie schöne Musik auf und legen Sie los.

10 MINUTEN TANTRA

AUFWÄRMTANZ

Am Ende eines anstrengenden Tages, eventuell auch vor einer längeren Meditation empfiehlt sich dieser energetisierende Tanz.

1 Legen Sie Musik auf, die zum Tanzen einlädt. Bewegen Sie sich möglichst spontan, um Ihre Energie zu befreien. Schütteln Sie jeglichen Stress von sich ab. Auch Töne helfen beim Spannungsabbau – schreien, lachen oder singen Sie ungehemmt.
2 Tanzen Sie, bis alle Begrenztheit sich auflöst und Sie alles Rationale hinter sich lassen.
3 Stehen Sie still da und spüren Sie der Energie nach, die Ihren Körper durchströmt.

RITUELLE TÄNZE

In Stammeskulturen auf der ganzen Welt, in Asien, Afrika, Nord-, Mittel- und Südamerika und im Nahen Osten, stellt der Tanz seit Jahrtausenden eine Form kultischer Verehrung dar. Kosmische Energie, die den Körper bewegt, kann einen Zustand auslösen, der satori genannt wird – ein buddhistisches Wort für »transzendentales Erwachen« oder »plötzliche Erleuchtung«. Durch ekstatisches Tanzen erreicht man einen anderen Bewusstseinszustand, der bis zur Trance gehen kann.

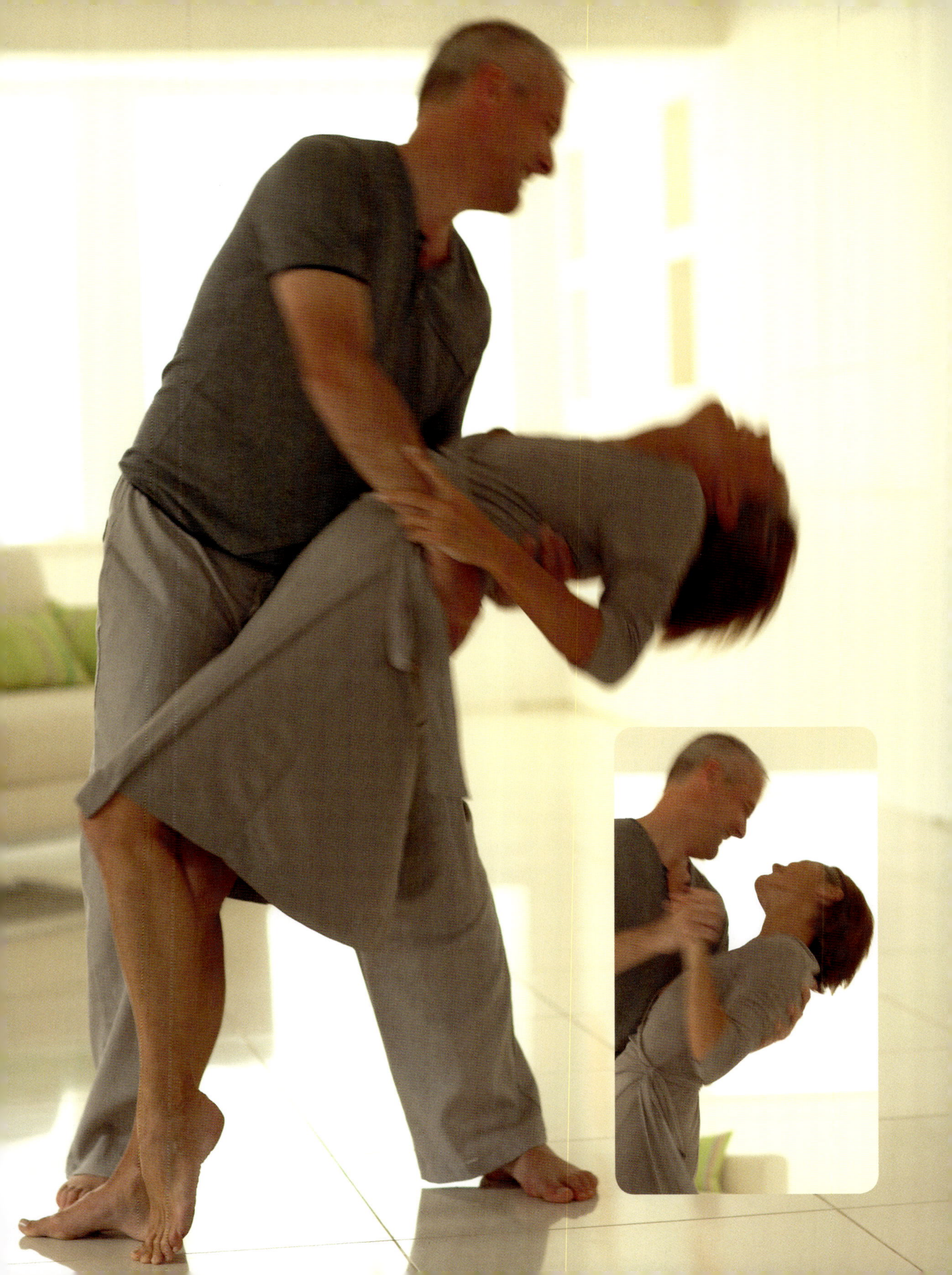

Aufsteigen der Kundalini-Schlange

Dies ist eine wunderbare Methode, Ihre Kundalini-Energie zu erwecken. Tanzen Sie diese Meditation gemeinsam und achten Sie darauf, wie Sie einander näher kommen. Ihre Körper finden im selben Rhythmus zusammen und Ihre Kundalini-Schlangen steigen in Ihrem Körper hoch. Haben Sie Spaß, lachen Sie und lassen Sie sich gehen.

1 Wählen Sie eine Musik, zu der Sie und Ihr Partner gerne tanzen. Tanzen Sie Rücken an Rücken, mit Kreuzbein-Kontakt.

2 Stellen Sie sich vor, wie die Kundalini-Schlange erwacht und an Ihrem Rückgrat aufsteigt. Bewegen Sie sich schlangenartig mit geschmeidiger Wirbelsäule. Lehnen Sie sich dabei nicht gegen Ihren Partner, bleiben Sie aufgerichtet.

4 Heben Sie die Arme und lassen Sie die Energie des Universums in sich einfließen. Sie ergießt sich in Ihren Körper und verbindet sich mit dem Feuer, das aus Ihrem Wurzelchakra aufsteigt. Die beiden Energieströme zirkulieren spiralförmig in entgegengesetzter Richtung und umwinden einander wie die Stränge einer Doppelhelix. Gehen Sie auf in dem Gefühl purer Schwingung.

5 Am Ende der Musik drehen Sie sich um und sehen Sie einander an. Legen Sie die Stirn aneinander, dort wo sich das dritte Auge befindet (siehe Seite 12). Atmen Sie tief und fühlen Sie, wie Ihre Energieströme sich mischen.

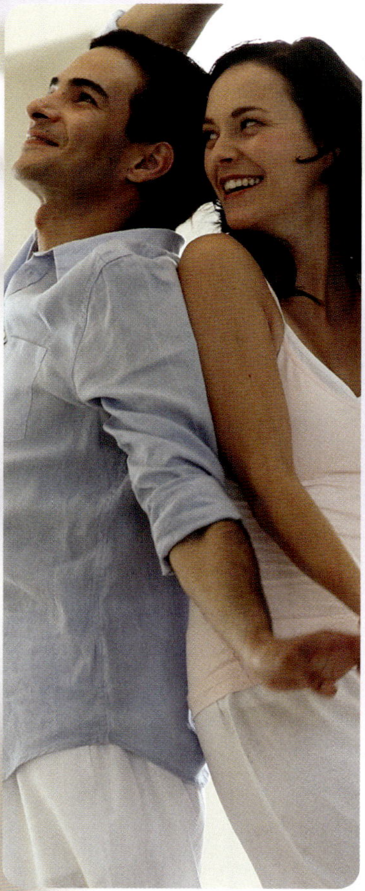

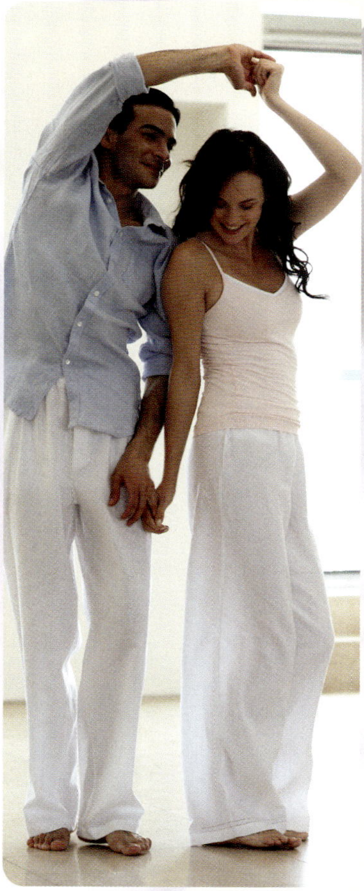

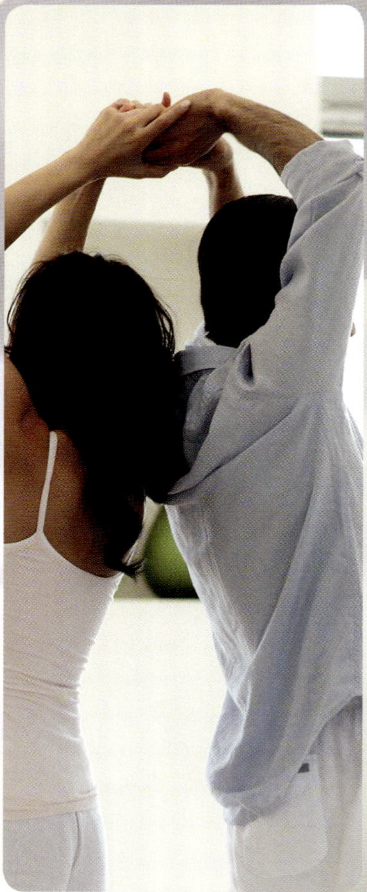

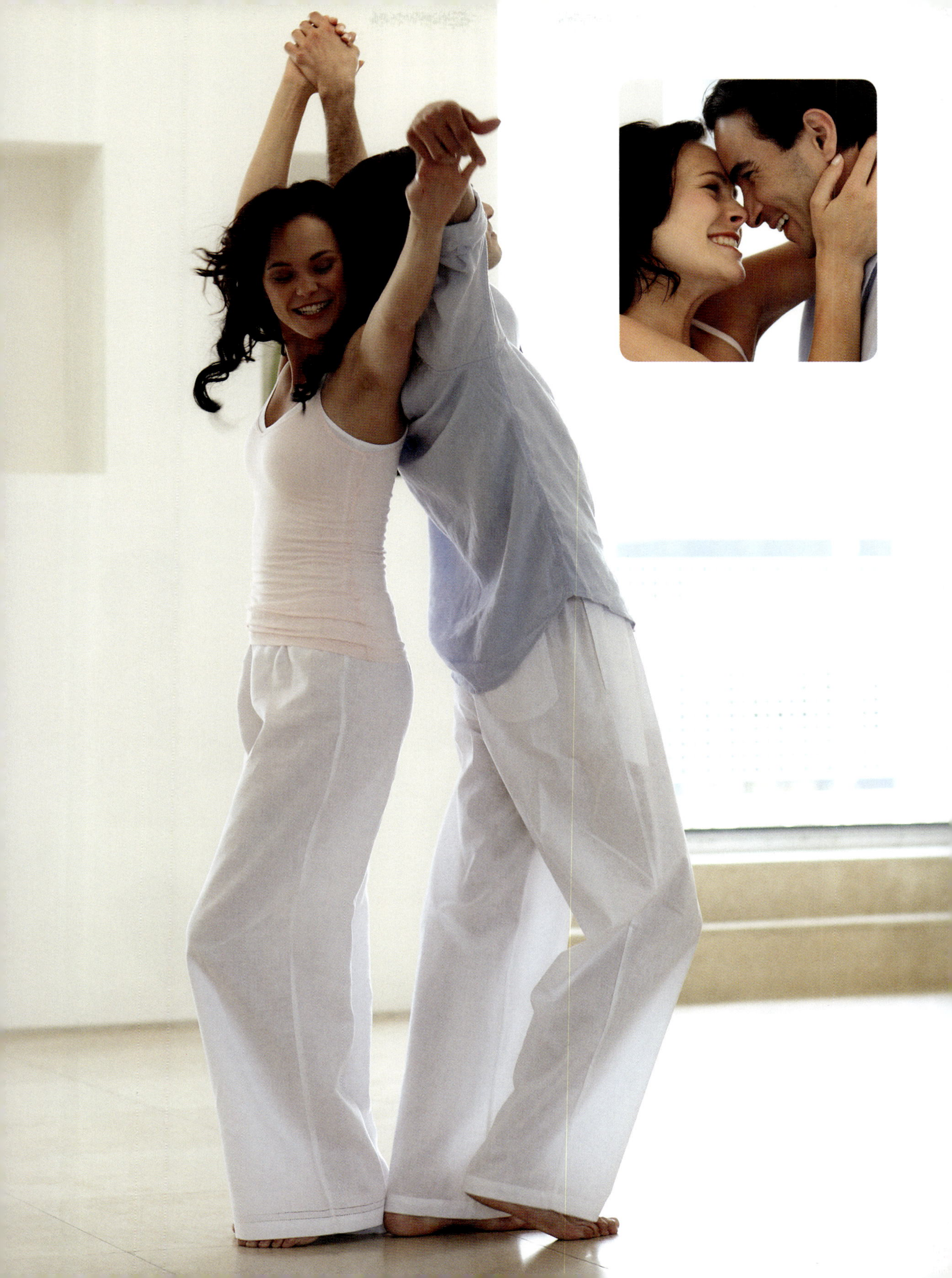

Sexy Strip-Tanz

Je mehr Sie füreinander tanzen, umso leichter wird es Ihnen fallen, einander mit neu entdeckten Verführungstechniken zu überraschen, im Bett und beim Tanzen. Wählen Sie ein rund 20 Minuten langes laszives Musikstück aus und tauchen Sie ein in die aufregende Welt des Strip-Tanzes, indem Sie gemeinsam die Bühne betreten.

1 Sagen Sie »Namaste« zu Ihrem Partner (siehe Seite 10).

2 Beginnen Sie zu tanzen und sehen Sie sich verführerisch in die Augen. Wenn es zu knistern beginnt, zieht die Frau ihrem Partner ein Kleidungsstück aus. Dann zieht der Mann der Frau ein Kleidungsstück aus. Lassen Sie sich Zeit.

3 Ziehen Sie sich Stück für Stück aus, bis Sie nackt tanzen. (Vermeiden Sie es, dass der Mann nur mit den Socken tanzt, falls es doch passiert, lachen Sie mit ihm, nicht über ihn!)

4 Erfreuen Sie sich an Ihrer natürlichen Schönheit. Wenn Sie unsicher sind, atmen Sie bewusst und lassen Sie Ihre Hemmungen in der Energie des Tanzes aufgehen.

5. Gestatten Sie sich zu lachen, Spaß ist erlaubt. Je entspannter Sie sind, umso leichter fällt es Ihnen, zu experimentieren und Ihre Talente in Sachen Verführung zu entdecken.

6 Nach dem Tanz umarmen Sie sich innig und danken Ihrem Partner für seine Offenheit.

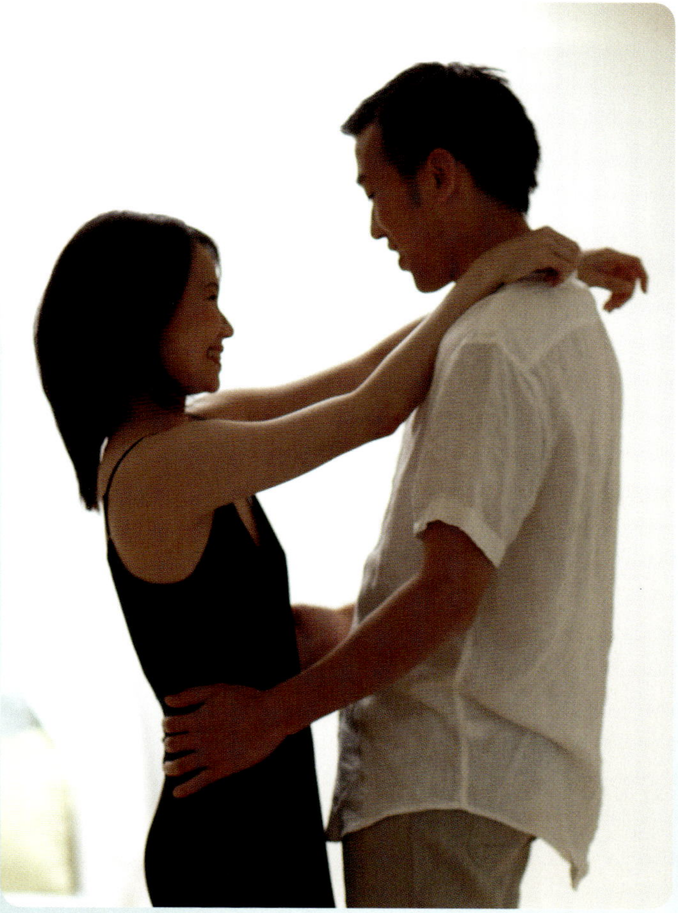

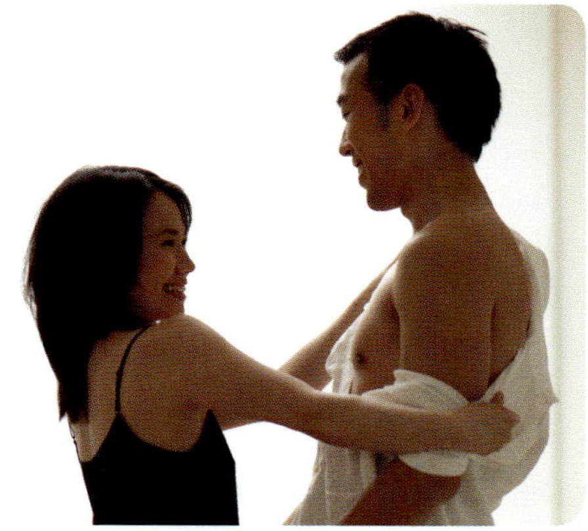

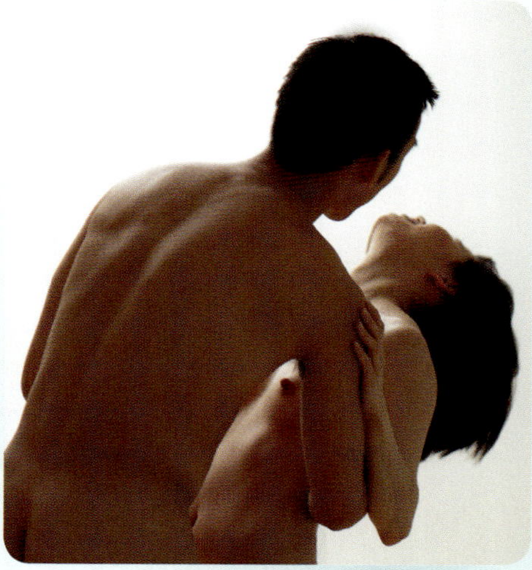

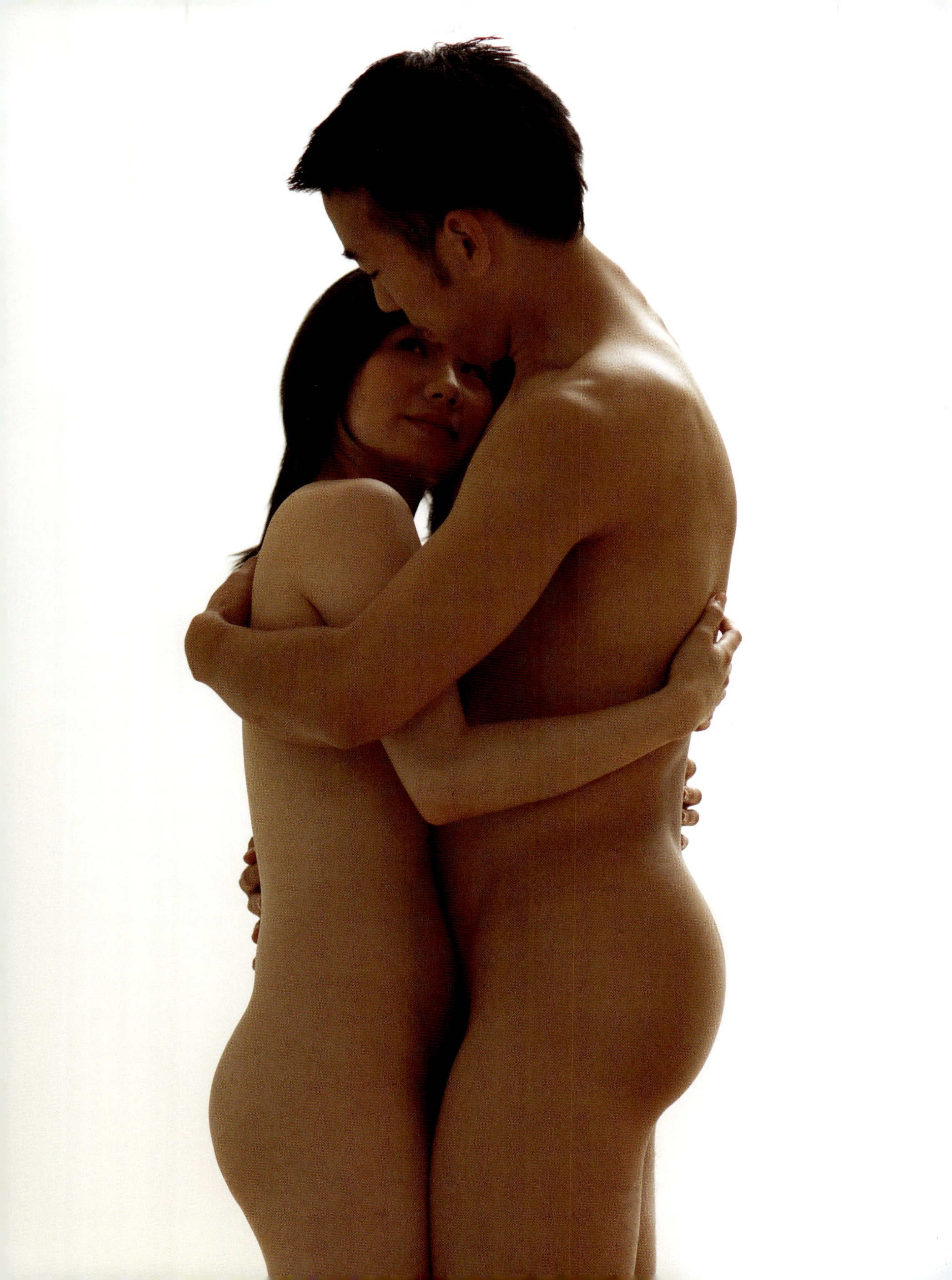

Fantasiespiele

Ein scherzhafter und verspielter Umgang mit Ihrem Partner kann Ihre Lust neu entfachen. Tantra ist zwar tiefgründig, aber es muss dabei nicht todernst zugehen. Diese Spiele sollen Ihnen und Ihrem Partner Spaß machen und vielleicht neuen Schwung in Ihr Liebesleben bringen.

Entfesseln Sie Ihre Fantasie

Die Fantasie entspringt dem Unbewussten und spielt in Beziehungen eine fundamentale Rolle. Wenn man jemanden sexuell attraktiv findet, dann ist das größtenteils auf kreative Prozesse in einem selbst zurückzuführen; wichtiger ist also oft das, was in Ihrem Kopf vorgeht, als das, was auf Ihren Geliebten tatsächlich zutrifft. Deshalb können wir alle möglichen Fantasien in unsere Interaktionen mit dem Partner hineinprojizieren. Diese einzigartige, nur uns Menschen eigene Fähigkeit kommt bei erotischen Spielen aller Art höchst wirksam zur Geltung.

Stellen Sie sich Ihre Fantasie als Muskel vor, den Sie regelmäßig nutzen oder aber durch Nichtgebrauch verkümmern lassen. Letztlich »fantasieren« wir uns unser Leben zurecht. »Das Denken bestimmt das Sein«, heißt es. Wir könnten noch einen Schritt weiter gehen und sagen: »Das Spiel bestimmt das Sein.« Das Schöne an der Fantasie ist, dass sie zu Ihnen gehört. Es ist Ihre eigene Welt, die Sie in die Realität umsetzen können, wenn Sie es möchten.

Das Spiel des Lebens

Diese innere Welt mit einem Partner teilen zu können, ist ein Privileg und trägt zu großer Nähe innerhalb der Beziehung bei. Gemeinsam zu spielen und zu lachen, ist eine wunderbare Methode, um zu entspannen. Vielleicht haben Sie keine Lust auf Sex, besonders nach einem anstrengenden Tag, möchten aber trotzdem mit Ihrem Partner zusammen sein; im Spiel ist das möglich, und wer weiß, wohin es führt? Fantasievolle Spiele können helfen, vom Alltag loszulassen und intime Nähe zu ermöglichen.

Lachen regt die Blutzirkulation an, wer lacht, strahlt auch Sexappeal aus. Stellen Sie sich das Leben gelegentlich als Spiel vor. Sie werden sehen, wie gut das Ihrer Beziehung tut.

10 MINUTEN TANTRA

ENERGETISIERENDES LACHEN

Lachen macht süchtig – je mehr Sie es tun, umso öfter wollen Sie es tun. Lachen ist auch eine gute Möglichkeit, mit Ihrem »inneren Kind« in Kontakt zu treten und im Kontakt mit Ihrem Partner zu bleiben. Entspannen Sie sich zu Beginn, damit Sie wirklich locker sind.

1. Sie liegen nebeneinander und gähnen, strecken sich fünf Minuten lang.
2. Lachen Sie aus dem Bauch heraus, fünf Minuten lang. Wenn es Ihnen schwerfällt, fangen Sie einfach mit »Ha, ha, ha« an.
3. Indem Ihr Körper sich vor Lachen schüttelt, spüren Sie, wie Ihr Becken sich lockert und wie Ihre Genitalien auf die Schwingungen ansprechen. Lachen fühlt sich sehr erotisch an, wenn Sie darauf achten, was in Ihrem Wurzelchakra passiert.
4. Nach dem Abklingen des Lachens bleiben Sie ruhig nebeneinander liegen und genießen das leicht kribbelnde Gefühl, das von einem Strom sexueller Energie ausgeht, der Sie erfasst und energetisiert.

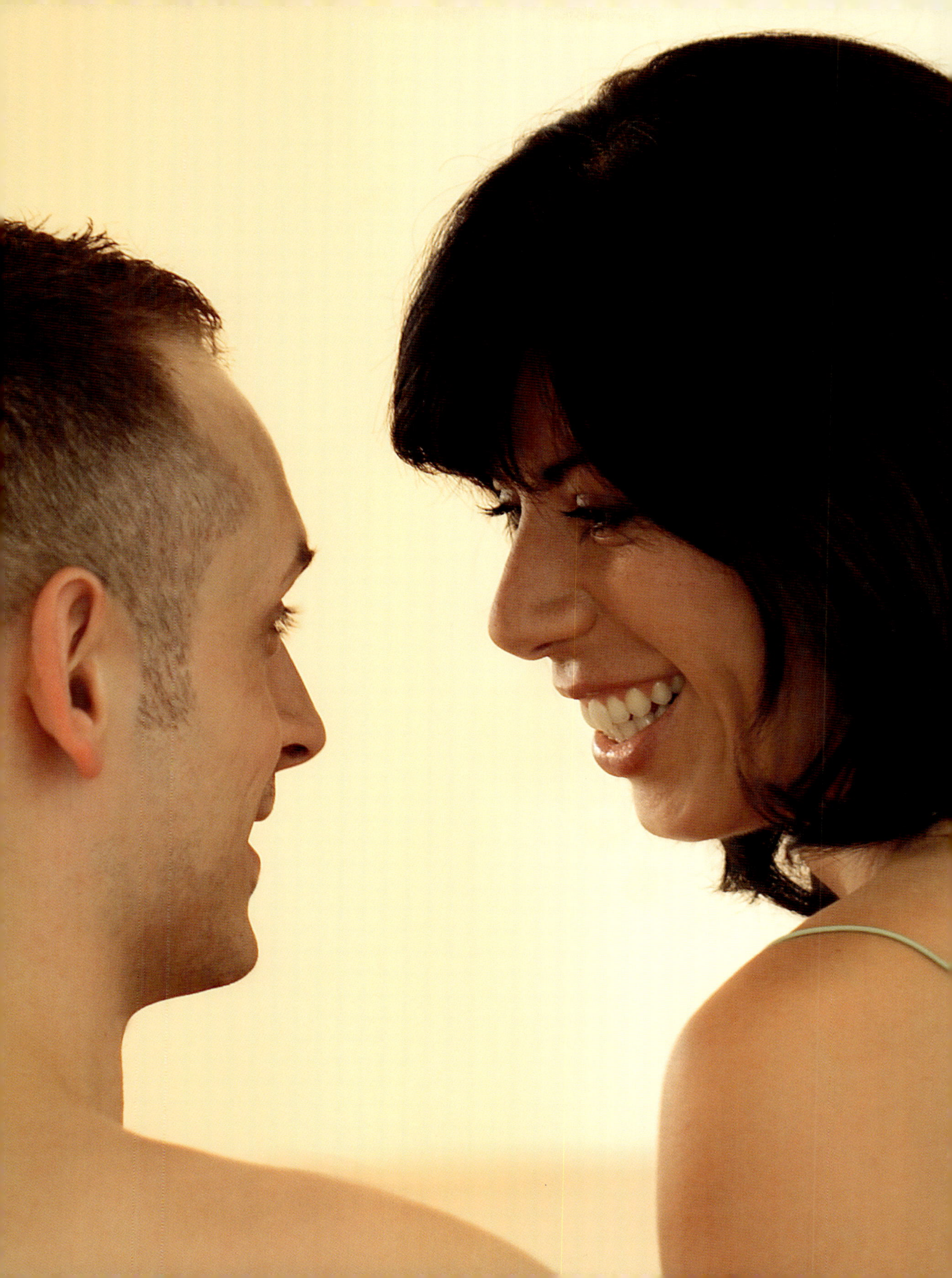

Rollentausch

Die meisten Menschen lieben es, sich zu verkleiden, und diese Übung treibt das Spiel auf die Spitze. Ein Geschlechtertausch kann befreiend, für manche auch erregend wirken und bietet zudem neue Einblicke in das Wesen Ihres Partners. Feiern Sie Ihre Kreativität und Spontaneität und genießen Sie es, zu lachen und Spaß zu haben.

1 Der Mann schlüpft in Frauenkleider, die Frau in Männerkleider. Der Mann kann Make-up tragen. Überlegen Sie sich, was die andere Person ausmacht, und greifen Sie zu Accessoires, damit der Rollentausch komplett wird. Viel Vergnügen! Stellen Sie sich vor, es geht um ein Theaterstück, und genießen Sie die Sache.

2 Legen Sie flippige Musik auf und tanzen Sie zusammen. Seien Sie »ganz Mann« und »ganz Frau«.

3 Der Mann setzt sich und die Frau tanzt für Ihren Partner, indem sie ihn darstellt und verkörpert. Nehmen Sie seine Besonderheiten in Ihren Tanz auf. Denken Sie so, wie er denken würde; empfinden Sie die Musik wie er.

4 Nun folgt ein Wechsel. Der Mann tanzt für seine Partnerin, wobei er ihre Eigenschaften verkörpert und in seinem Tanz ausdrückt. Haben Sie Spaß daran – übertreiben Sie die Eigenheiten Ihrer Partnerin und freuen Sie sich, wenn Sie Gelächter ernten.

5 Legen Sie Musik auf, um zu tanzen. Die Frau setzt sich. Der Mann verführt seine Partnerin mit seinem Tanz und beginnt dann – weiterhin in seiner Rolle - mit dem Liebesspiel. Er spielt die Verführerin.

6 Während Sie beide sich langsam ausziehen, stellen Sie sich weiter vor, wie es ist, sich in der Rolle des anderen Geschlechts zu lieben.

7 Nach dem Liebesspiel sagen Sie, noch immer nackt, »Namaste« zueinander (siehe Seite 10). Seien Sie Ihrem Partner dankbar für seine Offenheit, spielerisch mit Ihnen zusammen seine Sexualität zu erkunden.

TRAVESTIE-SPIELE

Viele Männer haben ein Problem damit, einen »Fummel« anzuziehen. Das überrascht nicht, wenn man sich vorstellt, wie stark wir von Kindheit an von männlichen und weiblichen Stereotypen beeinflusst werden. Vielleicht fürchten die Männer ja latent vorhandene homosexuelle Neigungen.

Tantra lehrt, dass die Furcht eines Mannes, seine feminine Seite kennenzulernen, völlig unnötig ist. Tatsächlich ist ein Mann umso mehr in der Lage, sein Mannsein voll und ganz auszuleben und seine großartige männliche Yang-Energie zu feiern, je mehr er seine weiblichen Anteile zulassen kann. Mit so viel Selbstvertrauen ausgestattete Männer sind die besten und einfühlsamsten Liebhaber.

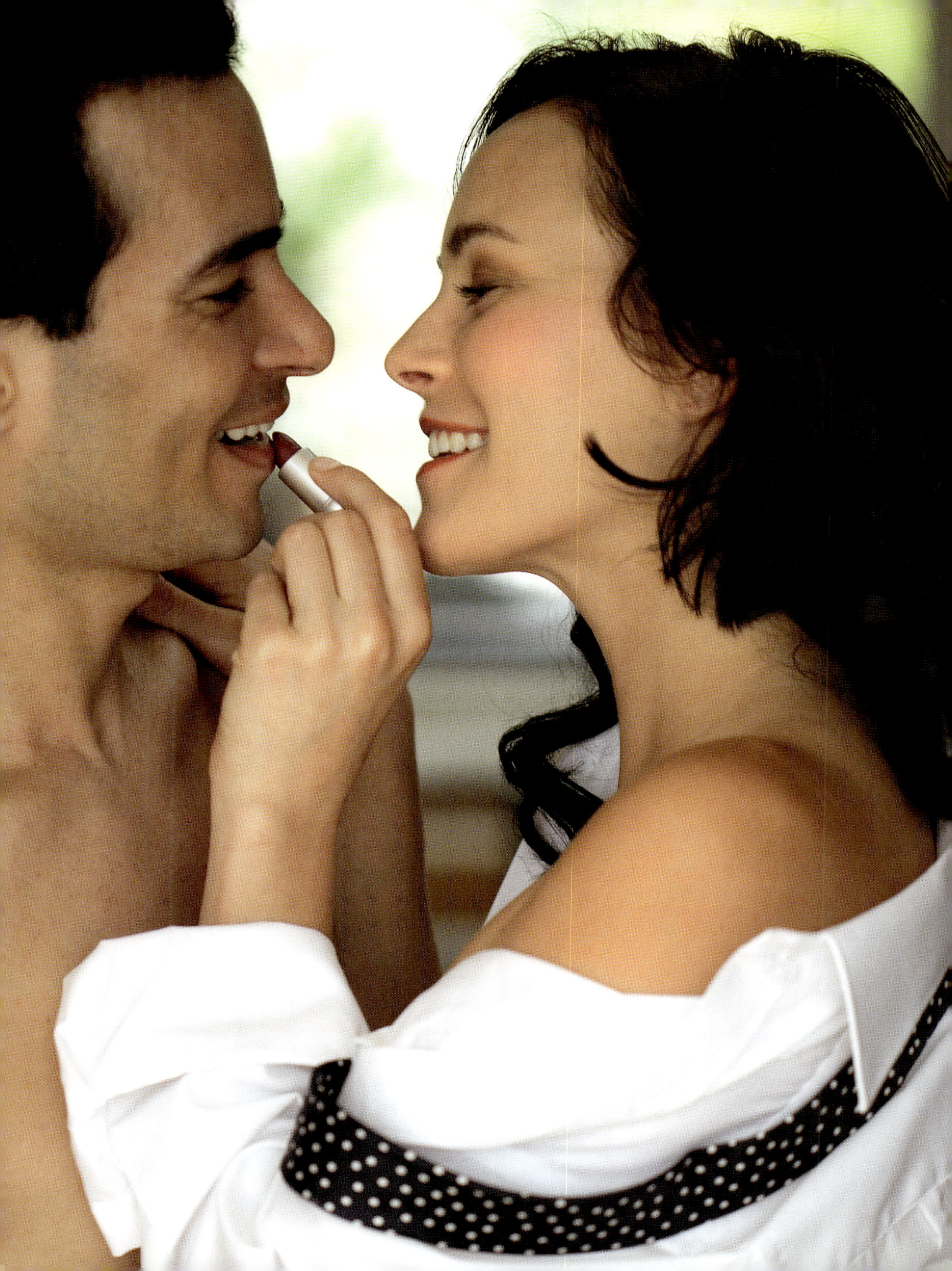

Löwenspiel

Im Tantra erkennen wir unsere animalische und unsere spirituelle Natur an. Tatsächlich ist das eine ohne das andere gar nicht möglich. Die folgenden Übungen bieten Ihnen die Gelegenheit, Ihr inneres Tier zu befreien. Überlegen Sie nicht lange, sondern stürzen Sie sich hinein ins Vergnügen.

1 Begrüßen Sie einander mit dem Namaste-Gruß (siehe Seite 10).

2 Verwandeln Sie sich in Löwen und krabbeln Sie auf dem Boden herum. Überlegen Sie sich, was dieses Tier ausmacht, und beginnen Sie, sein Wesen zu verkörpern.

3 Geben Sie »Löwentöne« von sich: fauchen, knurren, brüllen. Beschnüffeln Sie bestimmte Gegenstände, als würden Sie sie erstmals entdecken. Gehen Sie ganz in der Rolle des Tiers auf, etwa fünf Minuten lang.

4 Begegnen Sie einander Auge in Auge wie zwei Löwen. Stellen Sie sich vor, sie sind bedroht. Sie sind misstrauisch, weil Ihre Reviergrenzen verletzt wurden. Umschleichen Sie einander.

5 Einer von Ihnen wird angriffslustig. Kommen Sie auf die Knie hoch und drücken Sie, laut brüllend, die Handflächen gegeneinander. Bringen Sie Ihre Wut zum Ausdruck. Spüren Sie, wie stark Sie sind, und drehen Sie richtig auf, mindestens fünf Minuten lang.

6 Schließlich kommt Ihre Kampfeslust zum Erliegen, da Ihnen klar wird, dass Sie beide gleich stark sind.

7 Fangen Sie an, einander zu beschnüffeln und zu belecken, neugierig auf diesen Artgenossen. Schleichen Sie um Ihren Partner herum, um ihn kennenzulernen.

8 Machen Sie es sich auf dem Fußboden bequem wie zwei Großkatzen, erschöpft und ausgepowert, aber glücklich über diesen neuen, starken Freund.

9 Nach einer Ruhepause kommen Sie langsam hoch und nehmen wieder menschliche Gestalt an. Atmen Sie entspannt und ruhig.

10 Beschließen Sie die Meditation mit dem Namaste-Gruß.

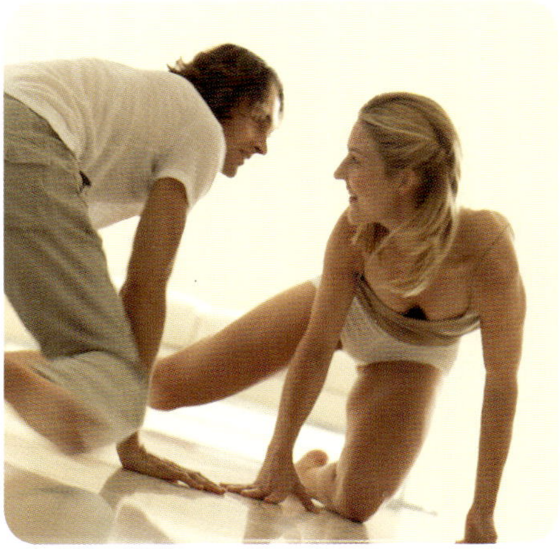

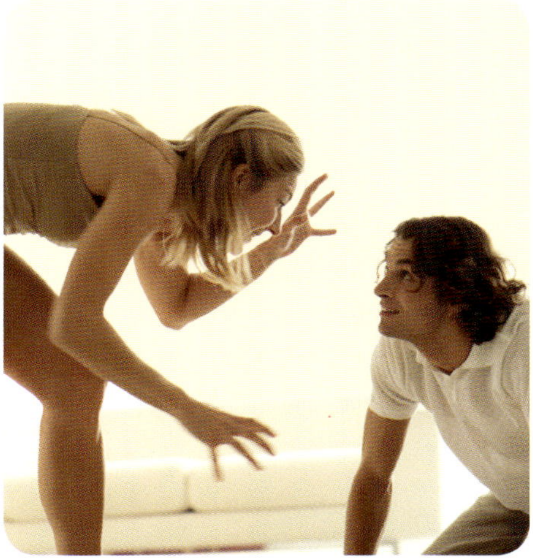

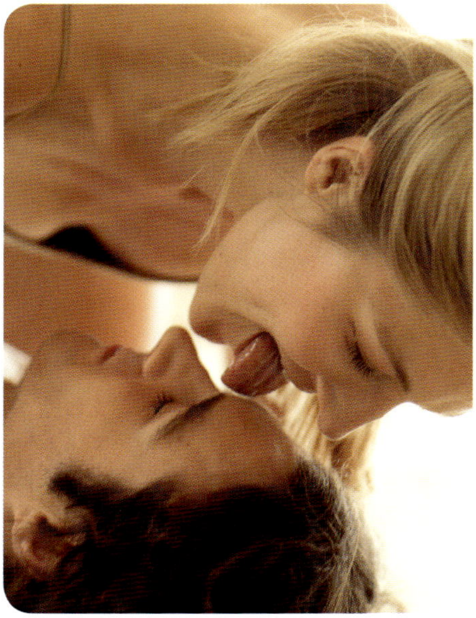

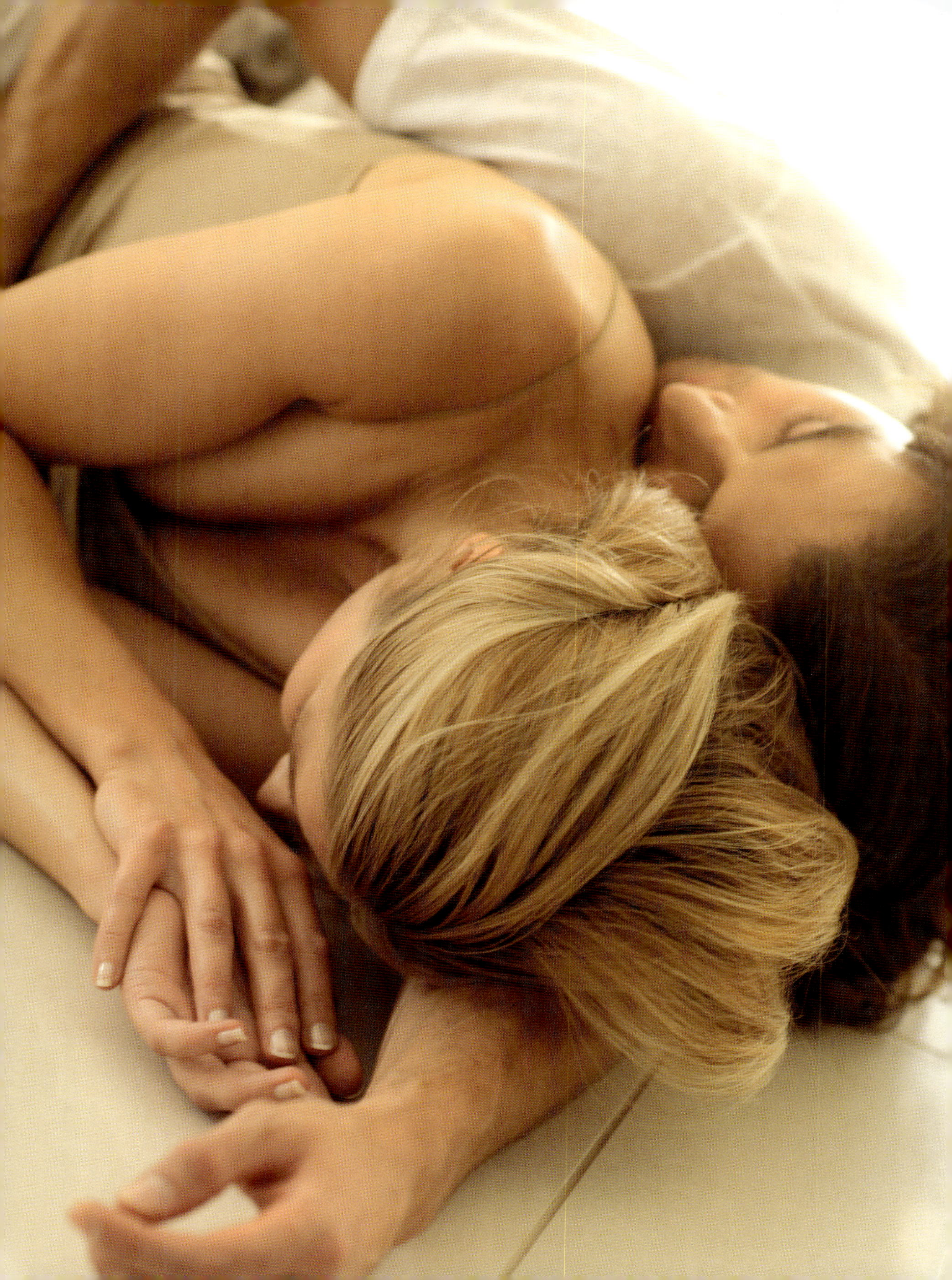

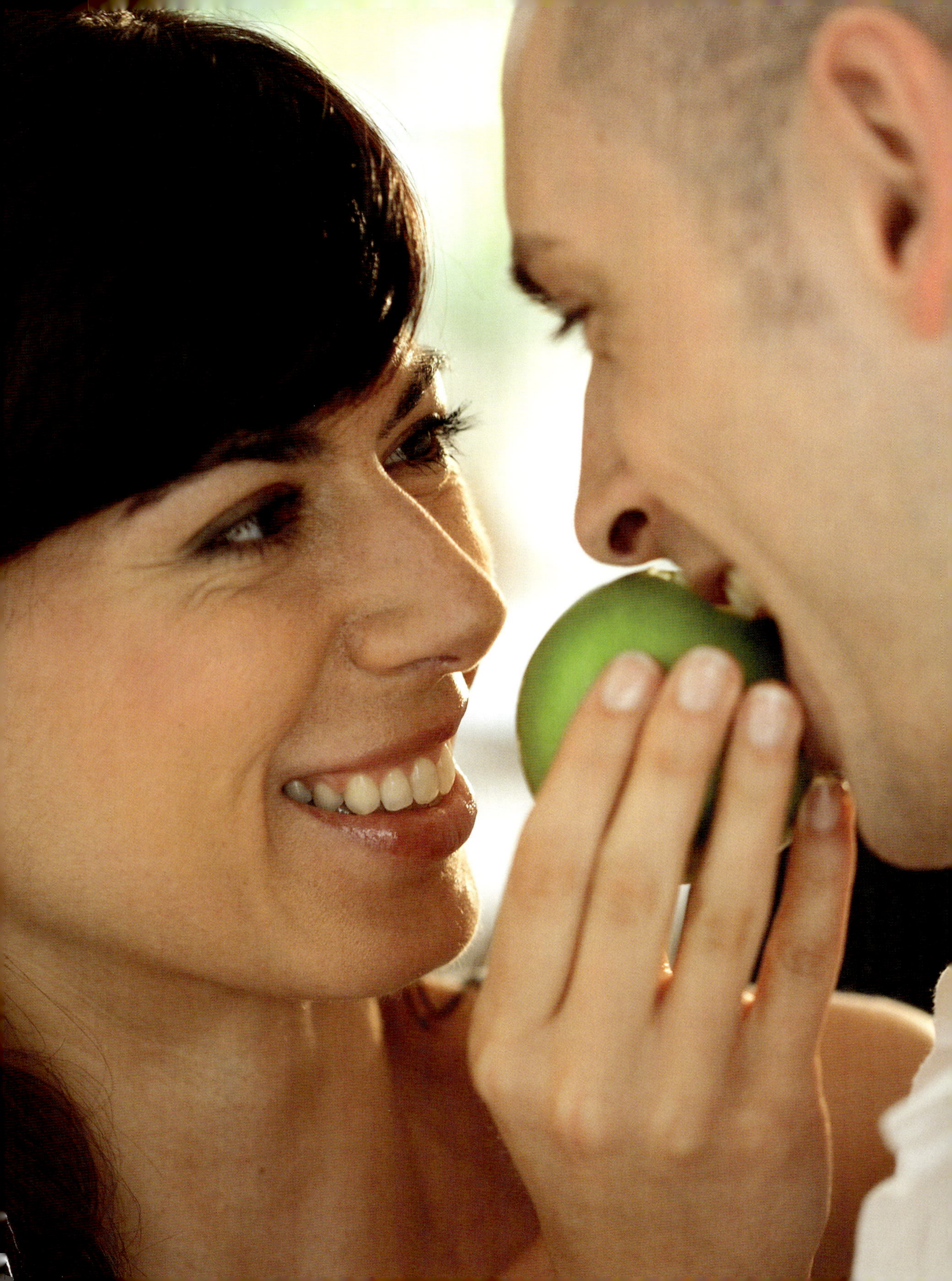

6

ÜBER DIE SINNE ZUSAMMENFINDEN

Indem wir uns im Rahmen unserer tantrischen Arbeit den Sinnen zuwenden, schärfen wir sie erheblich. Nehmen Sie sich Zeit, die subtilen Abstufungen im Reich des Riechens, Schmeckens, Sehens und Hörens zu erforschen, und beziehen Sie Ihren Partner ein – Sie betreten eine sinnliche Welt, die Sie immer tiefer in ihre Geheimnisse hineinzieht.

Geruch

Der wirkmächtigste von allen Sinnen ist der Geruchssinn. Ein Geruchseindruck kann Ihren Geist an einen anderen Ort und in eine andere Stimmung versetzen, er kann sie entspannen oder energetisieren.

Die Macht des Geruchssinns

Die Nase des Menschen ist ein hochempfindliches Organ, das zwischen mehr als 10000 chemischen Stoffen unterscheiden kann. Unser Geruchssinn ist so eng mit dem Gehirn verbunden, dass er uns in veränderte Bewusstseinszustände zu überführen vermag. Geruchssignale wandern über olfaktorische Nerven direkt zum Hypothalamus, einer Drüse im Gehirn, die für die Steuerung Dutzender von Körperfunktionen zuständig ist, darunter Hunger, Durst, Wachen und Schlafen, sexuelle Erregung sowie Emotionen wie Wut und Glück. Die in einem Duft enthaltene Botschaft gelangt auch in den Hippocampus, den für Erinnerungen zuständigen Teil des Gehirns, womit klar wird, warum Gerüche die Vergangenheit so unmittelbar heraufbeschwören.

Pheromone und Erregung

Alten tantrischen Schriften zufolge werden durch den Geruchssinn sexuelle Energien freigesetzt. Die Chemie zwischen Liebenden ist eine komplexe Angelegenheit; so wie Sie vom Äußeren eines Menschen angezogen oder abgestoßen werden können, kann sein Geruch Sie an- oder abtörnen.

Im Erregungszustand setzen Sie Pheromone frei, chemische Botenstoffe, die eine natürliche Verhaltensreaktion bei Ihren Mitmenschen auslösen. Es gibt verschiedene Arten dieser feinen, aber hochwirksamen Geruchssubstanzen. Wenn Sie an einem speziellen Partner sexuell interessiert sind, beginnen Sie, einen Cocktail von Pheromonen zu verströmen. Auf die Person, die Sie verführen möchten, kann sich das anziehend auswirken oder die gegenteilige Wirkung haben. Achten Sie auf die subtilen Botschaften Ihres Geruchssinns, wenn Sie einem potentiellen Liebhaber körperlich nahe kommen. Die Wirkung des Geruchs Ihres Partners kann von entscheidender Bedeutung für den Erfolg einer sexuellen Beziehung sein.

Die eigene Duftnote verbessern

Ihr Körpergeruch wird auch durch die Ernährung beeinflusst. Sie sollten sich also überlegen, was Sie essen und trinken. Nehmen Sie gesunde, naturbelassene Nahrungsmittel zu sich, trinken Sie viel Wasser und vermeiden Sie Knoblauch und übermäßigen Alkoholgenuss. Verwenden Sie biologische Pflegeprodukte mit natürlichen statt synthetischen Duftstoffen.

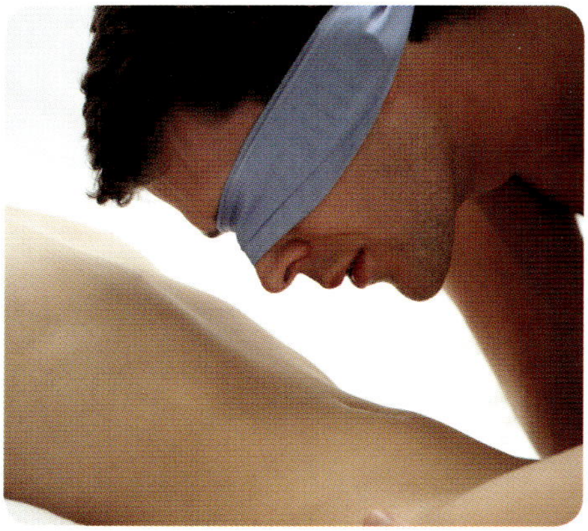

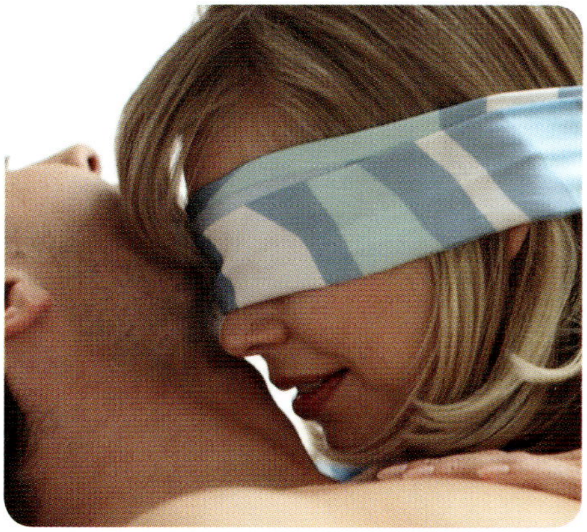

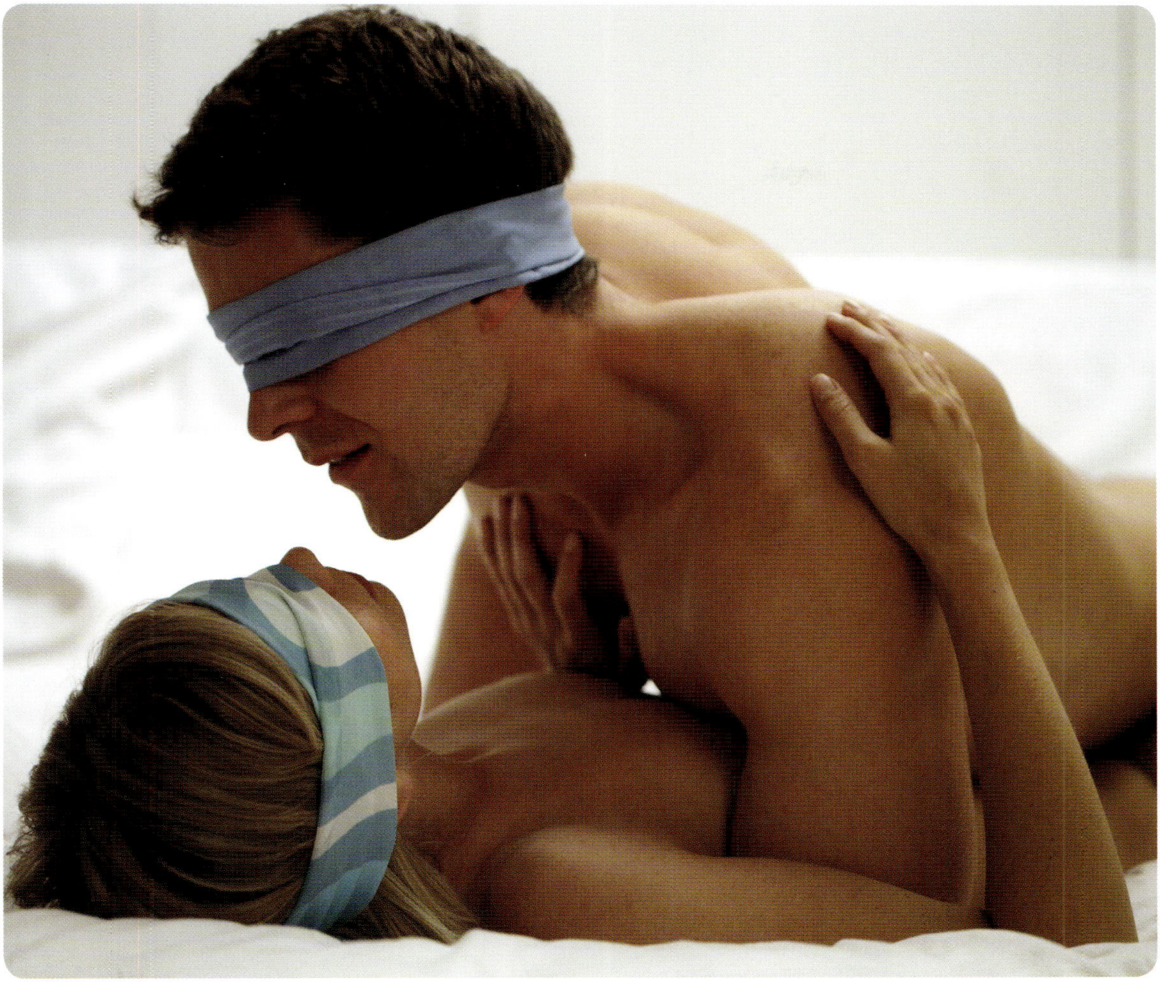

Der Duft der Liebe

Dies ist eine wunderbare Möglichkeit, den Duft des anderen bewusst wahrzunehmen. Konzentrieren Sie sich auf die geheimnisvollen Nuancen im Duft des Partners, während Sie seinen Körper geruchlich erforschen. Achten Sie auf Ihre Reaktionen. Berauscht von stimulierenden Pheromonen, werden Sie Ihren Partner ganz neu wahrnehmen.

1 Nehmen Sie gemeinsam eine ausgiebige Dusche. Verwenden Sie natürliche Produkte, die Ihren körpereigenen Duft nicht überdecken.

2 Legen Sie Tanzmusik auf. Einer von Ihnen legt sich hin, während der andere nackt vor ihm tanzt. Dann wechseln Sie die Rollen.

3 Sie legen sich beide hin; einer verbindet sich die Augen.

4 Der »Blinde« erkundet alle Regionen des Körpers des Geliebten nur mit der Nase.

5 Nun ist der andere Partner an der Reihe, den Geliebten mit der Nase zu entdeckten. Wenden Sie sich auch Körperstellen zu, an denen Sie nie zuvor gerochen haben.

6 Verbinden Sie sich beide die Augen und beginnen Sie, sich zu lieben.

Den Geruchssinn wecken

Diese einfache Meditation ist für Tantra-Neulinge gut geeignet. Sie werden Riechen und Schmecken ganz neu erfahren, sämtliche Sinne werden wachgekitzelt. Bewahren Sie sich die entstandene Intimität..

1 Vollziehen Sie das Anfangsritual (siehe Seite 12).

2 Die Frau verbindet Ihrem Partner die Augen und bittet ihn, er möge sich hinsetzen oder hinlegen.

3 Sie nimmt drei Papiertaschentücher und beträufelt diese mit je einem anderen, gut unterscheidbaren Duftöl.

4 Sie bewegt eines der Taschentücher behutsam vor der Nase des Partners, damit er den Duft tief einatmen kann. Dann folgen, nach einer kurzen Pause, die nächsten Düfte.

5 Dann nehmen Sie ein Stückchen Obst zwischen die Finger und quetschen es ein bisschen, damit es sein Aroma verströmt. Der Partner riecht daran. Sie führt das Stück Obst behutsam an seine Lippen, mit denen er es entgegennimmt. Er wird es genüsslich kosten.

6 Dann erlebt er in einer rauschhaften Steigerung die Vereinigung beider Sinneseindrücke – Geschmack und Geruch.

7 Nun ist die Frau an der Reihe, zu schmecken und zu riechen. Wechseln Sie die Obstsorte.

8 Nehmen Sie die Binde ab und lieben Sie sich, wenn Sie möchten. Schmecken und riechen Sie Ihren Partner dabei nach Herzenslust. Schwelgen Sie in dem Ineinander von Geschmacks- und Geruchseindrücken.

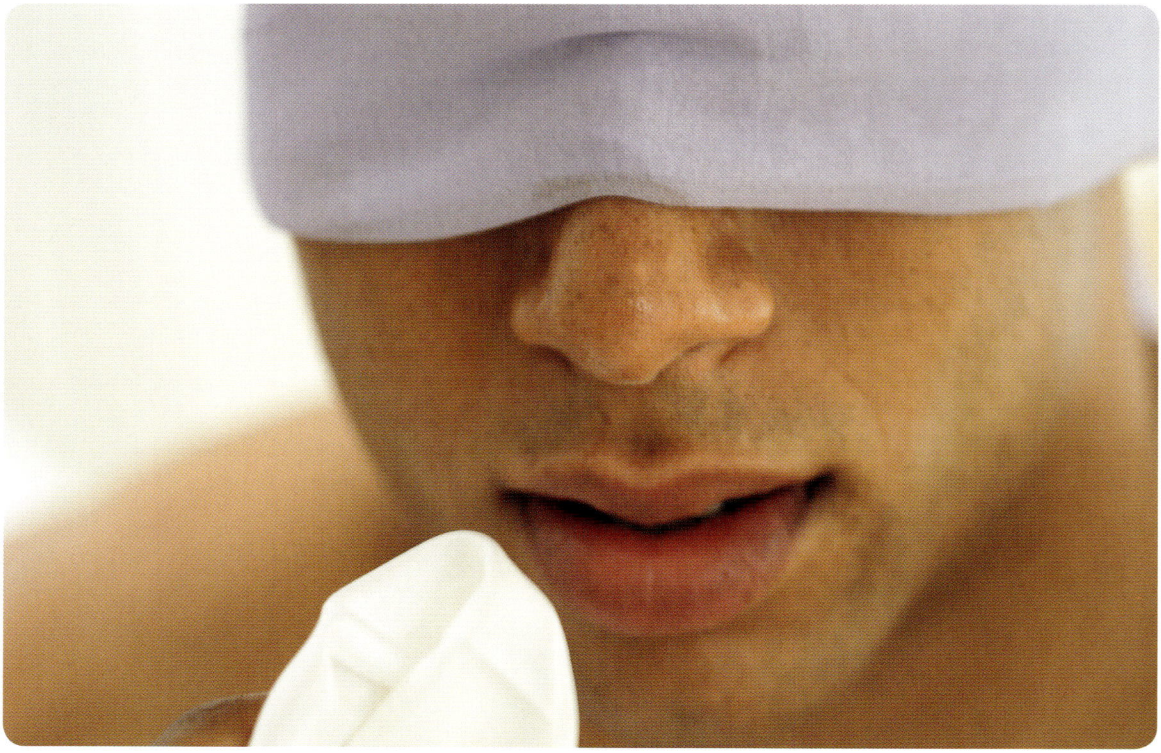

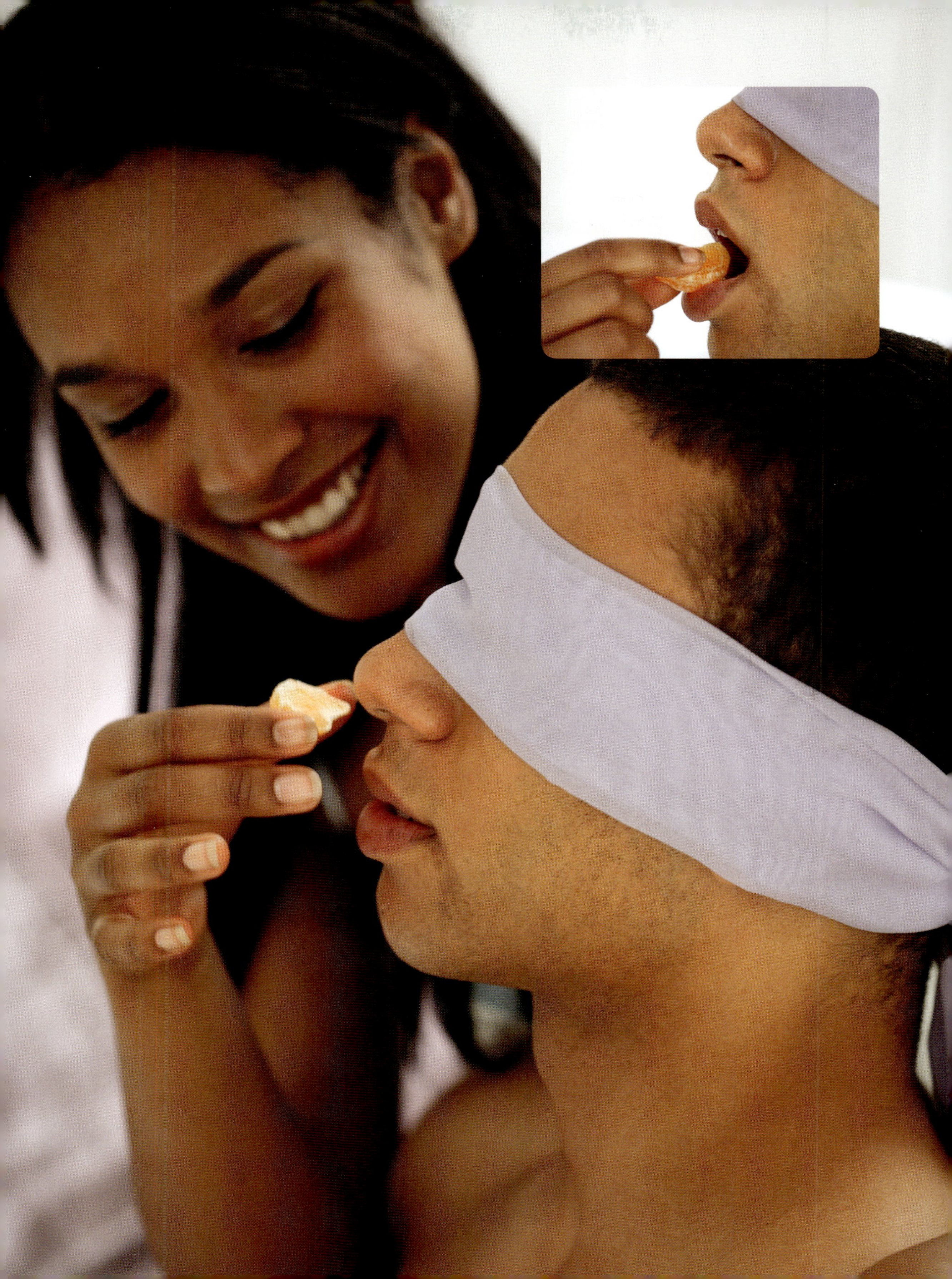

Geschmack

Essen und Trinken können immenses Vergnügen bereiten, aber nur wenige nehmen sich die Zeit, ihr Essen wirklich zu genießen. Tantra ermuntert Sie dazu, jeden Bissen bewusst wahrzunehmen und sich des Geschmackssinns auch in anderen Lebensbereichen bewusst zu sein.

Die Sprache des Geschmacks

Der Mensch kennt nur vier Geschmackskategorien: süß, sauer, salzig, bitter. Wenn wir aber diesen Eindrücken im Einzelnen nachgehen und uns die Nuancen wirklich auf der Zunge zergehen lassen, wird uns bewusst, wie breit gefächert das Spektrum insgesamt doch ist. Die menschliche Zunge besitzt circa 10000 Geschmacksknospen, die unseren Appetit anregen. Achten Sie beim Essen auf den Geschmack jedes einzelnen Bissens und darauf, warum er Ihnen schmeckt oder nicht. Entdecken Sie spezielle Gerichte, die Ihnen schmecken und guttun, und gönnen Sie sich dieses sinnliche Vergnügen möglichst oft. Essen Sie, um sich auf gesunde Weise zu verwöhnen.

Geschmack und Körper

Ihr Köper bildet neue Zellen aus den zugeführten Nährstoffen: Sie sind also, im wahrsten Sinn es Wortes, was Sie essen. Im Gegenzug spiegelt unser Körper in der Art, wie er selbst schmeckt und riecht, das wider, was wir zu uns nehmen. Sperma zum Beispiel kann sehr unterschiedlich schmecken, je nachdem was der Mann gegessen und getrunken hat. Dasselbe gilt für unseren Speichel und natürlich für die Sekrete der Yoni. Ihr Körper ist Ausdruck Ihres seelischen Wohlergehens. Bei der tantrischen Liebe entwickeln wir nicht nur ein gesteigertes Gespür dafür, wie sich der Partner fühlt, sondern wir werden auch in anderer Hinsicht sensibel, etwa dafür, wie er schmeckt. Ein gesteigertes Bewusstsein für diesen Bereich kann Ihre Beziehung vertiefen. Indem Sie Ihren Geschmackssinn durch tantrische Praktiken verfeinern, entwickelt sich Ihr Bewusstsein für Ernährung ganz natürlich und ohne begleitende Schuldgefühle. Sie finden Geschmack an reinen und unverfälschten Lebensmitteln und werden zunehmend wählerisch. Durch eine gesunde Ernährung fühlen Sie sich in vielerlei Hinsicht wohler und werden insgesamt genussfähiger.

Schmecken ohne zu sehen

Durch Tantra lernen Sie, Ihre Sinne zu schärfen, indem Sie allem, was Sie tun, Ihre ungeteilte Aufmerksamkeit zuteil werden lassen. Eine besonders effektive Weise, eine bestimmte Sinnestätigkeit zu verfeinern, besteht darin, andere Sinne auszuschalten; so können Sie sich voll und ganz dem Sinneseindruck widmen, mit dem Sie vertrauter werden möchten.

Mit verbundenen Augen können Sie sich vollständig auf den Geschmack und die Konsistenz dessen, was Sie im Mund haben, konzentrieren. Der Geruchssinn spielt eine wichtige Rolle bei der Schulung des Geschmacks, also bringen Sie Ihre Nase mit ins Spiel.

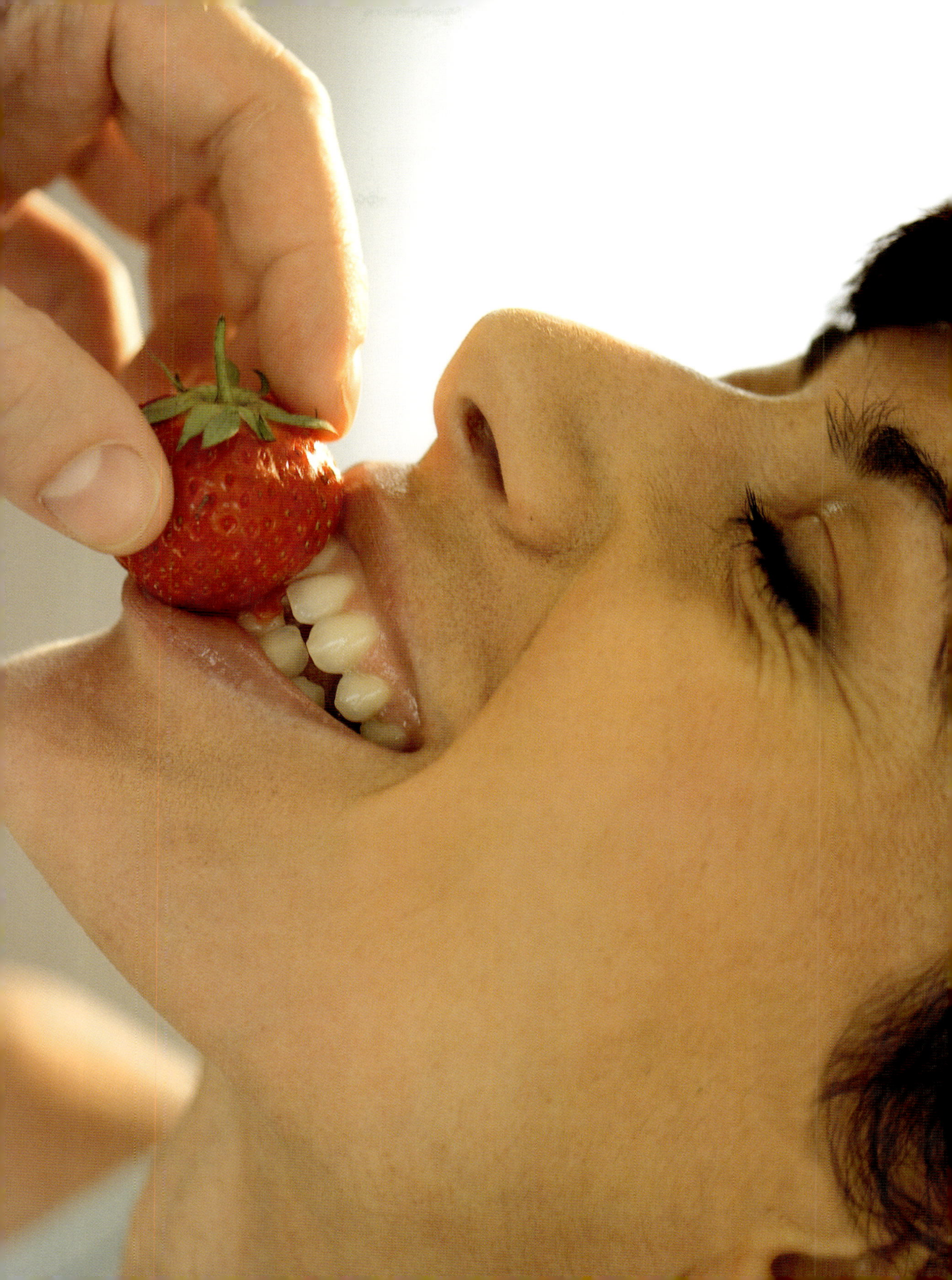

Den Geschmackssinn wecken

Gehen Sie mit Ihrem Partner auf eine kulinarische Entdeckungsreise! Und mit verbundenen Augen kommt Ihr Geschmackssinn richtig auf Touren. Bereiten Sie einen Teller mit gesunden Leckereien wie Banane, Mandeln, Beeren, Melone, Kokosnuss, Rosinen oder Avocado mundgerecht vor. Stellen Sie auch ein gutes Glas Wein bereit.

1 Vollziehen Sie das Anfangsritual (siehe Seite 12).

2 Die Frau legt sich bequem zurück und legt eine Augenbinde an. Der Mann stellt Häppchenteller und Wein bereit.

3 Der Mann reicht seiner Partnerin einen Happen, dessen Geschmack und Konsistenz sie erforscht. Lassen Sie Ihr Zeit, genau zu erkunden, was sie bei der Verkostung dieser leckeren Häppchen empfindet.

4 Der Mann gibt seiner Partnerin vorsichtig einen Schluck Wein zu trinken. Gehen Sie in Geschmack und Aroma des Weins ganz auf und nehmen Sie beim Trinken die Haltung andachtsvoller Ehrfurcht an.

5 Tauschen Sie die Rollen, sodass nun der Mann die Augen verbunden hat. Nun reicht die Frau ihrem Partner Essen und Wein, und er ist an der Reihe, jeden Bissen zu entdecken, als hätte er Derartiges nie zuvor gekostet.

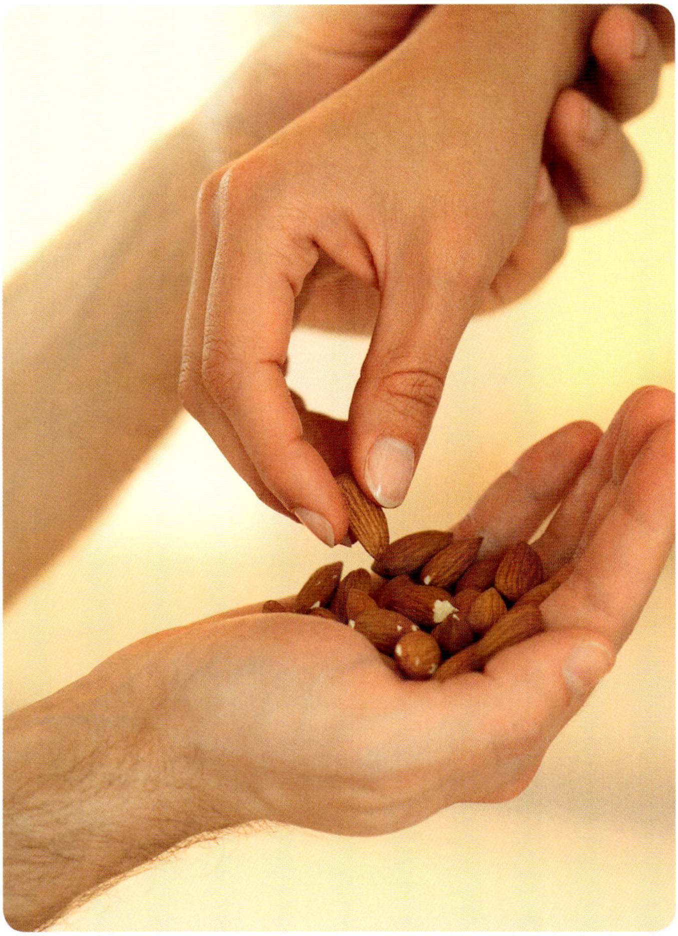

EINE LEIDENSCHAFT FÜR WEINE

Biologische Weine werden meist mit viel Liebe und Sorgfalt hergestellt, und manche Winzer betrachten ihre Produkte sogar als Kunstwerk. Versuchen Sie, mit jedem Schluck diese Leidenschaft herauszuschmecken und den Geist dieses Weins zu würdigen.

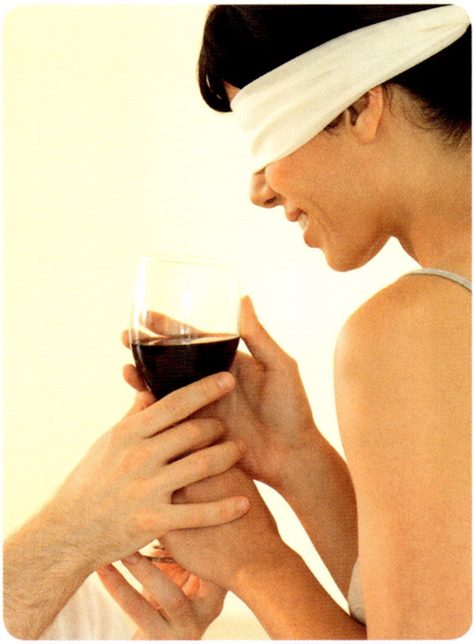

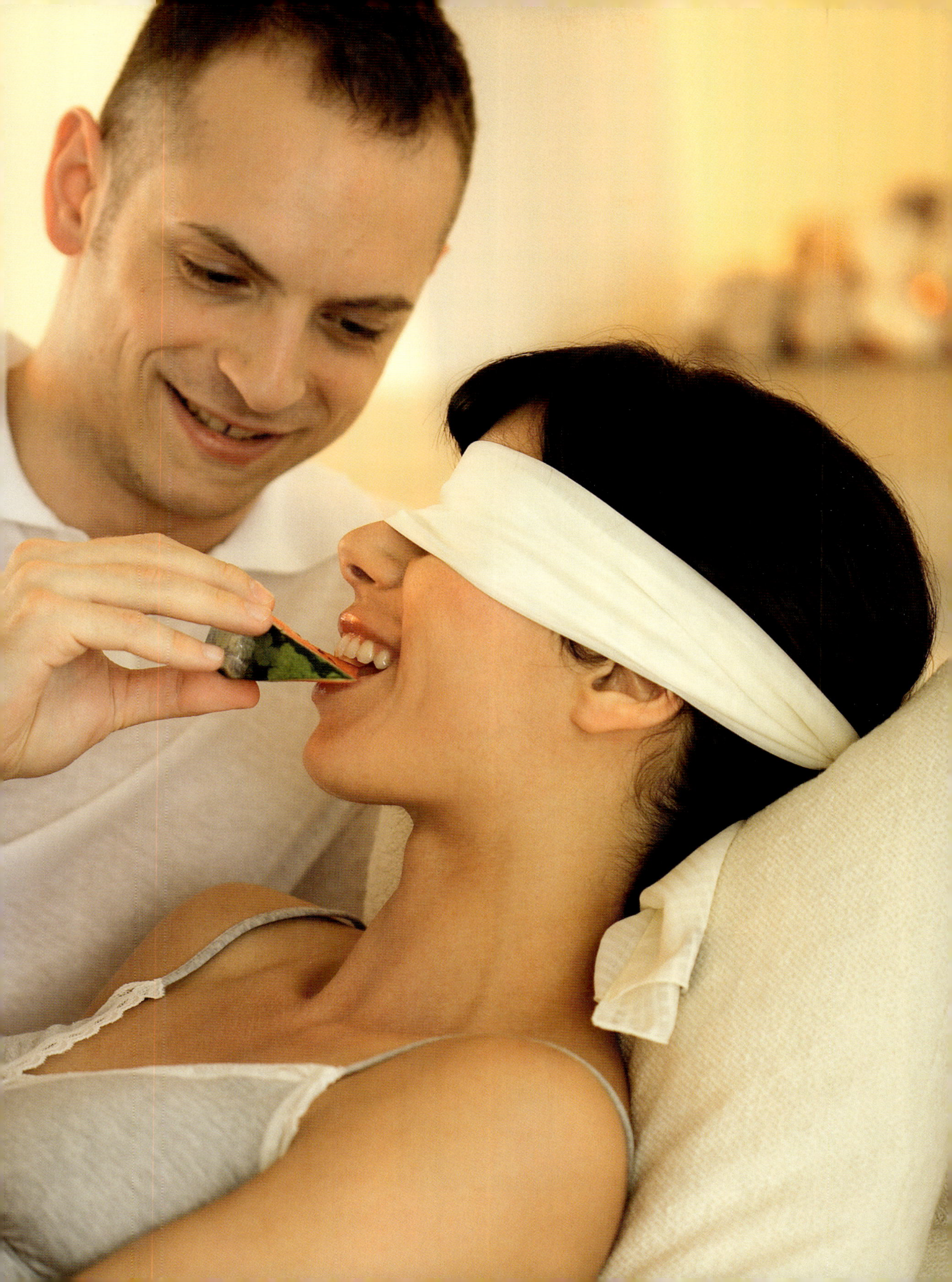

Ein Fest der Sinne

Hier dienen Duft und Geschmack als Vorstufe zur Ekstase, und gerade als Vorspiel ist diese Meditation ideal. Es ist besonders prickelnd, wenn Sie nackt sind, und eine Augenbinde steigert die Erregung zusätzlich. Essen Sie vom Körper des Partners – verwenden Sie Ihren Lingam als Löffel und servieren Sie das Dessert auf Ihren Brüsten.

1 Schaffen Sie einen gemütlichen, warmen Raum mit bequemen Kissen zum Räkeln. Zünden Sie Kerzen an und bereiten Sie einen Teller mit leckeren Häppchen vor.

2 Duschen Sie, möglichst mit Naturprodukten.

3 Füttern Sie Ihren Partner auf aufreizende Art. Er soll jedem Bissen intensiv nachspüren, und Sie müssen zum Füttern nicht nur die Hände verwenden.

4 Wechseln Sie einander regelmäßig ab. Vielleicht flüstern Sie folgende Shiva-Sutra: »Werde, wenn du isst oder trinkst, zum Geschmack der Speise oder des Tranks, sei erfüllt.«

5 Sie sollten sich vor allem viel Zeit lassen, sich regelmäßig abwechseln und Ihren Partner fantasievoll bedienen. Sie werden nicht so viel essen wie sonst, und die sinnliche Verspieltheit dieser Meditation kann jederzeit in ein Liebesspiel übergehen.

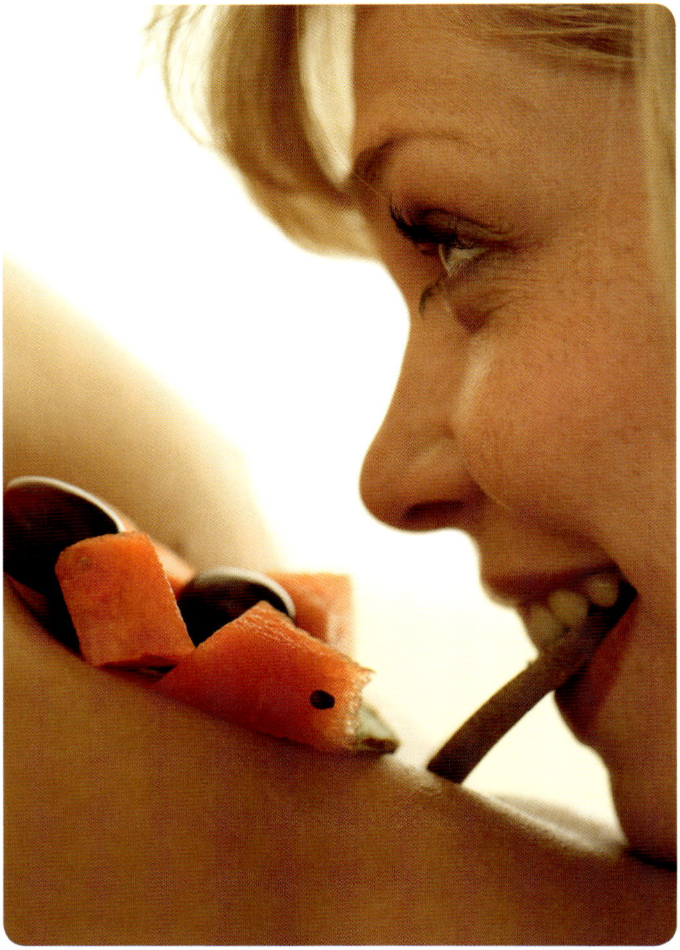

Das ideale Liebesmahl

Bereiten Sie ein exotisches, aromatisch vielfältiges Mahl vor, das sowohl Pikantes und Süßes wie auch Scharfes enthält. Von Knoblauch ist abzuraten, da er auf den Geschmackssinn betäubend wirkt. Wählen Sie anstatt tiefgekühlter Ware möglichst frische Produkte mit unverfälschtem Aroma.

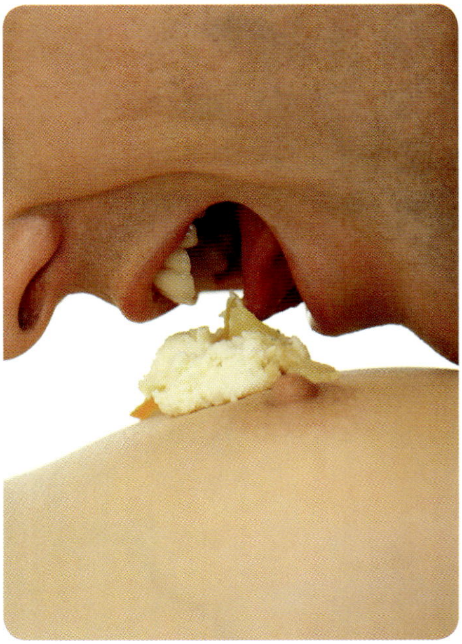

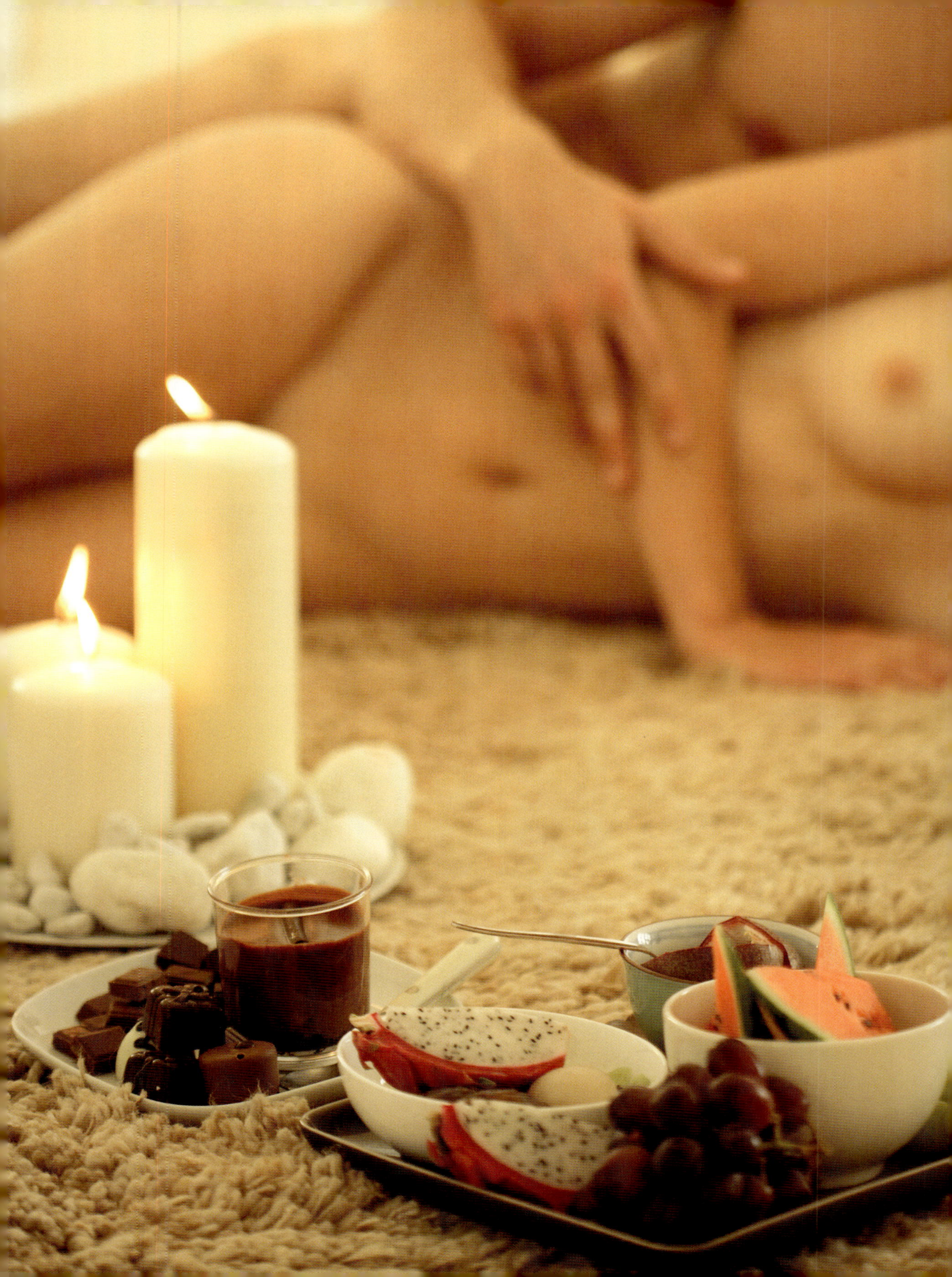

Klang

Im Tantra wird allen unseren Sinnen die gleiche Aufmerksamkeit zuteil, damit die Elemente des Lebens im Gleichgewicht sind. Die Verfeinerung des Gehörs ist deshalb wichtig. Ein sinnliches Flüstern, ein betörendes Raunen, laszive Musik, das alles kann aphrodisierend wirken.

Chakra-Töne

Töne sind Schwingungsenergie, die in Form von Wellen Materie durchdringt. Unsere Organe haben ihre eigene Schwingungsfrequenz. Von daher ist es nachvollziehbar, dass bestimmte Tonhöhen in ihrer Schwingung mit den entsprechenden Organen und Chakren übereinstimmen. Das Wurzelchakra z.B. hat dieselbe Schwingung wie der Ton C. Das Herz schwingt auf dem Ton F. Heiler verwenden Klangschalen und Stimmgabeln, um den Körper und das Chakrensystem zu stimulieren und zu harmonisieren. Vor dem Hintergrund ist auch nachvollziehbar, warum Musik uns körperlich und emotional so tief bewegt.

Rhythmus und Sex

Rhythmische Musik feuert die Leidenschaft an, denn Sex ist Rhythmus; ob langsam-lasziv oder feurig-wild, es finden stets zwei Körper in einem Tanz der Leidenschaft zusammen, in dessen Verlauf sie immer mehr miteinander verschmelzen. Bei der Gestaltung des richtigen Ambientes für Tantrasex spielt der musikalische Hintergrund eine wichtige Rolle, denn mit der Musikauswahl beeinflussen Sie die Stimmung. Und was wäre besser dazu geeignet, ein Abflauen der Leidenschaft zu verhindern, als ein sexy Beat. Die richtige Musik lädt Ihren Körper energetisch auf und versetzt ihn in die Lage, sich spontan zu bewegen.

Die Sinnlichkeit der Stimme

Auch eine sinnlich warme Stimme mit provokant verruchten Untertönen kann erregend wirken. Nehmen Sie sich Zeit, um mit Ihrem Partner zu reden und ihm zuzuhören, und achten Sie dabei auf den Tonfall und das Timbre seiner Stimme. Achten Sie auch darauf, wie ruhig Ihre Stimme klingt, wenn Sie sich entspannen, und nehmen Sie die Nuancen im Ton war. Mit der Art, bestimmte Dinge zu sagen, können Sie die Stimmung anheizen; sprechen Sie

10 MINUTEN TANTRA

DIE OM-SCHWINGUNG

Diese einfache Entspannungsübung bietet die Möglichkeit, Ihre Beziehung zu harmonisieren. Für Buddhisten und Hindus stellt die Silbe Om den Urklang dar, den ersten Atem der Schöpfung und die Schwingung, in der sich das Dasein manifestiert.

1 Beginnen Sie mit Namaste (siehe Seite 10).
2 Setzen Sie sich gegenüber, atmen Sie tief ein und singen Sie gemeinsam das Om. Die Betonung liegt auf dem Laut »mmm«.
3 Lassen Sie Ihre Stimmen harmonisch zusammenklingen. Sie sollten spüren, wie Ihre Körper vibrieren. Geben Sie der Vibration beim Singen Raum.
4 Zum Abschluss sagen Sie »Namaste«.

Vorlesen

Einander erotische Literatur vorzulesen, ist ein tolles Vorspiel, und bei der heutzutage großen Auswahl an Erotika dürfte die Wahl nicht schwerfallen (siehe Seite 186). Wechseln Sie einander beim Lesen ab und versuchen Sie, sich möglichst in die Geschichte hineinzuversetzen. Ihre Stimme soll sexy klingen, und lassen Sie auch den Humor nicht zu kurz kommen, denn auch Lachen wirkt luststeigernd.

leise, behaucht oder betont lasziv und achten Sie darauf, wie Sie beide reagieren. Wenn Sie erregt klingen, wird Ihr Partner Ihnen darin folgen. Flüstern Sie Ihrem Partner zärtliche oder unanständige Dinge ins Ohr, beim Akt oder während des Vorspiels. Klänge wirken stimulierend und können helfen, im Augenblick wirklich präsent zu sein. Hören Sie, wie er aufstöhnt, wenn Sie ihm eine bestimmte Fantasie ins Ohr flüstern; spüren Sie, wie sie dahinschmilzt, wenn Sie aus vollem Herzen Ihre Leidenschaft bekunden.

DAS OM-SYMBOL

Die Silbe »Om« symbolisiert die Einheit der Schöpfung. Einer in allen Weltreligionen verbreiteten Auffassung zufolge, entstand alle Materie aus Klang. Das Schriftzeichen »Om« gilt den Hindus als wichtigstes Symbol und steht am Beginn heiliger Texte.

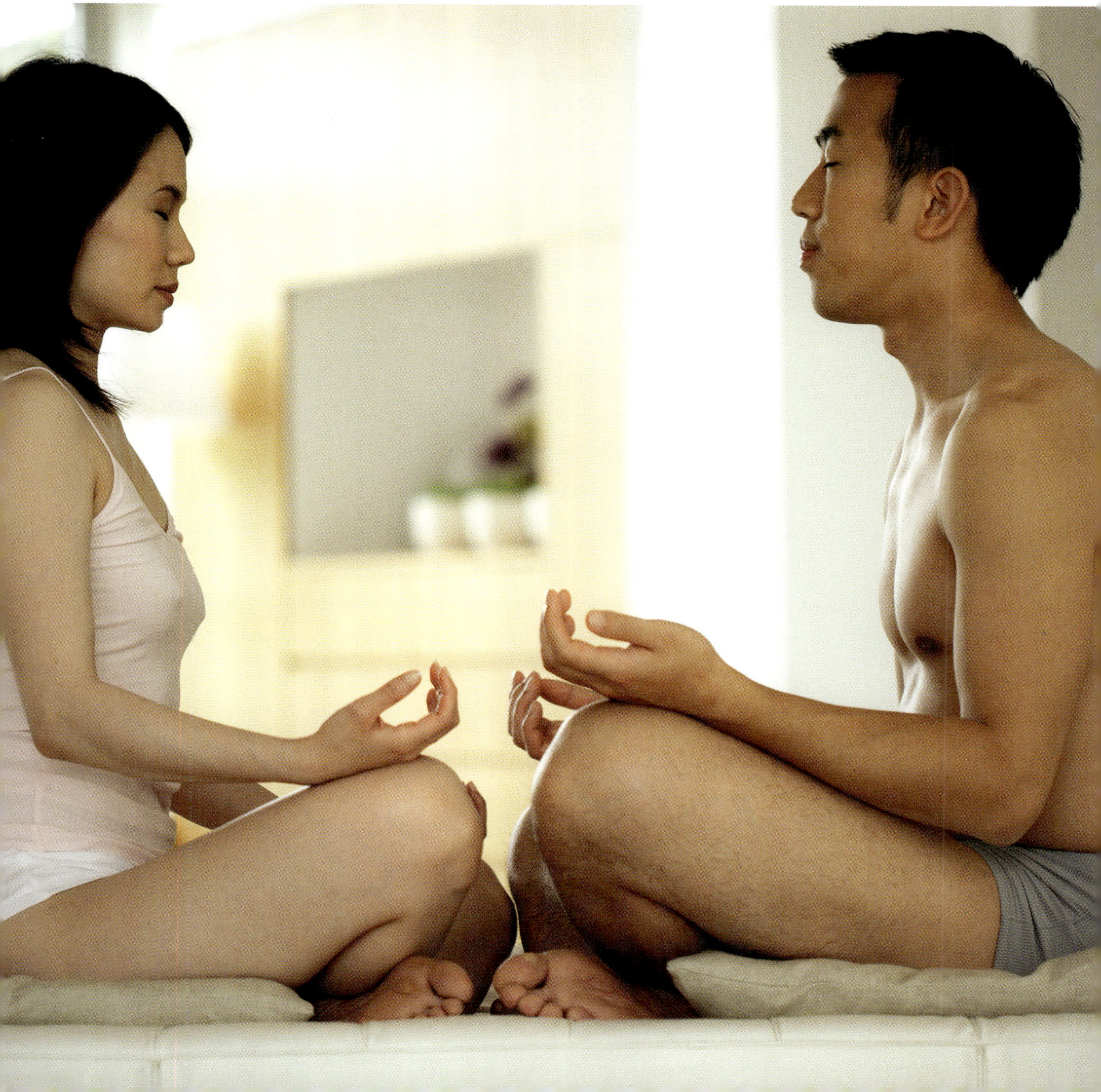

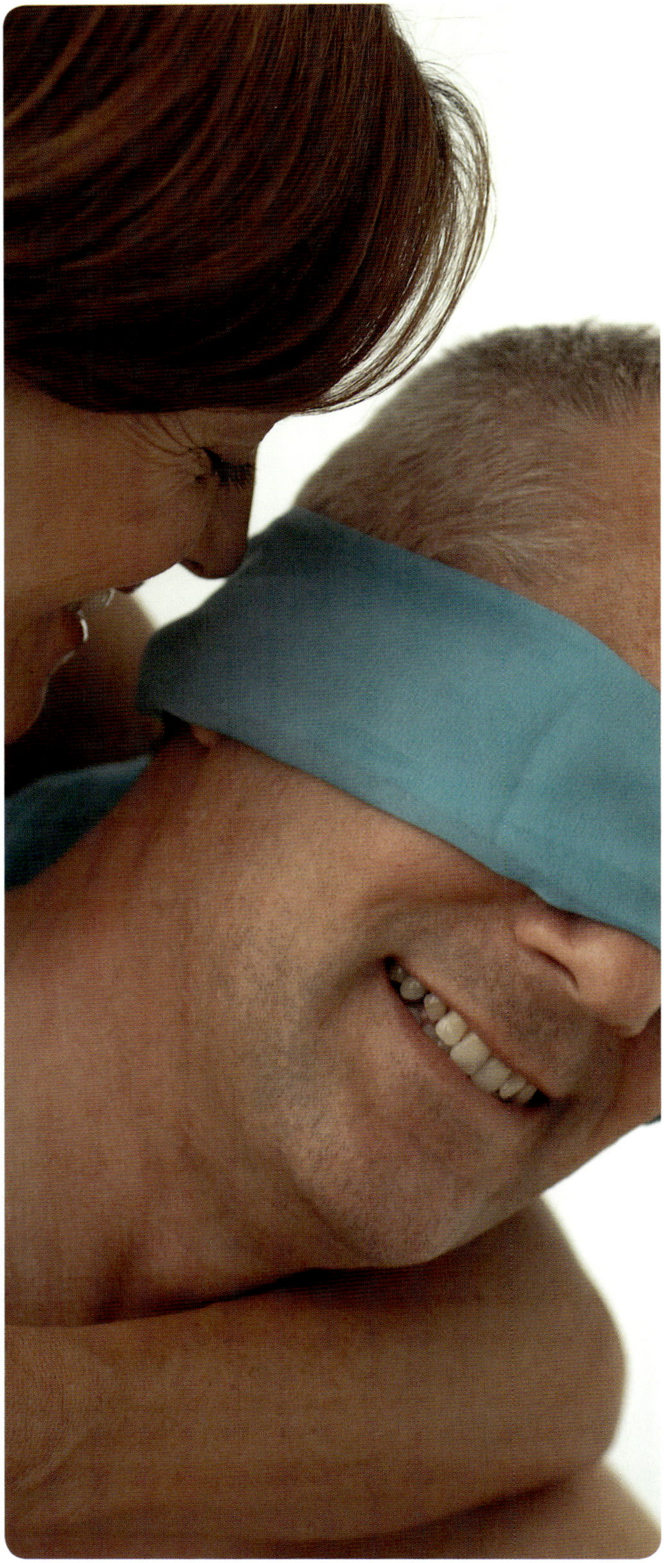

Musik gemeinsam hören

Wenn Sie mit Ihrem Geliebten zusammen Musik hören, kommen Sie sich dabei näher. Ein gemeinsames Musikerlebnis bietet die Möglichkeit, Ihre Erfahrung zu vertiefen und Ihren Körper von der Musik durchdringen zu lassen, kann aber auch eine Abenteuerreise zu einer Art Entzücken auf zellulärer Ebene sein.

1 Legen Sie eine ruhige und entspannende Musik auf. (siehe Hinweise, Seite 186).

2 Sie liegen bequem nebeneinander und schließen die Augen. Hören Sie zu, ohne zu sprechen, gehen Sie ganz in den Klängen auf.

3 Lassen Sie sich von der Musik durchdringen und in Ihrem Herzen und Ihrer Seele berühren. Verweilen Sie mindestens 20 Minuten in diesem Glückszustand.

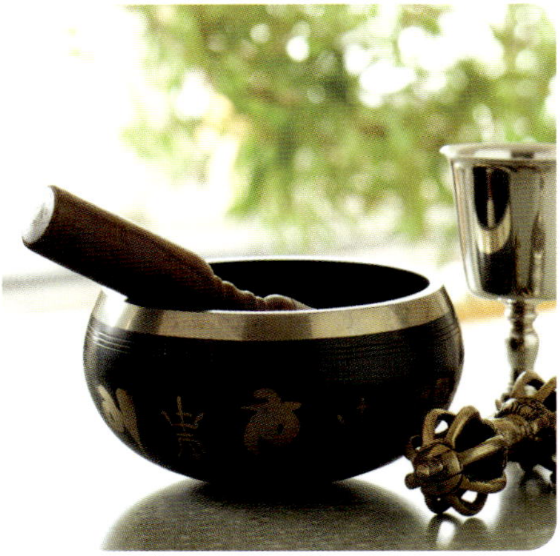

KLANGSCHALE

Dieses einfache Instrument ist leicht zu spielen und produziert einen Klang, der den Zuhörer in einen veränderten Bewusstseinszustand versetzen kann.

Sich für Klänge öffnen

In dieser Meditation wird gesungen. Es kann sein, dass Sie anfangs verlegen sind und kichern müssen, aber versuchen Sie, darüber hinwegzukommen und den Sinn der Meditation zu verstehen. Für jemanden allein zu singen, hat etwas Intimes, aber Sie können damit das Herz Ihres Geliebten unmittelbar erreichen.

1 Sagen Sie »Namaste« zueinander (siehe Seite 10).

2 Der Mann sollte bequem sitzen oder liegen. Mit verbundenen Augen kann er sich besser konzentrieren.

3 Flüstern Sie ihm Liebesworte zu und lassen Sie sich von der augenblicklichen Stimmung inspirieren. Summen Sie eine sanfte Melodie, wie eine Mutter, die Ihrem Kind etwas vorsingt. Auf einen Mann wirkt das heilend.

4 Spielen Sie auf der Klangschale und singen Sie.

5 Rollentausch. Nun flüstert Ihnen Ihr Partner ins Ohr und singt. Die Männer sind aufgefordert, großzügig mit Koseworten umzugehen und alle zärtlichen und erotischen Register ihrer Fantasie zu ziehen. Singen Sie für Ihre Geliebte – auf die Art des Lieds kommt es nicht an. Auch ein Kinderlied ist sehr willkommen.

6 Spielen sie fünf Minuten auf der Klangschale. Sie können dazu singen oder es beim Spielen belassen.

7 Zum Abschluss sagen Sie »Namaste«.

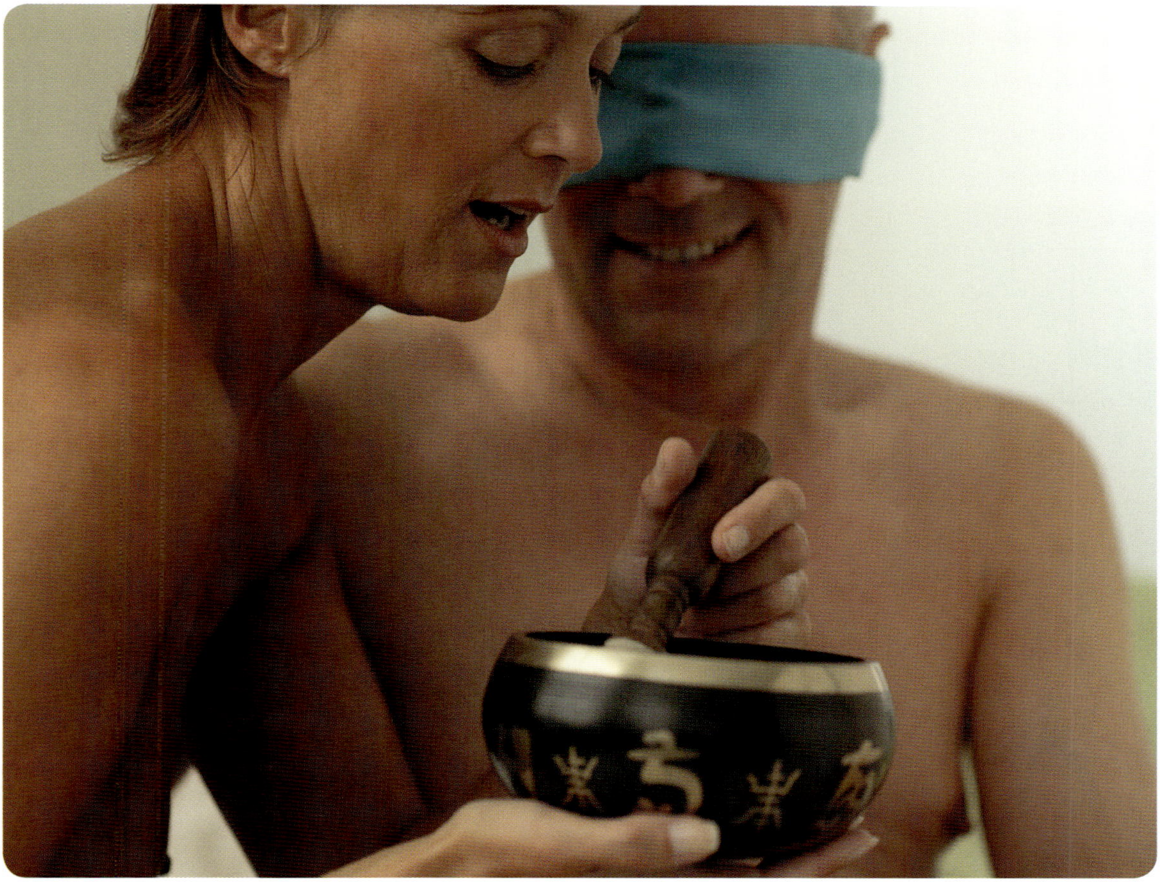

Berührung

Der Tastsinn wird dem Herzchakra zugeordnet. Zärtliche Berührungen nähren Körper, Geist und Seele und können das Selbstwertgefühl und Wohlbefinden fördern. Sie wirken zudem erotisierend und wecken das Verlangen nach weitergehenden Zärtlichkeiten.

Sinnliche Berührungen

Partner können ihre Gefühle auf vielfältige Weise kommunizieren, doch nichts übermittelt die Magie der Liebe besser als Berührungen. Männer und Frauen blühen gleichermaßen auf, wenn sie liebevoll, einfühlsam und bewusst berührt werden.

Die Haut ist das größte Organ des Körpers und umgibt uns von Kopf bis Fuß. Sie dient zudem als Schnittstelle zwischen dem eigenen Sein und der Umwelt. Die Hände und die Finger gehören zu den am dichtesten mit Nervenenden besetzten Stellen des Körpers. Wenn wir einen anderen Menschen berühren, setzen wir ein komplexes Spiel in Gang, in dessen Verlauf sinnliche Botschaften ausgetauscht werden. Durch Berührungen können zwei Körper miteinander verschmelzen, Atmen und Fühlen werden eins. Seien Sie sich dessen in Ihrer tantrischen Beziehung stets bewusst und betrachten Sie es als Grundlage für gemeinsam erlebte Glückseligkeit.

Heilen durch Berührung

Menschen können heilende Energie weiterleiten. Dabei müssen Sie kein ausgebildeter Körpertherapeut sein, um heilende Energie über Ihre Hände weiterzugeben. Sie besitzen diese Gabe von Geburt an und Sie entscheiden, ob Sie Gebrauch davon machen oder nicht.

Liebenden, die den Pfad des Tantra gemeinsam gehen, können wahre Wunder widerfahren. Sie sind in der Lage, bei ihrem Partner allein durch sanfte, bedachtsame Berührung tiefgehende Heilung zu bewirken. Zärtlichkeiten sind eine Möglichkeit, Liebe zu erfahren und weiterzugeben – und eine Sphäre der Zeitlosigkeit jenseits des Denkens zu betreten. Seinen spirituellen Aspekt erhält Tantra durch das Zelebrieren der Rituale, in denen die Partner sich die Ehre erweisen, einander als göttliche Wesen zu würdigen.

Berührungen empfangen

Diese einfache Übung kann helfen, die Berührungssensibilität zu erhöhen. Es ist wunderbar, von Herzen kommende Zärtlichkeiten zu empfangen. Versuchen Sie, mittels Ihrer Hände Liebe auszudrücken; das kann etwas Übung erfordern, aber betrachten sie die Zeit, in der Sie Ihre Fähigkeiten verfeinern, als Geschenk an Ihren Partner.

1 Bitten Sie Ihren Partner, sich nackt hinzulegen. Verbinden Sie ihm die Augen.

2 Blasen Sie sanft über seinen Körper. Wenn Sie langes Haar haben, lassen Sie es über Brust und Bauch gleiten.

3 Streichen sie mit Federn über seine Haut. Berühren Sie ihn zärtlich an verschieden Stellen. Streichen Sie mit den Fingerspitzen über seine Haut. Lassen Sie Ihrer Fantasie freien Lauf. Trauen Sie sich und berühren Sie Ihn, wie Sie ihn noch nie zuvor berührt haben. Sie können Ihren Mund, die Zunge und auch die Füße verwenden.

4 Dann wechseln Sie einander ab, sodass nun die Frau die Berührungen empfängt.

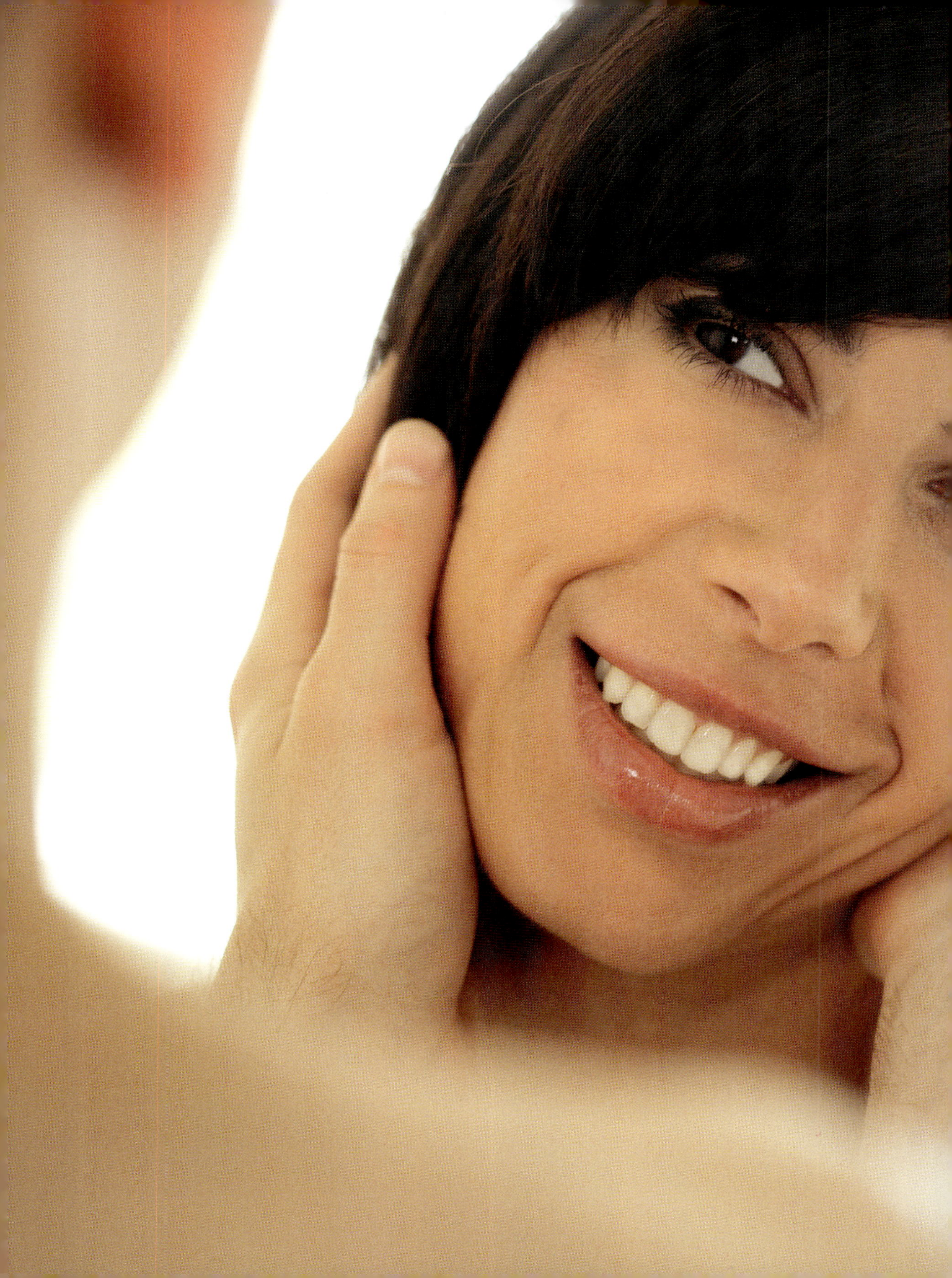

»Blinde« Berührung

Diese einfache Übung kann das Bewusstsein für feinste Berührungsnuancen schärfen. Betrachten Sie es als wunderbares Geschenk an Ihren Partner, die eigene Berührungssensibilität zu erhöhen. Verwenden Sie Gegenstände, die sich unterschiedlich anfühlen, z.B. weich, hart, kalt, warm, flauschig – alles ist möglich. Auch Sexspielzeuge können spannend sein.

1 Verbinden Sie Ihrem Partner die Augen. Fangen Sie an, Ihren Partner an einer möglichst »ausgefallenen« Stelle mit einem der Gegenstände zu berühren. Ohrläppchen, Wangen, Schultern und Fingerspitzen sind hochsensible Stellen. Streichen Sie aufreizend über die Haut oder drücken Sie den Gegenstand auf die Haut, sodass ein Abdruck entsteht.

2 Nun folgt ein anderer Gegenstand. Die Empfindungen sollen sich unterscheiden, um die Sensitivität zu erhöhen – versuchen Sie z.B. eine leichte, flüchtige Berührung mit einer Feder, auf die Sie einen Eiswürfel folgen lassen.

3 Dann tauschen Sie die Plätze.

Tantra-Toys

Sextoys verleiten zu fantasievollen und kreativen Liebesspielen. Sie steigern die Sensibilität, sodass Sie weniger kräftig stimuliert werden müssen, um erregt zu sein. Für Tantrasex sind subtile Sexspielzeuge besonders geeignet. Machen Sie einen Versuch mit Federn, Dildos aus Glas oder Quarzkristall, Ben-Wa-Bällen und Prostatastimulatoren. Berühren Sie Ihren Partner damit an allen nur denkbaren Stellen und auf unterschiedliche Art. Damit bringen Sie Schwung in Ihr Liebesleben und steigern Ihre Empfindsamkeit. Manche Menschen finden Spanking höchst erotisch. Allerdings sollte Sie beim Kauf von Peitschen oder Paddles auf hochwertiges Material achten.

Wenn Sie als Shakti Ihren Shiva überraschen und sich einen Vibrator zulegen möchten, wäre eine Hightech-Version besonders zu empfehlen. Am besten sind solche aus hochwertigem Silikon, wie es auch in der Medizin verwendet wird.

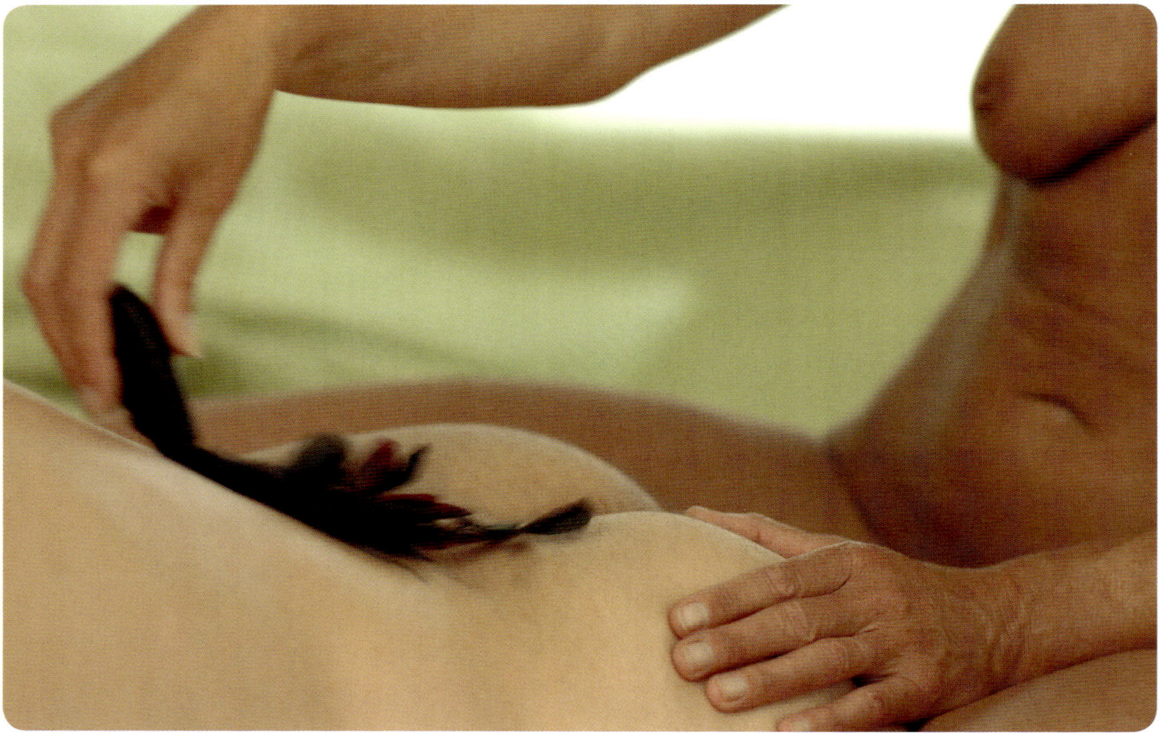

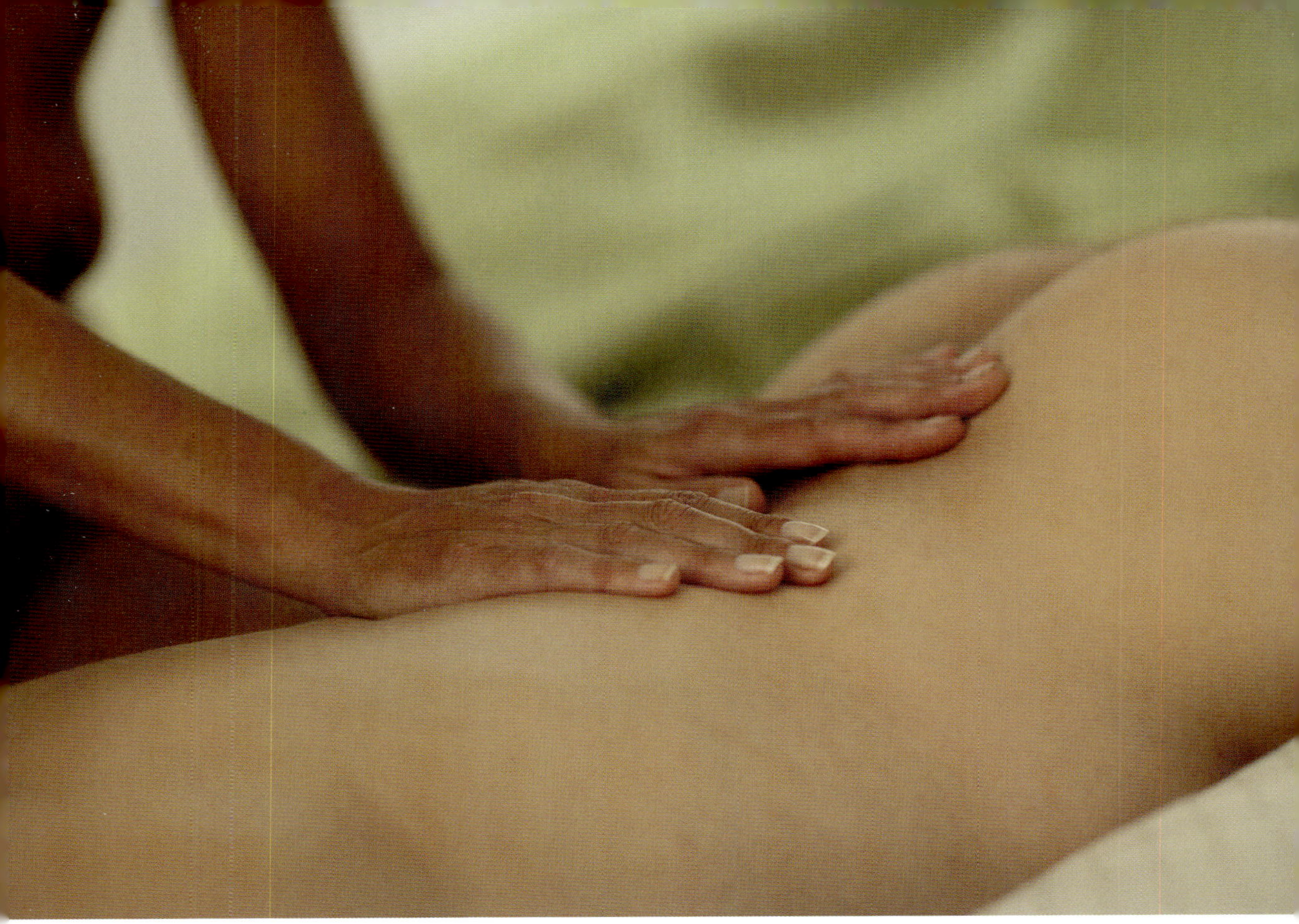

Gehe ein in die Zärtlichkeiten

Bei regelmäßiger Anwendung kann diese Meditation sexuelle Probleme lindern, darunter vorzeitige Ejakulation, Impotenz oder Frigidität. Sie steigert die Empfindsamkeit und führt zu einem insgesamt positiven Körpergefühl. Wechseln Sie einander in der Rolle als Gebender und Nehmender ab. Hier empfängt der Mann die Behandlung als Erster.

1 Ihr Partner legt sich auf den Bauch. Legen Sie beide Hände sanft auf seinen Rücken und spüren Sie seinen Atem.

2 Streicheln Sie seinen Körper mit einer Hand, langsam und hypnotisch. Sie und Ihr Partner gleiten gemeinsam in einen meditativen Zustand, zeitlos und gedankenverloren.

3 Halten Sie Ihre Hand so flach wie möglich. Übertragen Sie Ihre ganze Liebe, indem Sie seinen Rücken streicheln.

4 Bitten Sie Ihren Partner, sich umzudrehen. Streichen Sie mit den Fingern sanft über sein Gesicht. Bleiben Sie kontinuierlich dabei und vermeiden Sie es, auf andere Körperstellen abzugleiten. Flüstern Sie ihm mehrmals folgende Sutra ins Ohr: »Gehe in den Zärtlichkeiten auf, süßer Prinz, wie im immerwährenden Leben.«

5 Lassen Sie sich in eine tiefe Meditation fallen; Sie versuchen nicht, Ihren Partner zu erregen.

6 Nach zehn Minuten ziehen Sie Ihre Hand zurück und bleiben still sitzen, während Ihr Partner zu sich kommt.

7 Wenn Sie beide bereit sind, wechseln Sie sich ab.

Chakren-Berührung

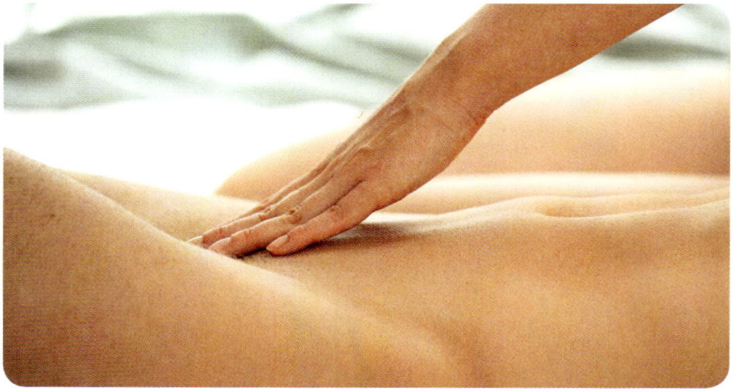

Diese Massage weckt die Chakren (siehe Seite 20). Chakra-Massage ist für den Gebenden wie für den Nehmenden ein Vergnügen. Als Gebender können Sie die Chakren Ihres Partners mit einem simplen Kreisen Ihrer Fingerspitzen ins Rotieren bringen. Sie können einander abwechseln oder vereinbaren, dass nur ein Partner in den Genuss dieser Wohlfühlbehandlung kommt.

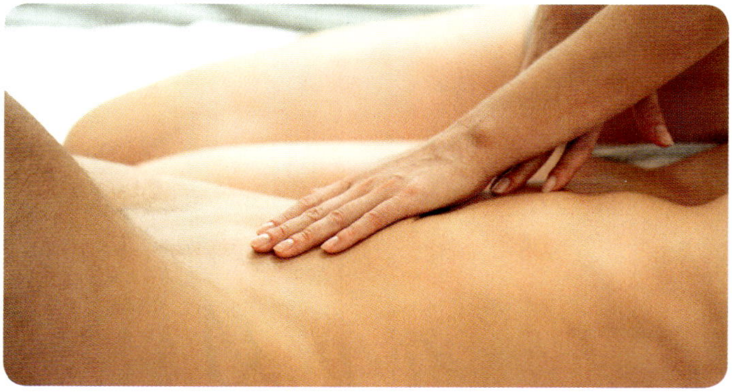

Sie werden spüren, wie die Massage Ihre Chakren energetisiert und zum Leben erweckt. Von daher ist diese Meditation ein idealer Übergang zum Liebesspiel.

Achten Sie vor Beginn darauf, dass der Raum warm ist und eine Decke bereitliegt, falls Ihrem Partner danach zumute ist. Halten Sie verschiedene Öle griffbereit. Wärmen Sie die Hände und das Öl an, ehe Sie beginnen. Wählen Sie Düfte, die anregend und nicht einschläfernd wirken.

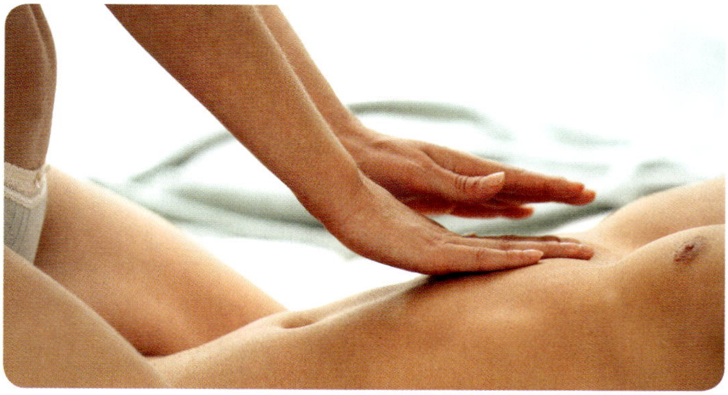

1 Der Mann legt sich hin, den Kopf auf ein Kissen gebettet. Er sollte nackt sein.

2 Die Frau benetzt ihre Finger mit Öl. Massieren Sie dann, im Uhrzeigersinn und zwei bis drei Minuten lang, das erste Chakra in Höhe des Haaransatzes über dem Schambein. Nach dem Massieren der einzelnen Chakren verweilen Sie mit der Hand einen Moment lang darauf, um zu spüren, wie die Energie aufsteigt.

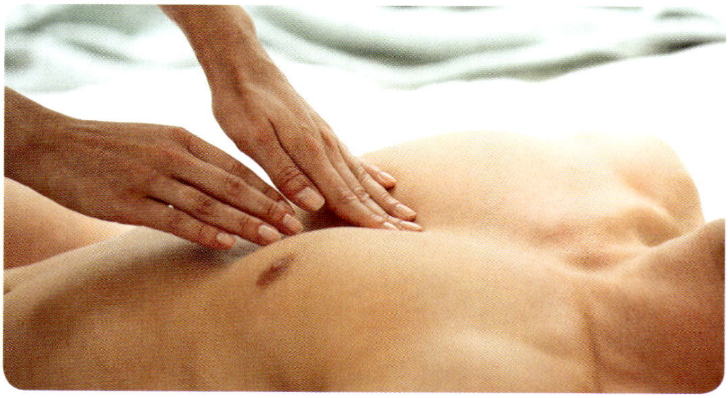

3 Wenden Sie sich dem zweiten Chakra zu, das zwischen Nabel und Schambein liegt. Massieren Sie kreisförmig.

4 Wenden Sie sich dem dritten Chakra zu, das in Mitte zwischen Nabel und Brustbein liegt.

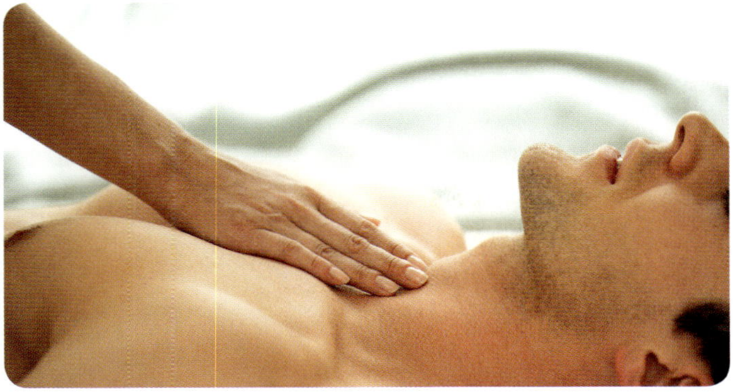

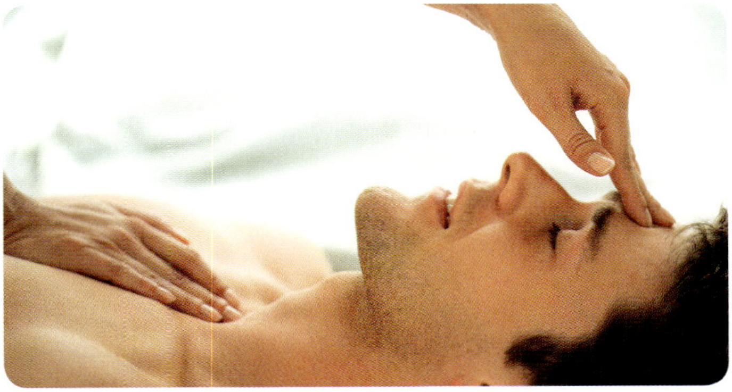

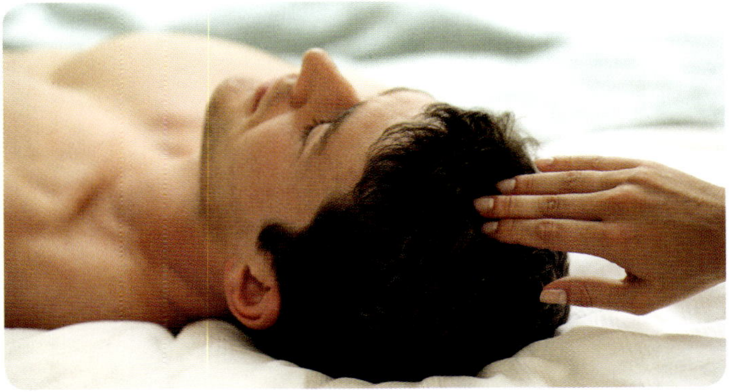

Eigene Mixturen für Massageöle

Es gibt vielerlei Massageöle zu kaufen, wenn Sie aber eigene Mixturen mischen, fördern Sie den feierlichen Charakter einer Tantra-Massage und Sie haben das besondere Gefühl, ein ganz persönliches Produkt für Ihren Partner zu kreieren. Führen Sie Ihrem Partner die aromatisierten Öle vor der Massage vor, um zu testen, auf welche er besonders anspricht. Zum Einstieg empfehlen sich folgende Mixturen:

Für ihn: Zitrone, Zedernholz, Sandelholz, Patschuli
Für sie: Rose, Neroli, Jasmin

5 Wenden Sie sich dem vierten Chakra zu, das in der Mitte des Brustbeins zwischen den Brustwarzen liegt. Berührungen an dieser Stelle, dem Herzchakra, sind besonders intim.

6 Wenden Sie sich dem fünften Chakra zu, das unterhalb des Adamsapfels liegt. Seien Sie behutsam, besonders wenn Sie die Hand dort liegenlassen.

7 Wenden Sie sich dem sechsten Chakra zu, das in der Mitte der Stirn liegt. Streichen Sie, anstatt kreisförmiger Bewegungen, von der Stelle zwischen den Augenbrauen sanft nach oben bis zum Haaransatz.

8 Das Scheitelchakra liegt in der Mitte oben auf dem Kopf, auf einer imaginären Linie zwischen den Ohren. Stellen Sie sich diese Region wie das Zifferblatt einer Uhr vor und massieren Sie die Stelle ohne Öl mit zwei Fingern im Uhrzeigersinn, ehe Sie mit der Hand kurz verweilen. Das siebte Chakra verbindet Ihren Partner mit dem Universum, und er sollte spüren, wie die Energie des Universums in ihn einströmt und sich mit seiner eigenen mischt.

9 Legen Sie die Hand sanft auf das Wurzelchakra, die andere auf das Scheitelchakra. Das verbindet Himmel und Erde, Sexus und Spiritualität. Es stärkt zudem das Bewusstsein des Mannes für den Energiefluss im Mittelkanal seines Körpers.

10 Geben Sie Ihrem Partner nach der Massage Zeit, sich zu entspannen und in dem energetisierten Zustand aufzugehen.

11 Tauschen Sie die Plätze, sodass nun die Frau die Massage empfängt. Wenn Sie möchten, können Sie sich danach lieben.

Sehen

Der Gesichtssinn gilt als der komplexeste der fünf Sinne. Er liefert uns das größte Maß an Informationen über unsere Umwelt. Im Tantra liegt der Schwerpunkt auf dem psychologischen Aspekt des Sehens – nämlich der Wahrnehmung –, was erotische Aspekte mit einschließt.

Tantrisches Sehen

Die meisten Menschen, besonders Männer, lassen sich, wenn es um Sex geht, hauptsächlich von äußeren Reizen leiten. Wenn Sie sich Zeit nehmen, sich für Ihren Partner aufreizend zurechtzumachen, ist das nicht nur Teil der Vorfreude auf die Vereinigung, sondern auch Teil des andachtsvollen und meditativ-spirituellen Akts, den das Zusammenkommen von Shiva und Shakti darstellt.

Wir sind zutiefst berührt, wenn wir einen der Liebe geweihten, sorgsam vorbereiteten Raum betreten. Stellen Sie sich die sinnliche Atmosphäre von Kerzenlicht vor, von Moschusduft, Weihrauch, Parfum und stimmungsvoller Musik. Sie selbst sitzen, wunderschön zurechtgemacht und empfänglich für das Kommende, im Mittelpunkt dieses heiligen Raums. Dieses optische Fest wird Ihren Partner in einen Zustand andachtsvoller Erregung versetzen. Mit großen Augen wird Ihr Partner lächelnd auf Sie zugehen, wird Sie umarmen und küssen. Seine Liebe ist ihm, für Sie sichtbar, ins Gesicht geschrieben.

Yin und Yang-Blicke

Der tantrische Blick strebt nach größtmöglicher Unvoreingenommenheit, also danach, das Gesehene nicht zu beurteilen. In der Regel betrachten wir die Welt in der Yang-Sichtweise, einer männlichen Art des Sehens – aktiv, kreativ, aber auch voreingenommen. Dagegen ist nichts zu sagen, doch ist den meisten Menschen nicht bewusst, dass es noch eine andere Art zu sehen gibt – eine Yin-Sichtweise. Diese kommt bei tantrischen Meditationen zum Zug. Die Yin-Sichtweise ist eine weichere, empfänglichere Art zu sehen, bei der Sie das Gesehene empfangen wie ein Geschenk. Eigentlich »verwenden« Sie Ihre Augen gar nicht; sie sind beinahe in einer Art Trance. In dieser frei schwebenden Aufmerksamkeit können Sie das Herz des Menschen vor Ihnen wirklich sehen und wahrnehmen.

MANDALA

Mandalas bieten eine einzigartige Möglichkeit, den Blick zu schulen. Sie sind künstlerische Darstellungen aus geometrischen Mustern, die den Kosmos symbolisieren. Sie bilden einen für das menschliche Auge erfahrbaren Mikrokosmos. In ihrer Kreisform spiegelt sich die Form Ihres Auges wider, das Sie während der Meditation darauf richten. Im Lauf der dabei eintretenden Entspannung gehen Sie im Zentrum des Mandalas auf und erfahren eine tiefe innere Stille. Beim Betrachten üben Sie sich in der Yin-Sichtweise.

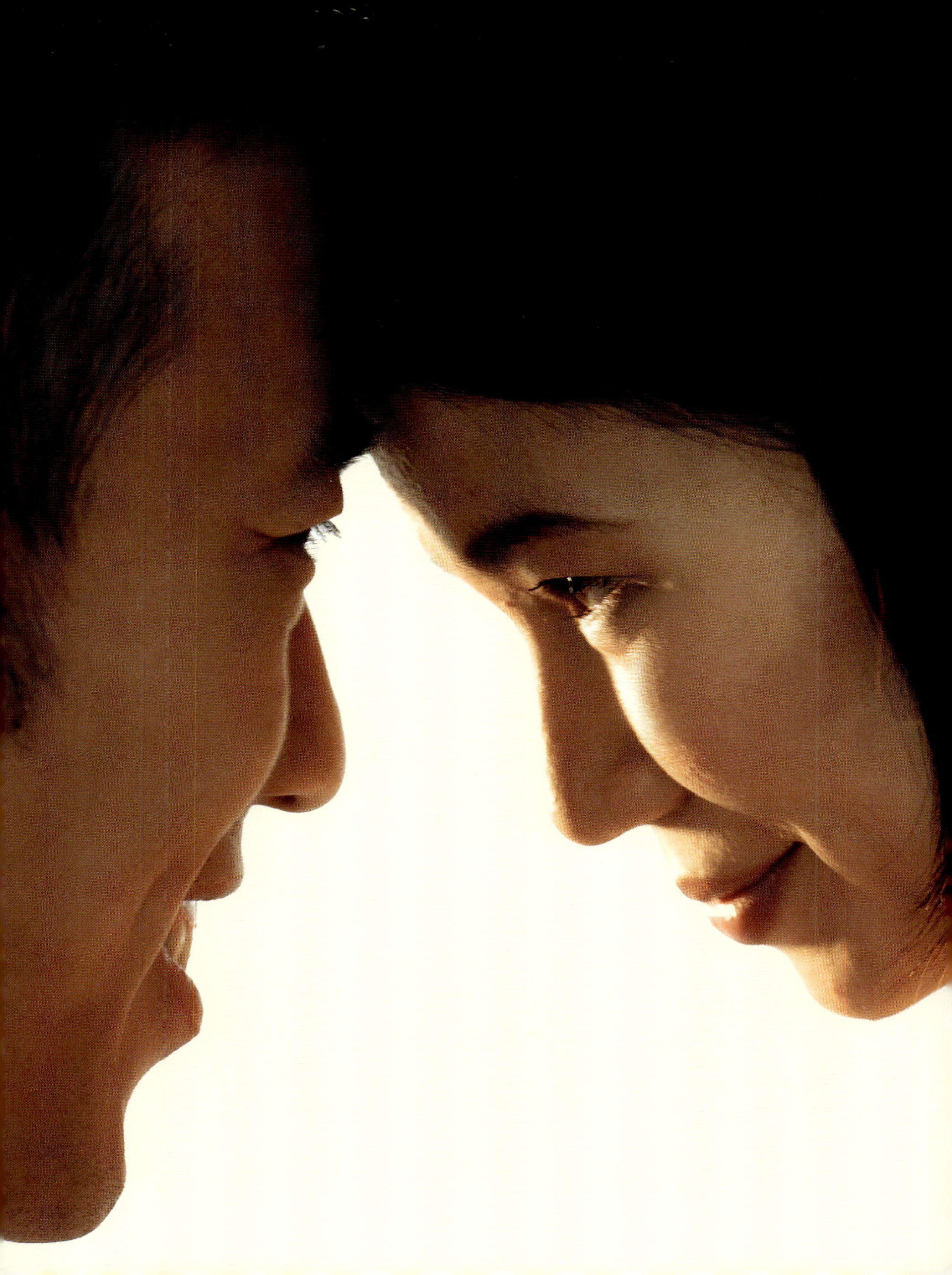

Yin-Yang-Blick

Diese Meditation ist vor der Liebe besonders ideal, denn Sie können die Yin-Sichtweise beibehalten, während Sie sich lieben. Dadurch nehmen Sie Ihren Partner in seiner vollen Schönheit und Einzigartigkeit wahr und Sie erkennen ihn in seiner Buddha-Natur: liebend, auf stille Weise mächtig und unendlich weise.

1 Vollziehen sie das Anfangsritual (siehe Seite 12).

2 Sie sitzen einander möglichst nah gegenüber, bei genügend Licht, um das Gesicht Ihres Partners klar zu sehen. Sehen Sie es unbefangen an und nehmen Sie Details wie Haut, Farbe und Gestalt wahr.

3 Betrachten Sie Haare, Hals und Ohren Ihres Partners. Lassen Sie den Blick frei und spontan schweifen. Beobachten Sie, wie Ihr Geist das Gesehene einordnet. Halten Sie an diesen Bewertungen möglichst nicht fest – sie lösen sich wieder auf, indes Ihr Blick weiterwandert. Lassen Sie dem Fluss Ihrer Gedanken dabei freien Lauf. Das dauert fünf Minuten. Nehmen Sie wahr, wie sich Ihr Partner vor Ihnen verwandelt und Sie einen Blick für seine Schönheit bekommen.

4 Schließen Sie die Augen und ruhen Sie einige Minuten.

5 Öffnen Sie die Augen wieder und nehmen Sie nun Ihren Blick zurück. Lassen Sie Ihren Partner tief in Sie hineinsehen. Empfangen Sie seinen Blick und lassen Sie sich auf sanfte Weise von seinen Augen durchdringen. Denken Sie darüber nach, wie es für Sie ist, so angesehen zu werden. An dieser Stelle »empfangen« beide Partner den Blick gleichzeitig, aber lassen Sie sich nicht davon ablenken.

6 Schließen sie nach fünf Minuten die Augen und ruhen Sie wieder.

7 Öffnen Sie die Augen und halten Sie sie auf einen Punkt zwischen Ihren Gesichtern gerichtet. Möglicherweise versinken Sie in eine tiefe, meditative Ruhe. Verweilen Sie ein paar Minuten in diesem Frieden, ehe Sie wieder wach werden.

8 Vollziehen Sie das Schlussritual (siehe Seite 12).

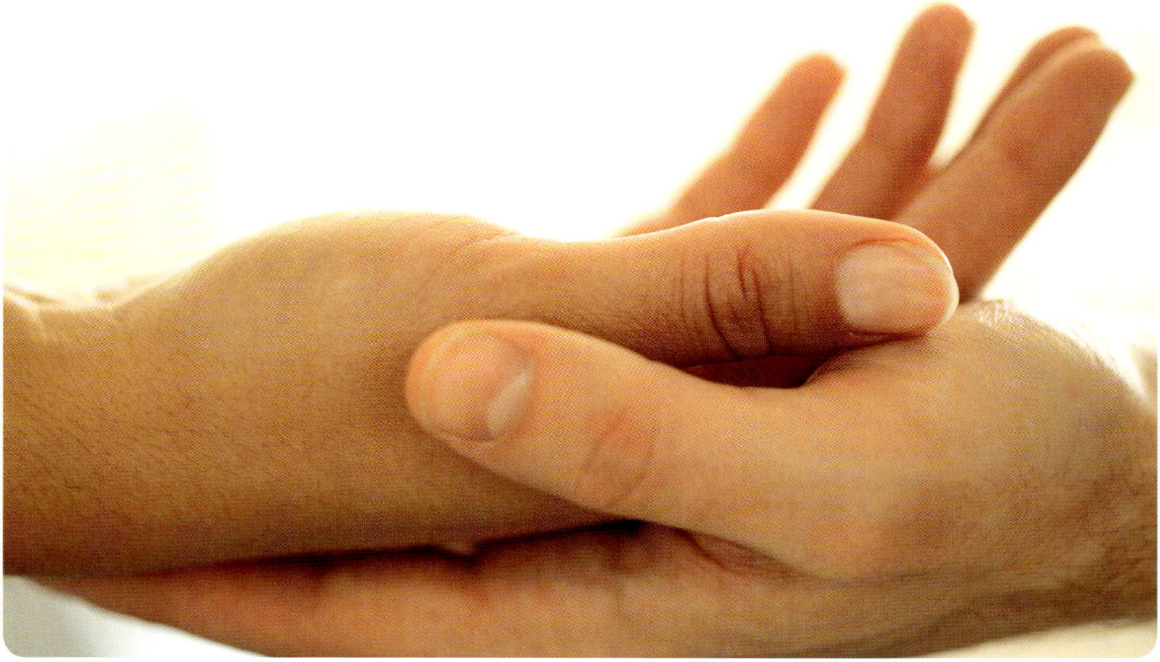

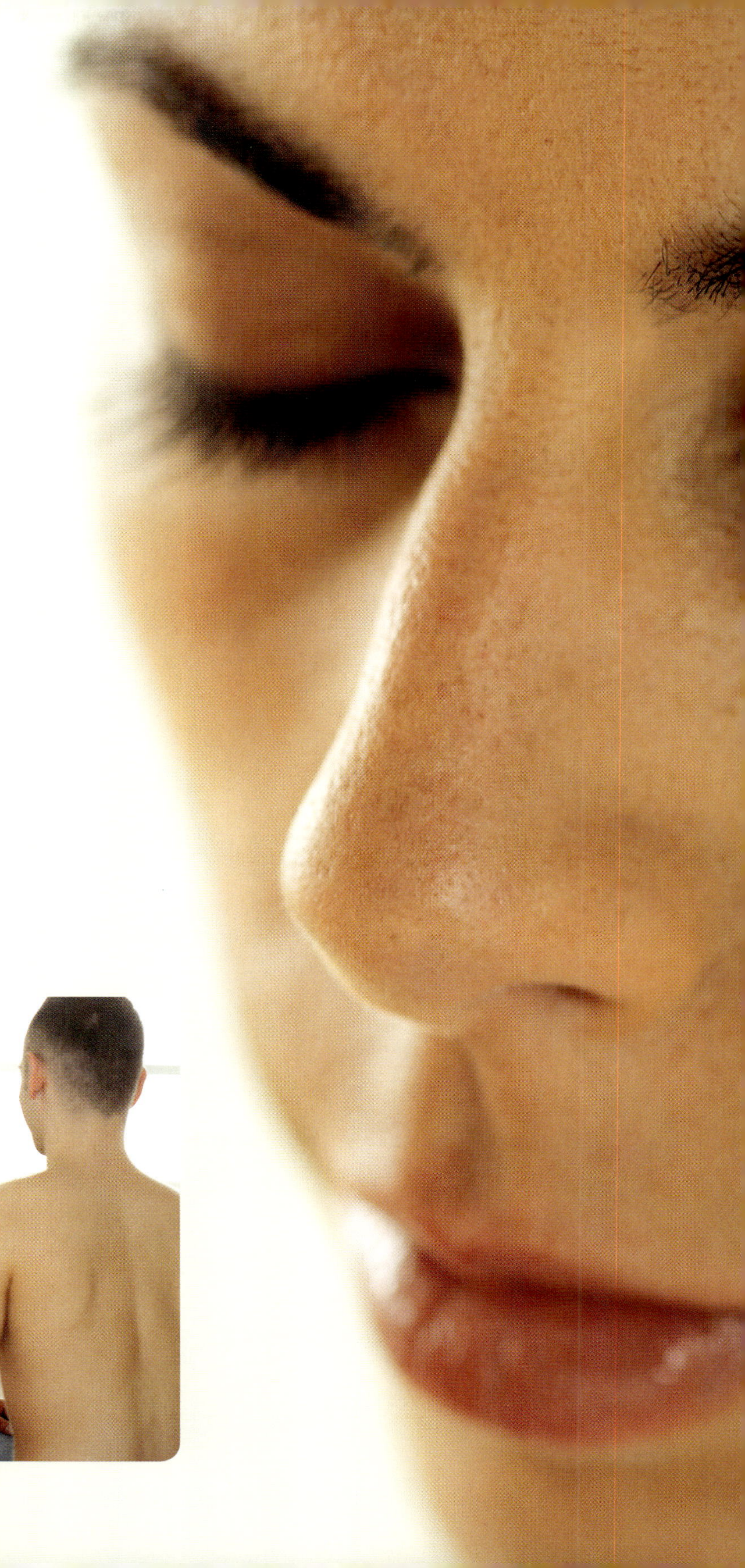
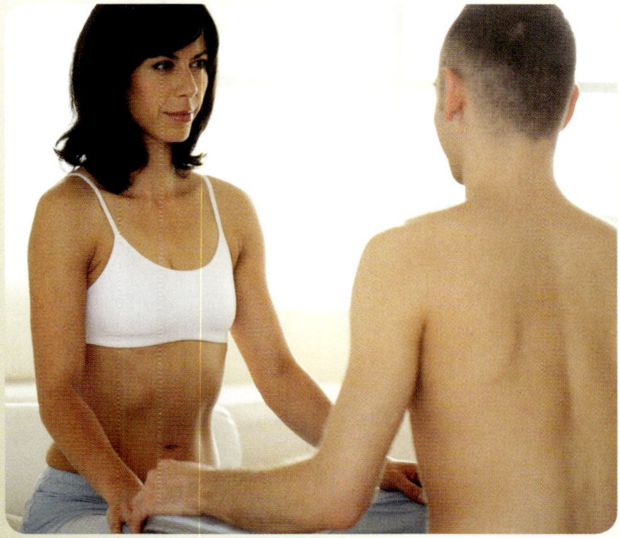

Das Göttliche im Tanz darstellen

In dieser Meditation zeigen Sie Ihr Innerstes und wollen nichts darstellen. Nehmen Sie in der Rolle des Zusehenden Ihren Blick zurück und seien Sie empfänglich. Genießen Sie die offene und spielerische Art, in der sich Ihr Partner zeigt. In der Rolle des Tanzenden entspannen Sie sich und bewegen sich, wie es Ihrem Körper gefällt.

1 Sagen Sie »Namaste« zueinander (siehe Seite 10).

2 Legen Sie richtig tolle, antörnende Musik auf, die Sie beide anmacht. Die Frau setzt oder legt sich auf ein Sofa oder Kissen.

3 Der Mann beginnt zu tanzen und zieht sich langsam aus. Lassen Sie sich dabei viel Zeit und sehen Sie Ihrer Partnerin möglichst oft in die Augen.

4 Die Frau sollte nicht sprechen, während er tanzt. Empfangen Sie die Darbietung mit dem Yin-Blick (siehe Seite 108). Heißen Sie Ihren fantastischen Partner in Herz und Seele willkommen.

5 Wenn Sie vollständig nackt sind, feiern Sie Ihre Sexualität und Ihre Freiheit im Tanz und bringen Sie darin jeden Aspekt Ihres göttlichen Wesens zum Ausdruck.

6 Tauschen Sie die Rollen, sodass nun er zusieht, während sie für ihren Partner tanzt und strippt. Schenken Sie ihm Ihre ganze Aufmerksamkeit. Sind Sie verlegen, drücken Sie das im Tanz mit aus; das Gefühl schwindet bald.

7 Am Ende tanzen Sie zusammen und genießen die Schönheit des anderen.

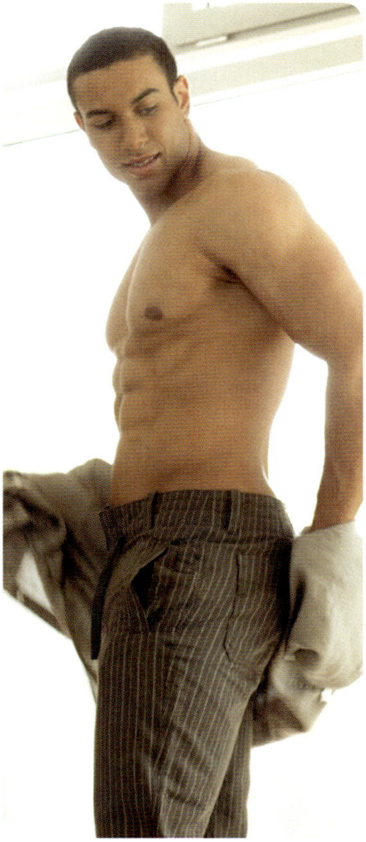

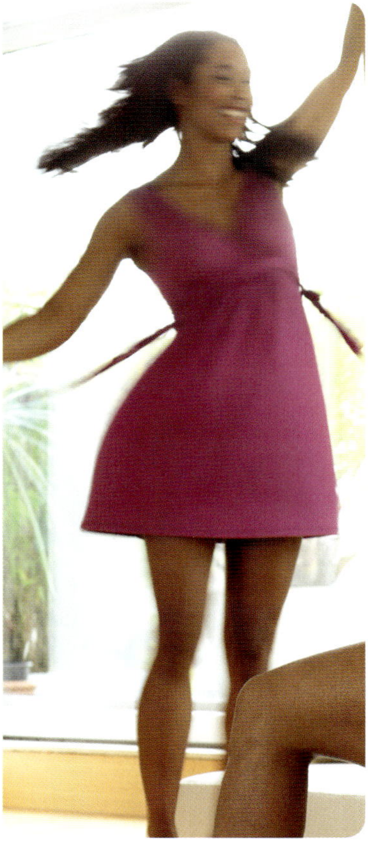

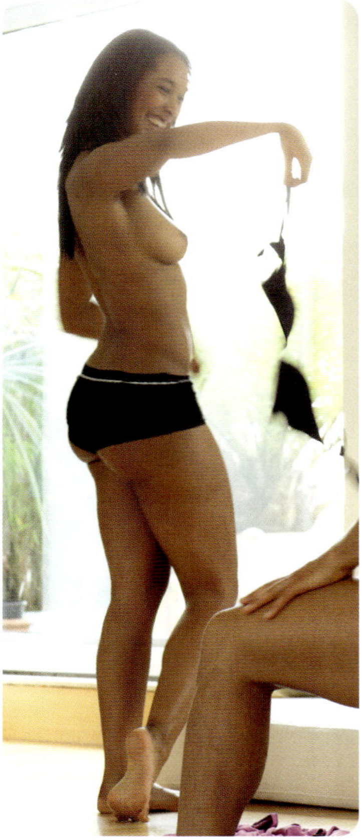

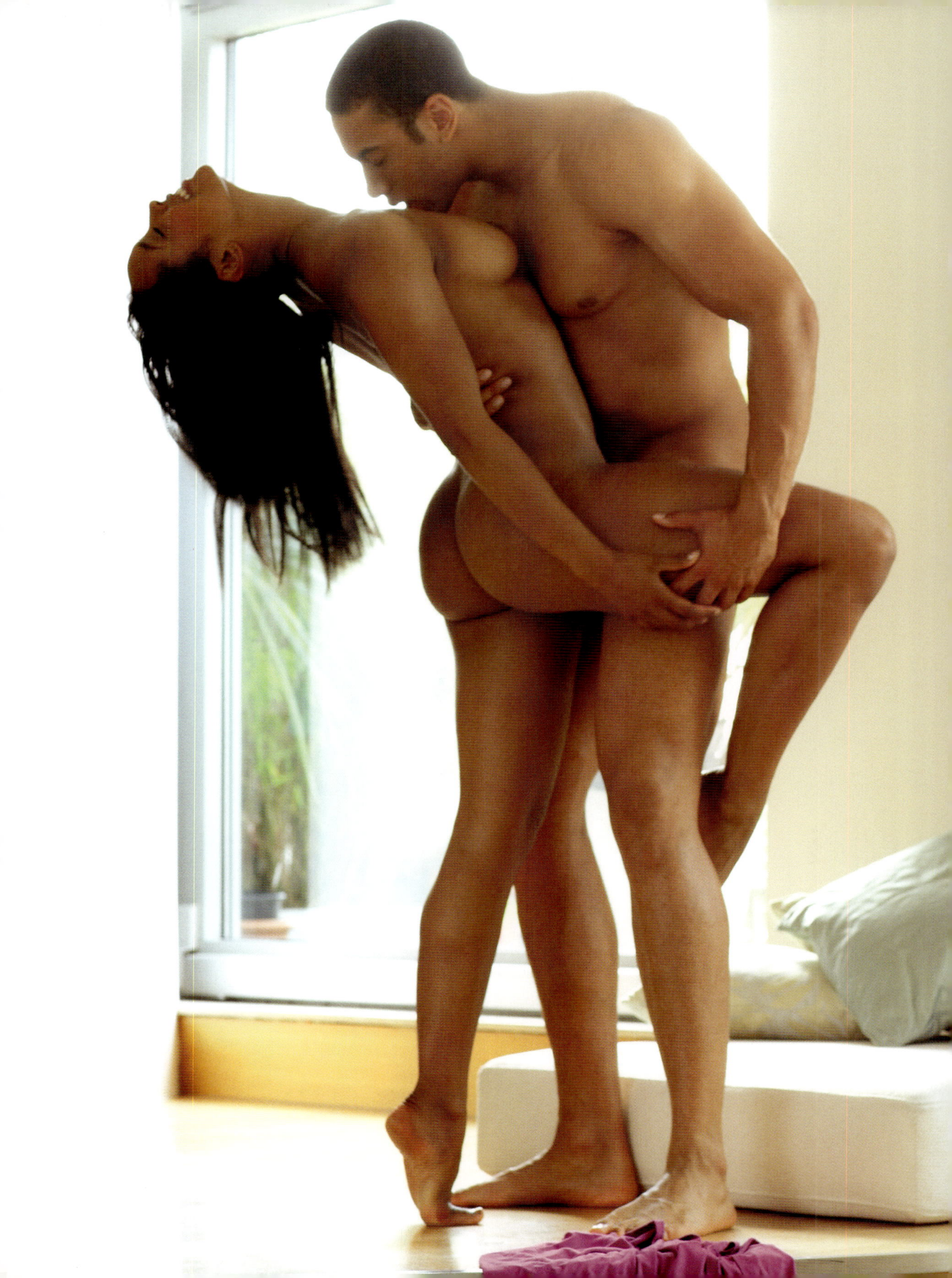

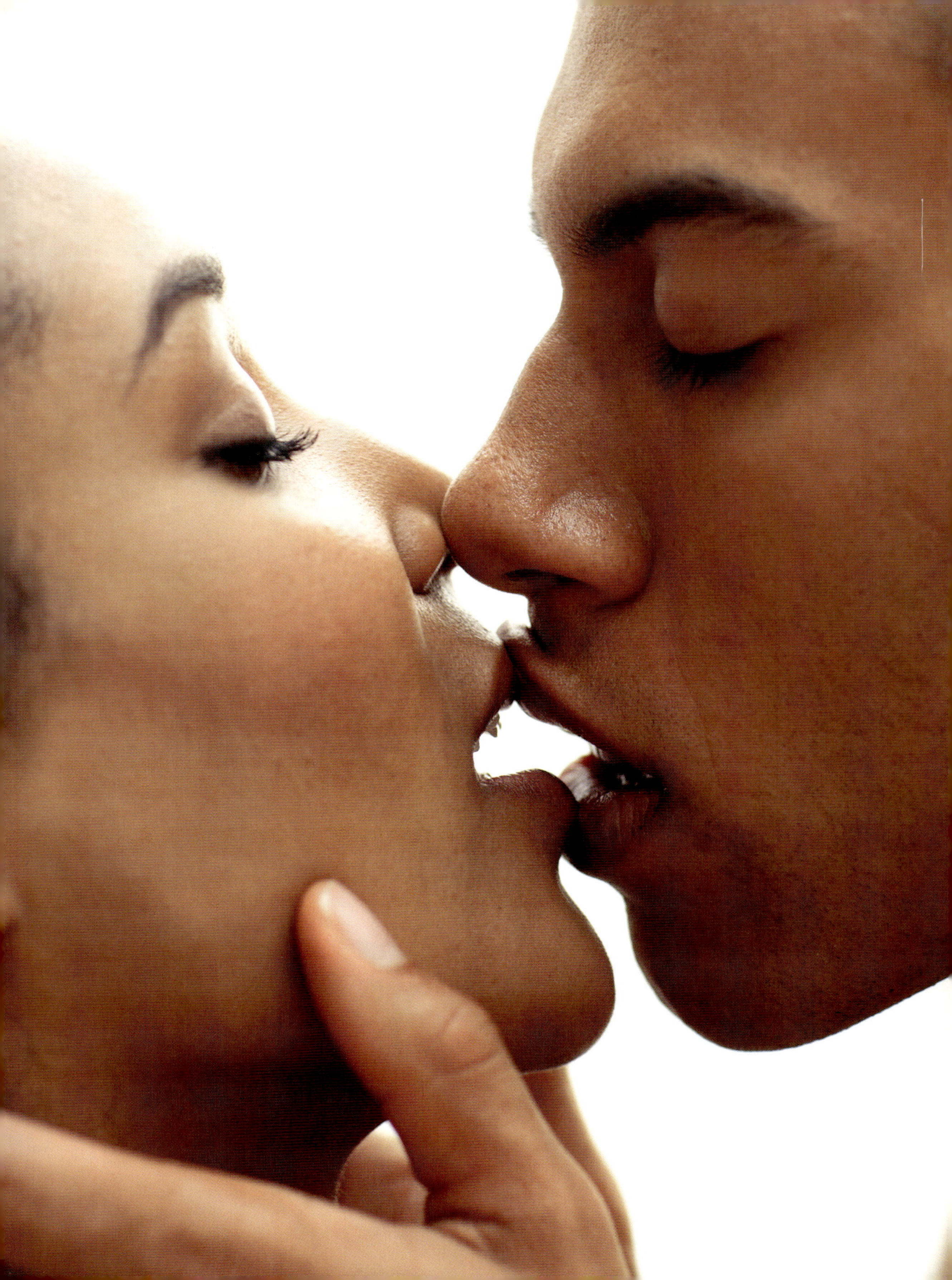

7

ÜBER DEN KÖRPER ZUSAMMENFINDEN

Tantra ermuntert Sie dazu, über den ganzen Körper mit Ihrem Partner in Kontakt zu kommen. Atmen, küssen, massieren – all das kann eine zauberhafte, zutiefst sinnliche Erfahrung gewähren. Sie wird Ihnen zuteil, wenn Sie in Ihrem Körper zu Hause sind, sich im Einklang mit Ihrem Partner befinden, im erotischen Moment ganz aufgehen und alles andere fallen lassen.

Atem

Der Atem gilt im Tantra als der Königsweg zur Transformation. Je tiefer Sie atmen, umso mehr fühlen Sie, und im Tantra kommt es ja gerade darauf an, alles tief zu fühlen. Ein langsamer, entspannter Atem erfüllt Sie durch und durch mit Vitalität und Energie.

Atem und Körper

Im Tantra gilt der Atem als Tor zum Göttlichen. Wenn Sie bewusst atmen, beleben Sie Ihren Körper mit neuer Energie und Sie fühlen sich von Vitalität erfüllt. Dadurch werden Ihre Sinne wacher und Sie sind vermehrt dazu bereit, göttliches Vergnügen zu empfangen.

Wenn Sie sich Ihrem Atem aufmerksam zuwenden, gewinnen Sie mehr Gespür für Ihren Körper. Sie können sich besser entspannen und erleben dadurch den Augenblick mit mehr Zuversicht und Kreativität. In Drucksituationen sollten Sie versuchen, sich über den Atem zu beruhigen. Nehmen Sie sich die Zeit für einen täglichen Spaziergang, um verbrauchte Luft gegen frische auszutauschen. So finden Sie besseren Zugang zu den Bereichen subtilerer Energie, besonders beim Sex.

Atem und Sex

Tantra ermuntert dazu, tief zu atmen, um dadurch alle Bereiche des Körpers zu aktivieren. Wenn Sie einatmen, fluten Sie Ihren Körper mit frischem Sauerstoff und Sie fühlen sich lebendig und energetisiert. Genau das ist die Voraussetzung für einen Ganzkörperorgasmus, bei dem nicht nur der Genitalbereich, sondern Ihr ganzer Körper von angenehmen Gefühlen durchpulst wird. Indem Sie bei der Massage, beim Vorspiel und beim Sex tief atmen, bewirken Sie eine Ausbreitung der angenehmen Gefühle im ganzen Körper. Wenn Sie den Atem unterdrücken, empfinden Sie weniger Vergnügen und können emotional nicht loslassen. Je intensiver Sie atmen, umso mehr angenehme Gefühle werden Ihren Körper durchströmen.

Gemeinsam atmen

Mit dem Partner zu atmen, ist ein wichtiger Bestandteil vieler tantrischer Meditationen und dient dazu, Ihrer beider Wesen zu

10 MINUTEN TANTRA

WECKEN SIE IHREN KÖRPER

Wenn Sie durch Ihre Chakren atmen, öffnen sie sich und beginnen intensiver zu rotieren. Das erfüllt Ihren Körper mit Vitalität, was zu einem aktiveren und lustvolleren Sexleben führt. Vollziehen Sie diese Atem-Meditation immer dann, wenn sich Ihr Körper matt anfühlt. Im Freien ist sie besonders wirksam.

1 Sie sitzen entspannt und konzentrieren sich auf Ihren Atem. Achten Sie darauf, wie er kommt und geht. Achten Sie auch auf den Wendepunkt zwischen Ein- und Ausatmen.
2 Richten Sie ihre Aufmerksamkeit auf den Magen. Während Sie langsam und tief ein- und ausatmen, behalten Sie Ihren Fokus auf dem Magen. Mit jedem Ausatmen lassen Sie im Bauch sitzende Spannungen abfließen. Stellen Sie sich vor, wie der Atem den Stress aus Ihrem Körper befördert. Ihre Muskeln lockern sich allmählich und Sie fühlen sich zunehmend entspannt.
3 Nun stellen Sie sich vor, dass der Atem durch Ihr Wurzelchakra einströmt. Atmen Sie zu Ihrem zweiten Chakra hoch, um dann wieder aus- und zu Ihrem Wurzelchakra zurückzuatmen. Damit schaffen Sie einen Energiekreislauf zwischen erstem und zweitem Chakra. Atmen Sie 15 Minuten in dieser Weise und kehren dann zum regulären Atem zurück.

harmonisieren. Sie können sich besser entspannen und aufeinander konzentrieren. Wenn Sie gemeinsam atmen, werden Sie eins und sich des Augenblicks, den Sie miteinander teilen, voll bewusst. Diese kosmische Vereinigung ist das höchste Ziel tantrischer Liebe.

Praktizieren Sie vor und bei Ihren Liebesspielen die Methoden bewussten Atmens, wie sie auf den folgenden vier Seiten erklärt werden. Beim Atmen kommen Ihre Körper zu Ruhe und Sie können besser loslassen. Sauerstoff durchflutet Ihren Körper und Sie fühlen sich belebt. Ihre Muskeln entspannen sich, Ihre Sinne sind wacher, Sie sind mental und physisch empfänglicher für die Liebe.

Der Einfluss des Atems auf den Orgasmus

Tiefes Atmen kann eine starke sexuelle Aufladung bewirken und das orgastische Potenzial Ihres Körpers fördern. Der Atem ist eine Basis dafür, den Augenblick lustvoll genießen zu können. Atmen Sie beim Orgasmus aus, damit die orgastische Energie Ihren ganzen Körper durchströmt. Im manchen Meditationen sind Sie angehalten, den Körper anzuspannen. Versuchen Sie, den Atem vor dem Ausatmen anzuhalten, um ihn daraufhin umso befreiter wieder gehen zu lassen.

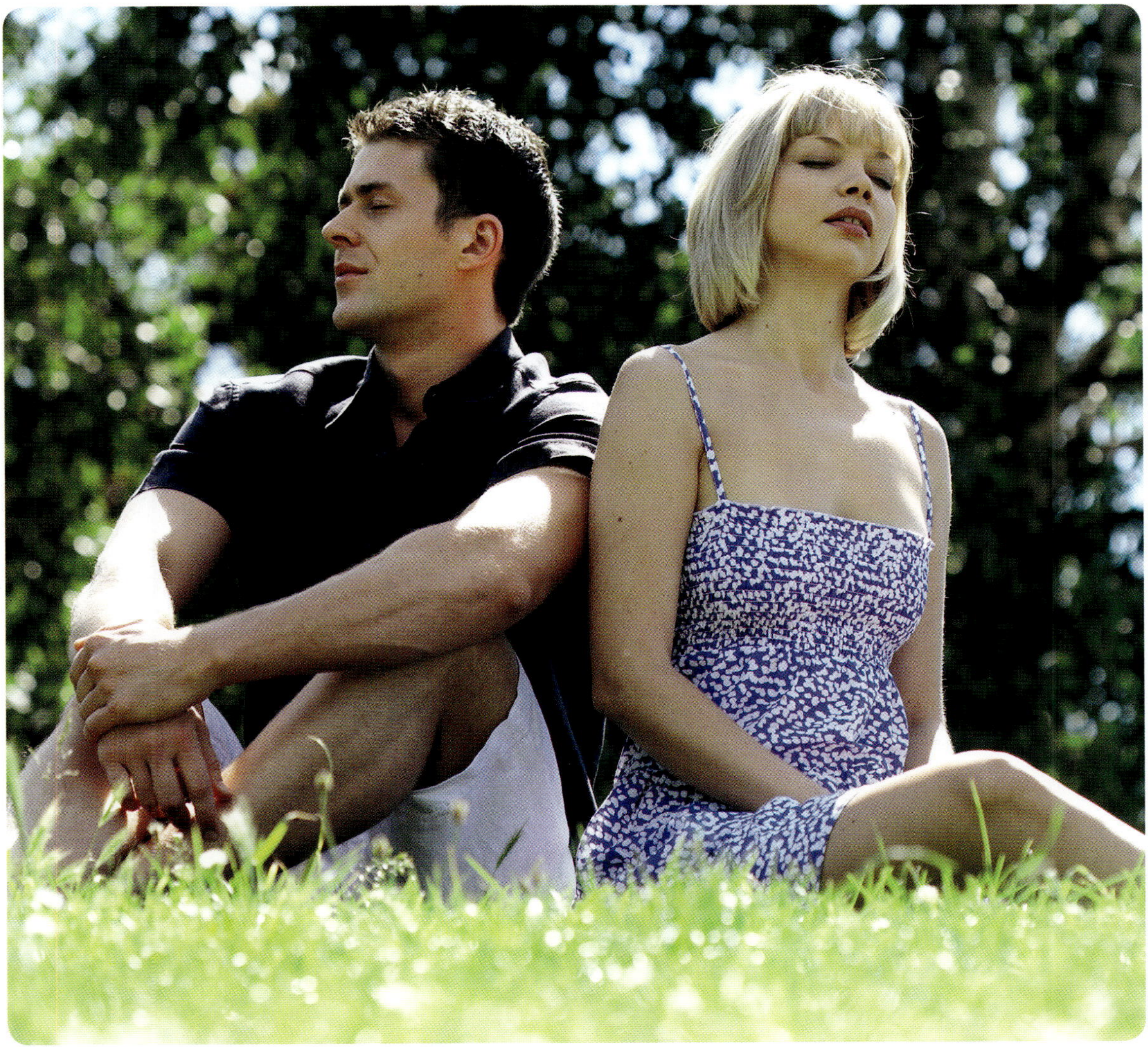

Kreisatmung

Diese Atemmeditation synchronisiert die Chakren zweier Partner. Dadurch werden Blockaden beseitigt, die den natürlichen Fluss sexueller Energie hindern könnten. Ihr Atem und der Ihres Partners finden zusammen. Ihr Puls beruhigt sich und Sie werden sich vollkommen entspannt fühlen. Sie sollten Ihren Atem nicht bedrängen – lassen sie sich Zeit, entspannen Sie Ihren Geist und es wird sich eine wunderbare Harmonisierung einstellen.

1 Vollziehen Sie das Anfangsritual (siehe Seite 12).

2 Sie sitzen einander bequem gegenüber. Legen Sie die Hände auf die Knie.

3 Atmen Sie tief ein und aus. Lassen Sie die Augen zunächst offen, um Ihren Partner zu sehen. Forcieren Sie den Atem nicht und führen Sie die Übung für fünf Minuten aus.

4 Ändern Sie die Atemabfolge so, dass sie einatmet, während er ausatmet. Behalten Sie diese fünf Minuten bei, um in einen entspannten Rhythmus zu finden.

5 Sie stellt sich vor, dass sie durch ihr erstes Chakra einatmet (von ihrem Unterleib her) und den Atem bis zu ihrem Herzchakra aufnimmt. Dann atmet sie von ihrem Herzchakra an der Vorderseite ihres Körpers entlang wieder nach unten aus.

6 Gleichzeitig stellt er sich vor, durch sein Herzchakra einzuatmen, wobei der Atem den Körper durchläuft und am Wurzelchakra austritt. Stellen Sie sich nun beide vor, dass die beiden Atemströme zwischen ihm und ihr einen Kreislauf bilden. Atmen Sie entspannt für fünf Minuten.

7 Wechseln Sie, sodass nun sie für fünf Minuten über ihr Wurzelchakra und er über sein Herzchakra ausatmet.

8 Dann legt sich der Mann mit ausgestreckten Armen und Beinen auf den Rücken. Die Frau legt sich zwischen seine Beine, wobei ihre Beine auf seinen Schenkeln liegen. Ihre Hände sollten jeweils die Füße Ihres Partners berühren können. Bleiben Sie so, ruhig atmend, zehn Minuten lang liegen. Ihr Körper wird von Sauerstoff durchflutet werden, Ihre Chakren werden rotieren und jeder Teil Ihres Körpers wird sich energetisiert fühlen.

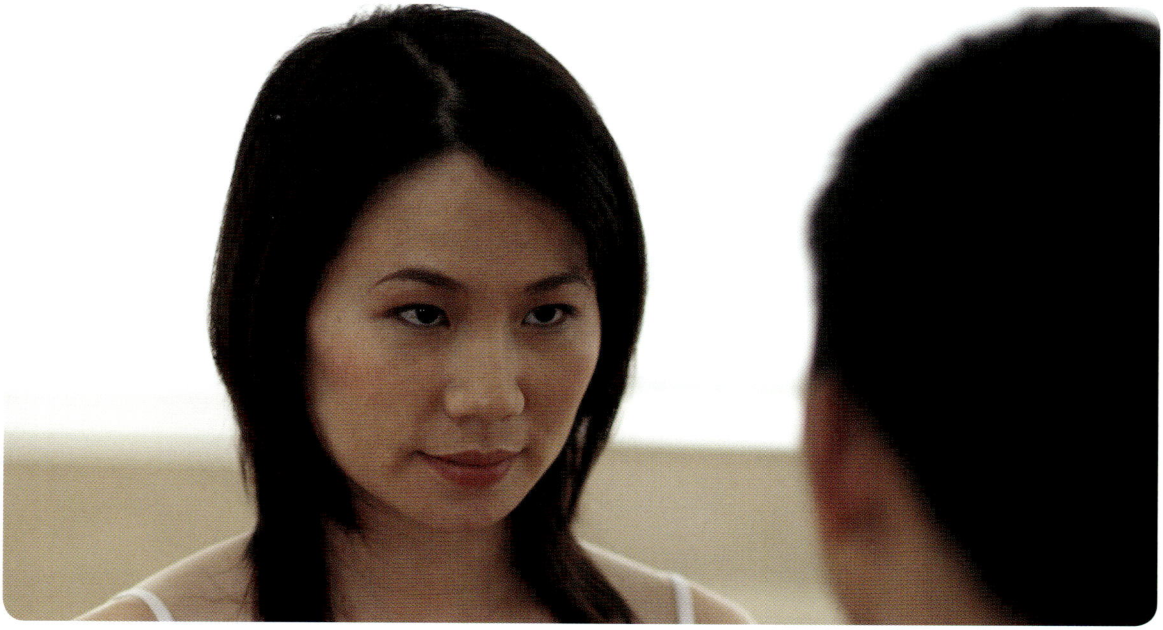

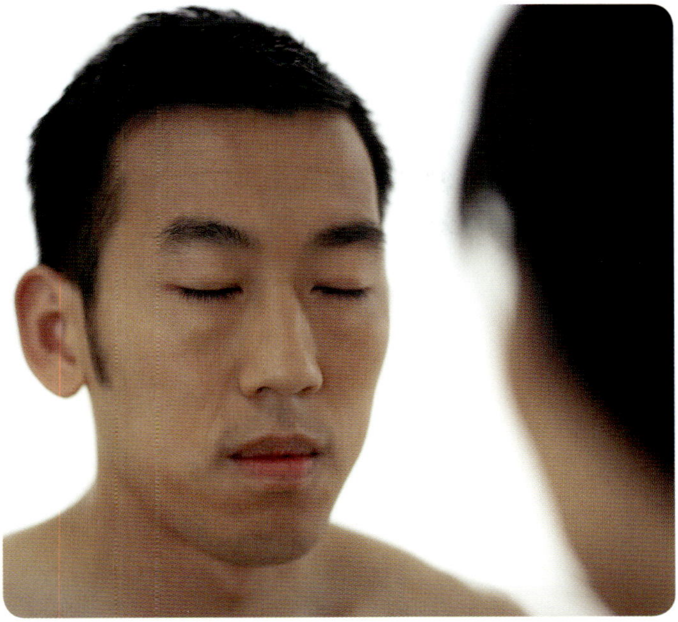

♋ Atmen während der Penetration

Kreisatmung ist sinnlich und verbindet; beim Sex angewendet, kann sie die Empfindungen bei der Penetration und beim Orgasmus verstärken.

Bei der Penetration sollte der Mann durch sein Wurzelchakra und den Lingam ausatmen, während die Frau sich vorstellt, durch ihr Wurzelchakra und die Yoni einzuatmen. Der Mann bewegt sich sanft und lässt seinen Körper von den Energiewellen tragen, während er seine Aufmerksamkeit auf die Kreisatmung zwischen ihm und seiner Partnerin richtet. Die Frau gibt sich der Befreiung durch den Atem ganz hin und empfängt ihren Partner bis auf ihren Wesensgrund. Während die Frau ausatmet, entspannt sie ihre Yoni, um den Partner ganz aufzunehmen.

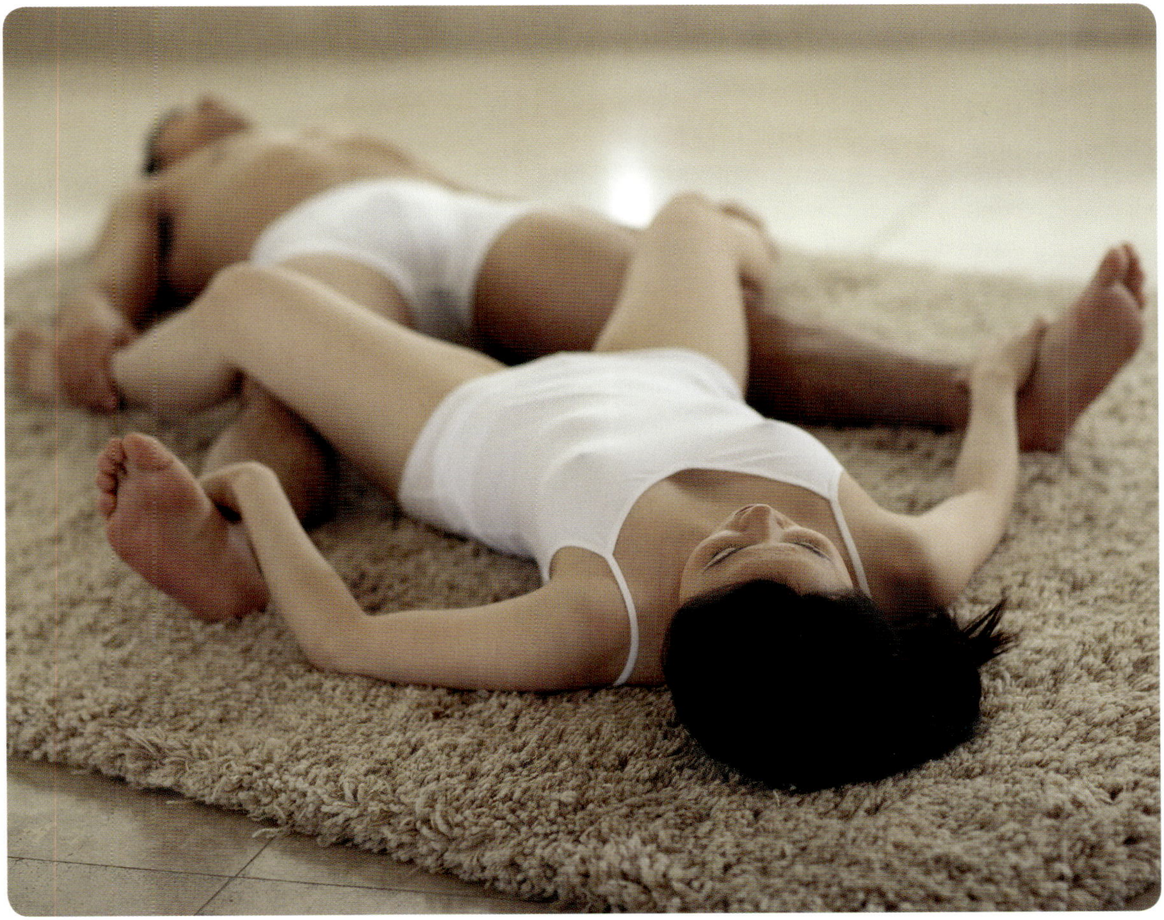

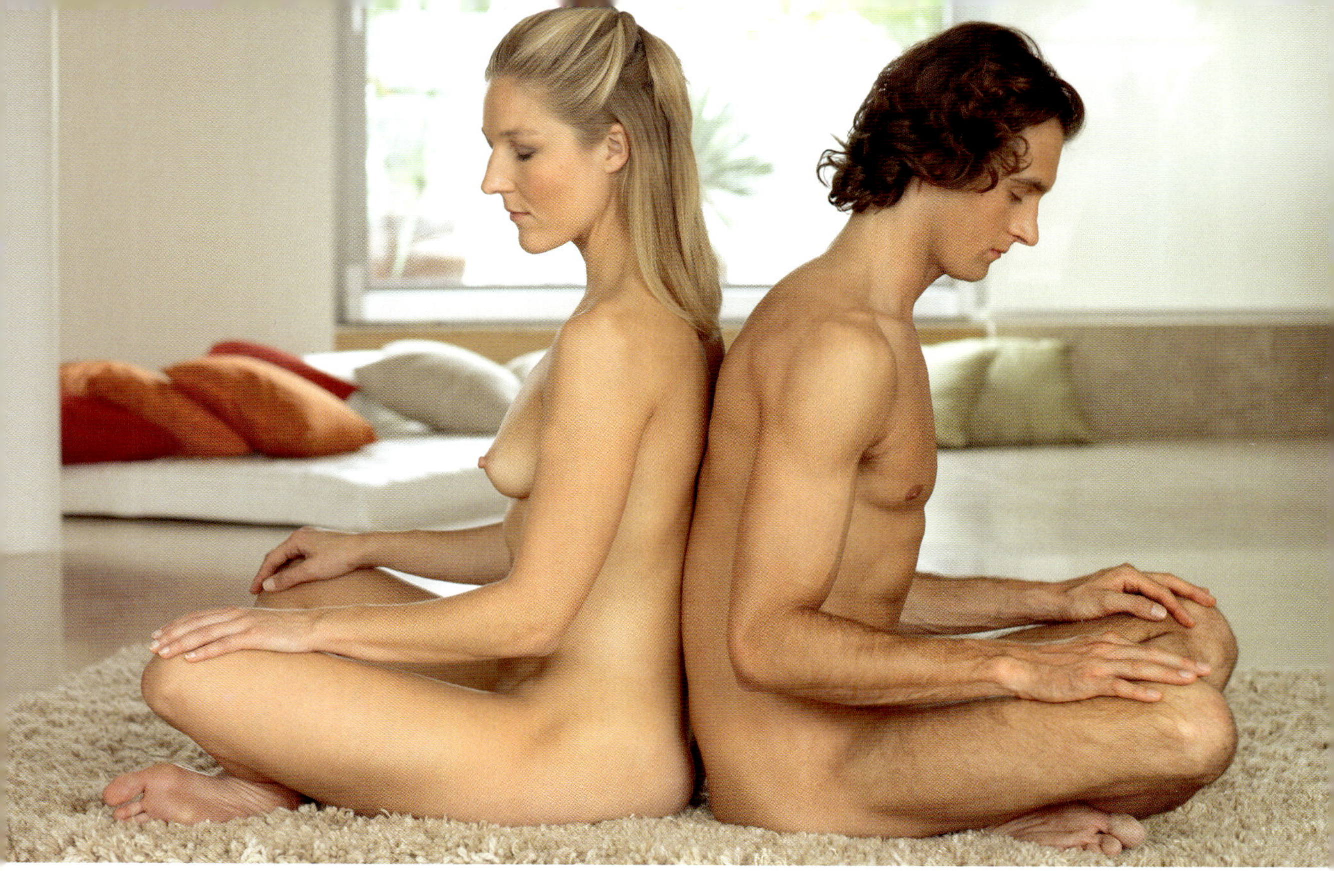

Chakra-Atmen

Dies ist eine dynamische Meditation, mit kräftigem Atem und schwungvollen spontanen Bewegungen. Sie dient dazu, Ihr Lungenvolumen zu vergrößern, und sie energetisiert alle Ihre Chakren. Wenn Ihre Beziehung stagniert, kann diese Übung bestehende Hindernisse auflösen und eine Neubelebung bewirken.

1 Vollziehen Sie das Anfangsritual (siehe Seite 12).

2 Sie sitzen bequem Rücken an Rücken. Atmen Sie beide durch den Mund ein und aus und lenken Sie den Atem zum Wurzelchakra (zwischen Anus und Genitalien). Lassen Sie Ihren Atem fließen, wie er will, und geräuschvoll sein.

3 Bewegen Sie sich für ein bis zwei Minuten beim Atmen; schütteln Sie sich oder schwingen Sie von einer Seite zur anderen. Achten Sie darauf, nicht gegen die Wirbelsäule Ihres Partners zu stoßen.

4 Lenken Sie Ihren Atem zu Ihrem zweiten Chakra (unterhalb des Nabels) und bewegen Sie sich wie zuvor. Wenn sich das Chakra durch den Atem und die Bewegungen öffnet, lassen Sie eventuelle Emotionen ungehindert zu. Geben Sie Töne wie etwa ein Husten, Lachen oder Schreien von sich und atmen Sie indessen weiter.

5 Arbeiten Sie sich an Ihren Chakren hoch, bis Sie das Scheitelchakra erreichen. Sie brauchen etwa zehn Minuten.

6 Atmen Sie an Ihren Chakren entlang wieder zurück und veranschlagen Sie für jedes etwa 30 Sekunden. Ihr Atem beginnt, sich zu beruhigen.

7 Umarmen Sie einander 15 Minuten lang und fühlen Sie Ihre Chakren im Einklang schwingen. Sie können sich nach dieser Meditation lieben, um die zwischen Ihnen erzeugte Nähe und Energie zu genießen.

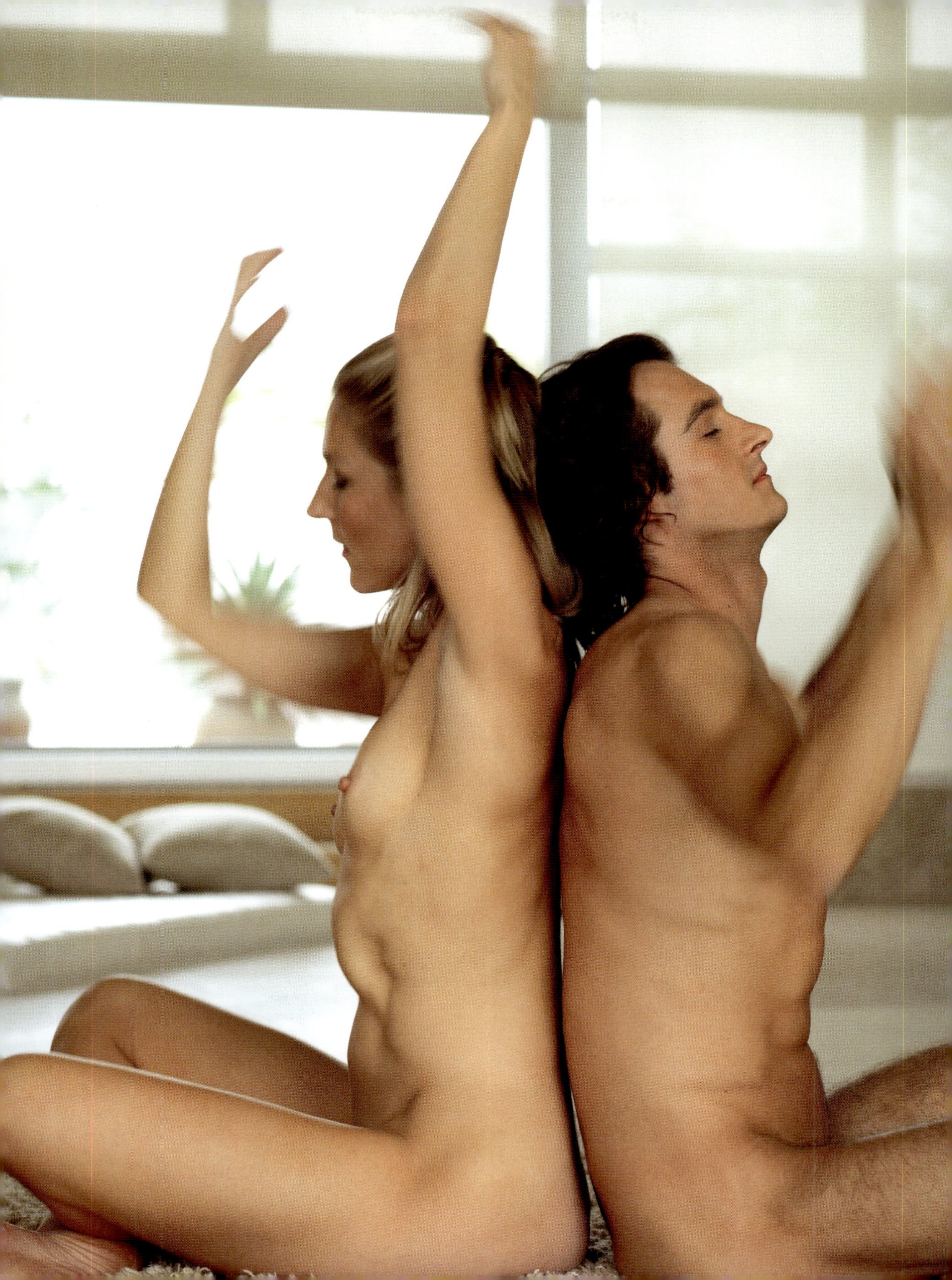

Küssen

Küssen ist ein intimer Akt, der eine wichtige Rolle im Sexleben jedes Paares spielt. Um ein leidenschaftliches Sexleben zu haben, müssen Sie gut küssen können. Küssen bringt Ihre Gefühle zum Ausdruck und lässt ihrem Partner subtile sinnliche Botschaften zukommen.

Die Bedeutung des Küssens

Die Menschen kommen einander auf diese und jene Art näher, aber ein Kuss – besonders der erste Kuss – kann viel bedeuten. Er sagt ihnen sofort, ob die Chemie zwischen Ihnen stimmt und ob Sie die Beziehung vertiefen möchten. In einer längeren Beziehung bringen Sie mit Küssen Ihre Liebe und Leidenschaft zum Ausdruck, und Ihnen wird immer wieder neu klar, dass Sie ein Liebespaar sind, was auch immer in der Welt um Sie herum passiert.

Küsse sind auch deshalb wichtig, weil Sie Ihren Partner durch häufiges Küssen sexuell zunehmend besser verstehen. Je öfter Sie sich küssen, umso wahrscheinlicher ist es, dass Sie »es« gut miteinander können. Sie sind auch mehr im Einklang mit den Gefühlen Ihres Partners und wissen intuitiv, welche Art von Körperkontakt er im Moment gerade ersehnt. Küsse tragen zu mehr Vertrauen, Romantik und sinnlicher Nähe bei. Und natürlich sind aufregende Küsse die beste Art, sich in Stimmung für großartigen Sex zu bringen.

Der tantrische Kuss

Ein Kuss spiegelt die sexuelle Vereinigung von Shiva und Shakti wider. Er kann ein zutiefst sexuelles Erlebnis sein – der sinnliche Schmelz der Lippen ähnelt der Weichheit der Yoni, und das Eindringen der Zunge fühlt sich an wie das Eindringen des Lingams in die Yoni. Küssen sendet erotische Botschaften durch den ganzen Körper und entzündet die Leidenschaft. Ein guter Kuss kann Ihre Sinne schärfen und bereitet sie auf die tantrische Meditation und den Sex vor. Der tantrische Kuss kann zart und sanft oder leidenschaftlich-animalisch sein, worauf es ankommt, ist Ihre bewusste Aufmerksamkeit. Seien Sie sich dessen bewusst, wie Sie küssen und wie Sie sich fühlen, wenn Sie geküsst werden. Das wird Ihre Sensibilität auch für andere Praktiken steigern.

Kusstechniken

Wenn Sie glauben, immer auf dieselbe Art zu küssen, probieren Sie doch neue Kusstechniken aus, um Ihr Repertoire zu erweitern. Wählen Sie solche aus, die Ihnen beiden zusagen, und wechseln Sie in der Reihenfolge ab, je nach der Stimmung des Augenblicks und Ihres Partners.

Sehen Sie einander sanft in die Augen. Legen Sie die Lippen aneinander und liebkosen Sie Ihre Münder. Sie fühlen, wie Ihr Atem sich mischt. Erkunden Sie zärtlich die Oberfläche der Lippen.

- Gehen Sie mit der Zunge behutsam in den Mund Ihres Partners und umspielen Sie seine Zungenspitze. Halten Sie die Zunge entspannt. Bei zuviel Speichel legen Sie eine kurze Pause ein und machen dann weiter.
- Ziehen Sie sanft mit den Zähnen an der Unterlippe Ihres Partners und knabbern oder saugen Sie zärtlich daran. Das kann sich in der Tat sehr sexy anfühlen.
- Saugen Sie sanft an der Zunge Ihres Partners. Das kann sich sehr sinnlich anfühlen.
- Küssen Sie den Nacken ihres Partners und knabbern Sie an seiner Wirbelsäule. Bleiben Sie einige Sekunden dabei, bis Ihr Partner am ganzen Körper lustvoll erbebt.

Küssen als Auftakt zum Sex

Im Tantra kommt der Frau die Rolle der Initiatorin zu, und zwar weil Frauen die kreative Kraft schlechthin besitzen – sie können gebären. Für Frauen ist es besonders bedeutsam zu küssen, weil es einstimmt und erregt. Die feinen Hinweise, die Frauen von Ihrem Partner durch Küsse empfangen, geben ihnen Aufschluss darüber, wie es um die Beziehung steht und wie ernst es dem Partner wirklich ist.

Demzufolge kann eine Frau die Frage, ob sie einen Mann als Liebhaber akzeptiert oder sogar eine Beziehung mit ihm eingehen soll, aufgrund seiner Kussfähigkeit entscheiden. 85 Prozent aller Frauen würden nie mit einem Mann ins Bett gehen, ohne sich zu küssen. Die meisten Männer dagegen betrachten das Küssen rein als Mittel zum Zweck, um die Frau zu verführen. Dieses Wissen sollte in einer Partnerschaft das beiderseitige Verständnis fördern. Ein weiterer Grund übrigens, warum Küssen Ihre Partnerin antörnen kann, besteht darin, dass der männliche Speichel jede Menge Testosteron enthält.

EINE KÖRPERLICHE REAKTION

Beim Küssen kommt es zu einem komplexen Austausch chemischer und taktiler Informationen. Beide Partner produzieren Hormone, die entspannen, die Sinne wecken und zu sexueller Erregung führen. Dieser Cocktail enthält messbare Anteile an Dopaminen, Endorphinen und Phenylethylaminen – Wohlfühlhormone, die von der Hypophyse und dem Hypothalamus produziert werden. Endorphine sind natürliche Opiate, die das Wohlbefinden enorm steigern und Sie einem Zustand der Glückseligkeit näher rücken, welcher letztlich zum Orgasmus führt.

Küsse sind in der Regel Bestandteil des Vorspiels, und das aus gutem Grund. Es gibt keine bessere Methode, die Stimmung Ihres Partners zu testen und die Erregung zu steigern, ehe es zum Akt kommt.

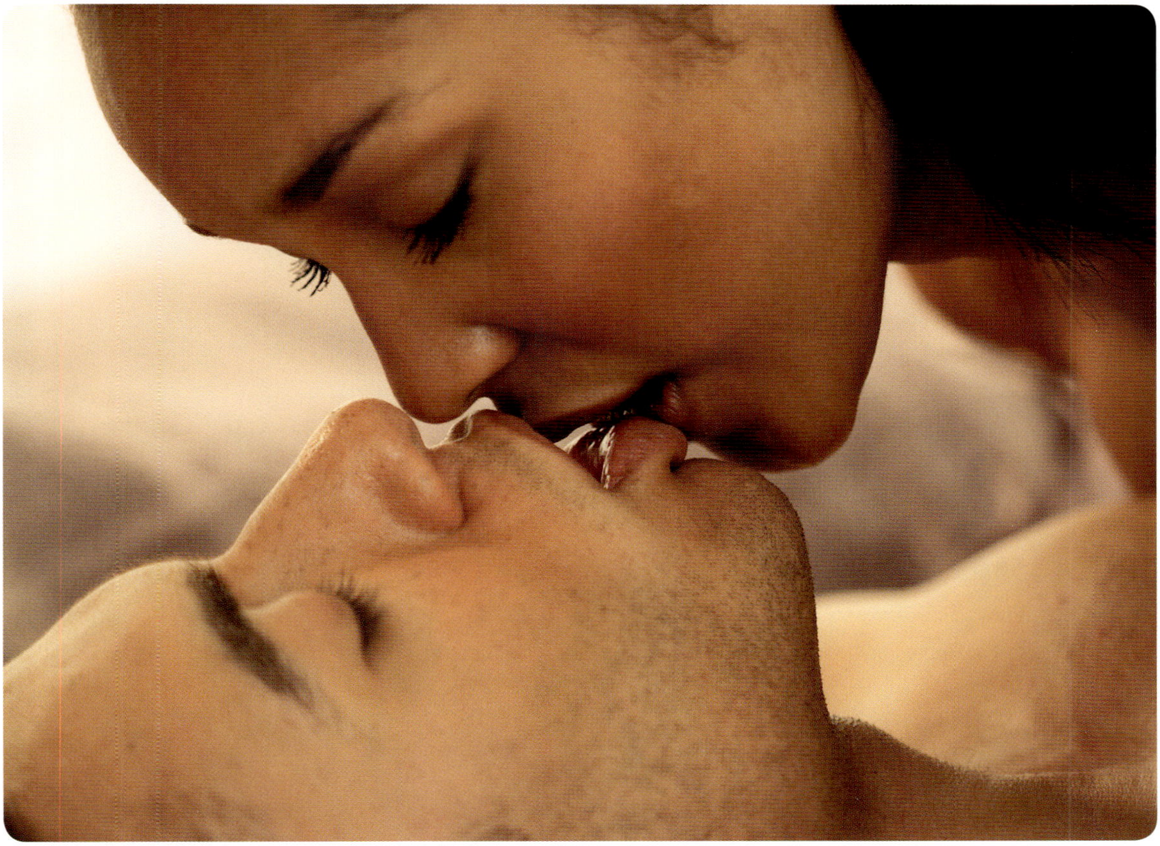

Kuss-Erforschung

Diese spielerische Kuss-Meditation weckt Erinnerungen an Ihren ersten gemeinsamen Kuss. Sie konzentrieren sich auf jede Bewegung, jeden Atemzug und das Verlangen, das einem beim ersten Kuss überkommt. Zu Beginn der Meditation legen Sie hypnotische Musik auf.

1 Sie stehen relativ weit auseinander. Schauen Sie sich fünf Minuten lang an. Achten Sie darauf, wie das Verlangen nach Kontakt und emotionaler Nähe steigt.

2 Gehen Sie langsam, Schritt für Schritt und mit Blickkontakt, aufeinander zu. Lassen Sie sich möglichst lange Zeit.

3 Dann bleiben Sie fünf Minuten lang ohne Berührung voreinander stehen. Sie sehen Ihren Partner mit dem Yin-Blick an (siehe Seite 108), d.h., Sie nehmen sich zurück, um die wahre Person vor Ihnen zu sehen, statt ihre Eigenschaften zu studieren.

4 Sie fangen allmählich an, sich zu küssen, als wäre es das erste Mal. Schmecken Sie einander und lassen Sie Ihren Lippen und der Zunge freien Lauf.

5 Nach einigen Minuten lassen Sie langsam voneinander ab. Treten Sie, immer mit Blickkontakt, etwas zurück. Achten Sie darauf, wie Sie sich dabei fühlen. Die Emotionen können vielfältig sein und Verlangen, Verlustgefühle und Schmerz beinhalten. Geben Sie diesen Emotionen in Ihrem Körper Raum.

6 Je nachdem, wie Sie sich fühlen, möchten Sie sich vielleicht einer anderen Meditation oder dem Liebesspiel zuwenden oder einfach zusammen dasitzen und sich entspannen.

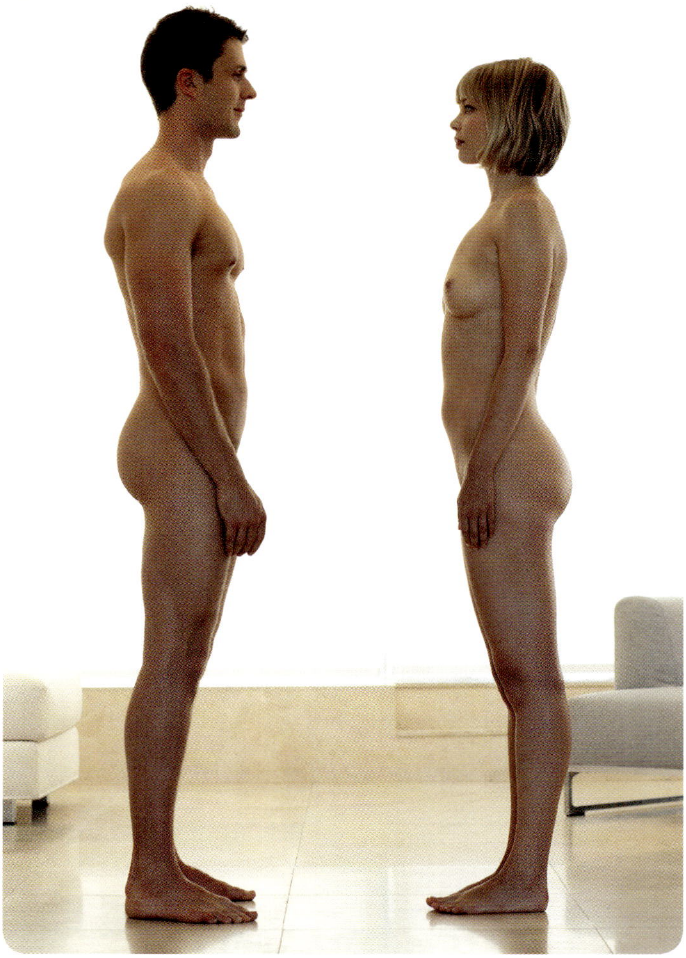

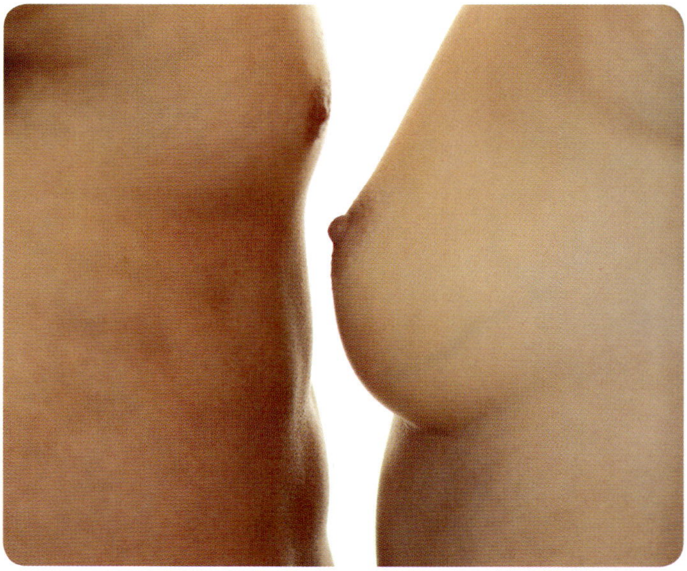

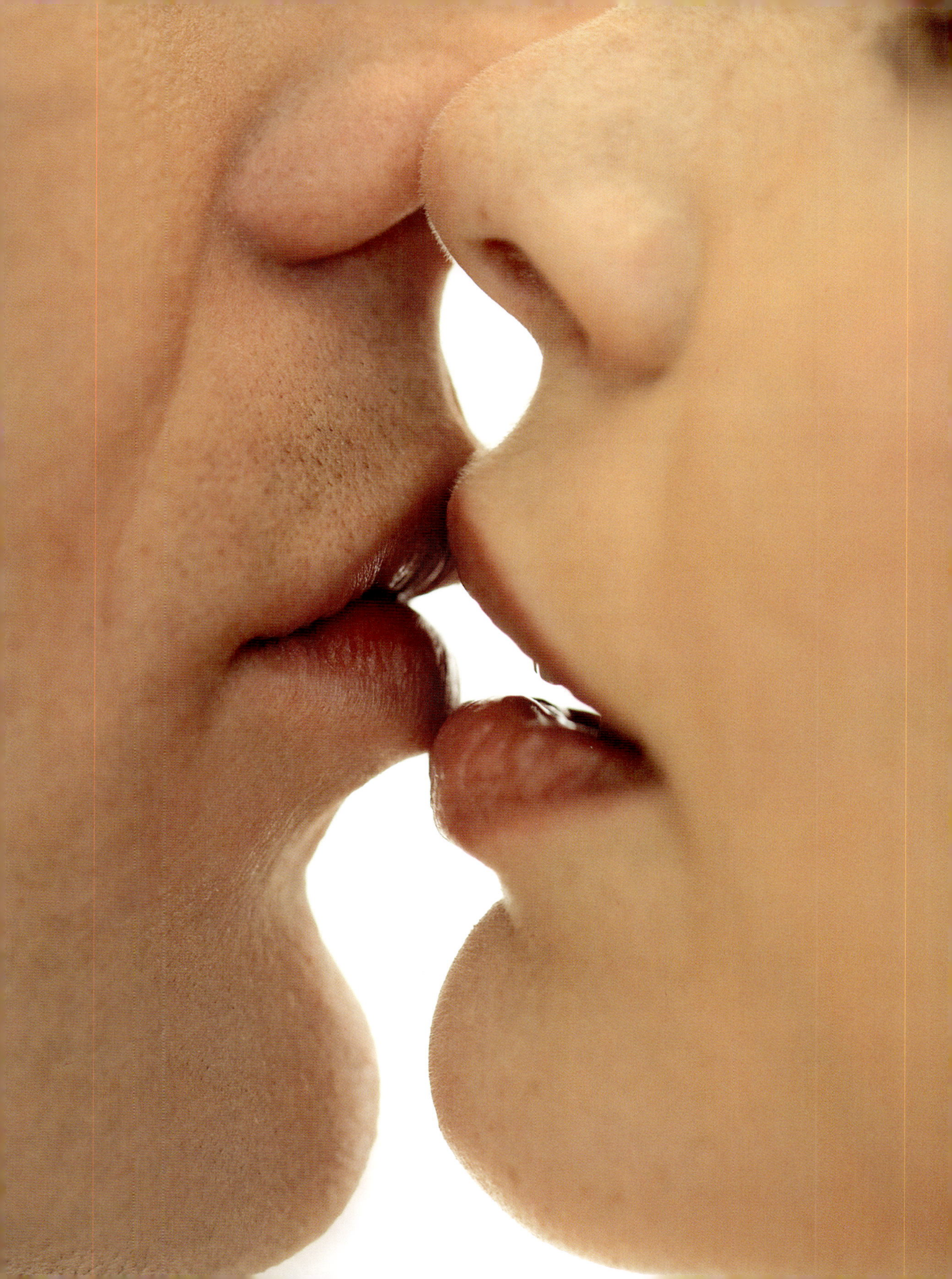

Erotische Massage

Tantra-Massagen sind ein wunderbares Vorspiel, das nahtlos zur Liebe überleitet. Sie sind auch eine wunderbare Art, den Körper Ihres Partners zu ehren. Massagen streicheln den Körper und die Seele und vertiefen das beiderseitige Vertrauen.

Sexuelle Energie wecken

Bei einer Massage können Sie üben, dem Partner Ihre sexuellen Wünsche und Vorlieben mitzuteilen. Viele Partner sind gehemmt, beim Verkehr über derlei Dinge zu sprechen, während der Massage jedoch können Sie entdecken, was Ihnen gefällt, und dies Ihrem Partner mitteilen. Massieren können Sie sich auch, wenn einer von Ihnen sich entspannen möchte, ohne dass Ihnen nach Sex zumute ist. Sie fördern dadurch die beiderseitige Nähe und bauen Stress ab. Mit einer Massage kann auch ein Abend oder ein Wochenende beginnen, das Sie der tantrischen Meditation widmen.

Die sexuelle Energie, die Ihren Körper bei einer Massage durchströmt, kann den Gebenden wie den Nehmenden in einen meditativen Zustand versetzen. In der Konzentration auf den Körper versiegt der stetige Gedankenstrom im Kopf und die Sorgen des Alltags verflüchtigen sich. Wenn Sie somit vom Kopf her bereit sind, sich allein auf den Augenblick zu konzentrieren, empfinden Sie ihren Körper als ausbalanciert, empfänglich und in sanftem Fluss. Diesen Schwebezustand bezeichnet man im Tantra als Glückseligkeit.

Multiorgasmusfähig werden

Die Tantramassage ist eine gute Möglichkeit, Ihr Sexualempfinden zu verbessern. Multiorgastisch werden Sie, indem Sie immer mehr Körperregionen an sich und an Ihrem Partner entdecken, die Ihnen Lust bereiten, ohne sich auf die Genitalien zu beschränken. Als größtes Sexualorgan Ihres Körpers verdient die Haut besondere Aufmerksamkeit. Massieren Sie die Finger, die Zehen, die Kniekehlen, die Fußgelenke, den Nacken, die Ohrläppchen und den Scheitelpunkt am Kopf; das alles sind erogene Zonen. Während Sie lecken, saugen, streicheln und massieren, verfeinert sich Ihr Erregungsempfinden. Ihr Geist entspannt und konzentriert sich auf den Augenblick. Lassen Sie sich Zeit und öffnen Sie

MASSAGEÖL SELBST MISCHEN

Die Wirkung einer erotischen Massage lässt sich durch den Gebrauch ätherischer Öle erheblich steigern. Folgendes Rezept schlage ich für ein tantrisches Massageöl vor. Es ist der Entspannung und einer sinnlich-liebevollen Atmosphäre förderlich.

- 250 ml Jojoba-, Mandel- oder Sonnenblumenöl als Basis
- 6 Tropfen reines Rosenöl
- 4 Tropfen Sandelholzöl
- 5 Tropfen Weihrauchöl

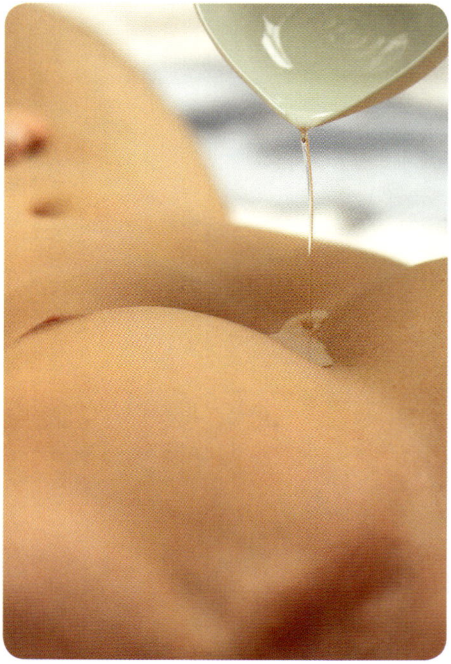

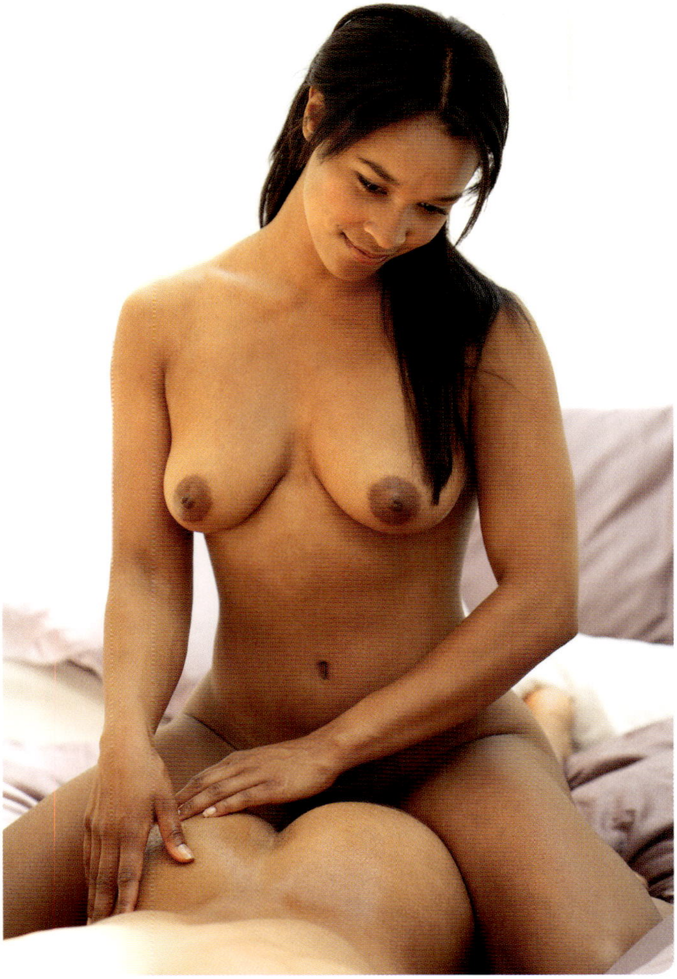

sich dem Zufluss göttlicher Energie. Verschiedene Berührungsarten bewirken unterschiedliche Empfindungen und führen zu maximaler Erregung.

Tantrische Meditationen sind stets mit Gefühlen von Liebe und Hingabe verbunden. Wenn Sie Ihren Partner massieren, aktivieren Sie Gefühle von Liebe in seinem Herzchakra. Er erfährt einen Zustand meditativer Glückseligkeit und darauf einen berauschenden Orgasmus.

Eine Tantramassage beginnt in einem ruhigen, steten Rhythmus, der sich langsam steigert und alle Teile Ihres Körpers erreicht. Ihr Atemmuster wird sich allmählich diesem Rhythmus anpassen. Der Rhythmus baut sich in Ihrem Körper auf und macht ihn empfänglicher, einen Ganzkörperorgasmus zu erleben.

♋ Tipps für eine erotische Massage

Eine erotische Massage belebt, ist sexy und für beide Seiten ein Vergnügen. Ein gewisses Können ist nützlich, aber am wichtigsten ist es, sich dem Partner liebevoll und aufmerksam zuzuwenden. Die folgenden Tipps helfen Ihnen, die Massage für beide zu einem Vergnügen zu machen.

- Massieren Sie Ihren Partner auf einer festen Unterlage oder auf dem Boden. Handtücher oder Laken nehmen überschüssiges Öl auf.
- Ihre Hände sollten sauber, die Nägel kurz und glatt sein. Legen Sie Schmuckstücke ab.
- Verwenden Sie ein geeignetes Öl, das auch Ihr Partner mag, und berücksichtigen Sie Allergien. Für eine Genitalmassage brauchen Sie ein spezielles Gleitmittel, das eventuell kondomverträglich sein sollte.
- Erwärmen Sie das Öl vor der Anwendung auf der Haut, indem Sie die Handflächen aneinander reiben, und gehen Sie großzügig damit um; Ihre Hände gleiten dadurch weicher und sinnlicher über die Haut.
- Greifen Sie ruhig zu; die meisten Massagegriffe fühlen sich toll an, wenn Liebe und Achtsamkeit im Spiel sind. Wiederholen Sie Ihre Massagegriffe, damit sich ein gewisser Rhythmus einstellt.
- Seien Sie kreativ und zögern Sie nicht, neue Griffe zu erfinden. Man kann nichts falsch machen, solange Sie jede Bewegung bewusst ausführen.
- Massieren Sie Ihren Partner nicht unmittelbar nach einer Operation oder wenn er Herzprobleme, Thrombosen, Schmerzen, Infektions- oder Hautkrankheiten hat. Fragen Sie in Zweifelsfällen den Arzt.

Erotische Massagegriffe

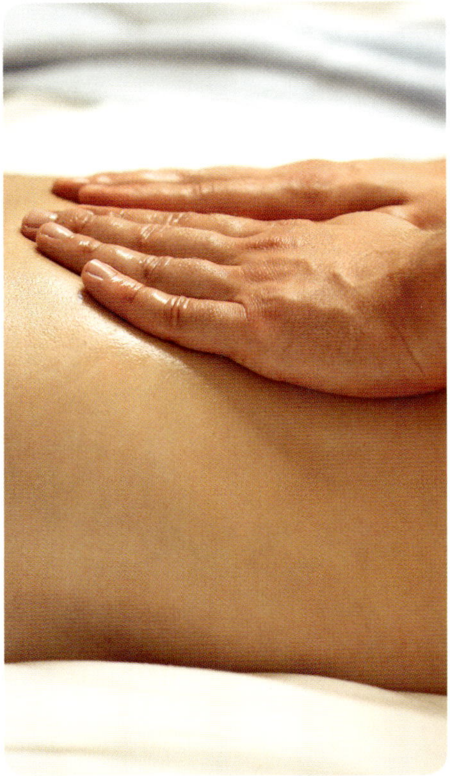

Lassen Sie sich von diesen Ideen inspirieren und scheuen Sie sich nicht, Neues dazuzuerfinden. Probieren Sie aus, welche Griffe Sie gerne ausführen und welche Ihr Partner bevorzugt. Beziehen Sie den ganzen Köper Ihres Partners ein und verweilen sie nicht bei seinen erogenen Zonen. Ihr Partner soll sich entspannen und die Massage genießen, um das Vertrauen möglichst zu vertiefen.

1 Lange, streichende Bewegungen, entweder mit der ganzen Hand oder nur mit den Fingerspitzen, werden mit viel Öl besonders fließend.

2 Rhythmisches Kneten mit beiden Händen sollte hauptsächlich an gut gepolsterten Körperstellen wie an Schenkeln, Bauch, Hüften und Po stattfinden.

3 Kreisbewegungen mit den Daumen sind besonders tiefenwirksam. Mit genügend Druck ausgeführt, sind diese Bewegungen ideal zum Lösen von Verspannungen, besonders an muskulöseren Stellen.

4 Federleichte Striche mit den Fingerspitzen stimulieren die sensorischen Nerven der Haut und lassen Sie erschauern.

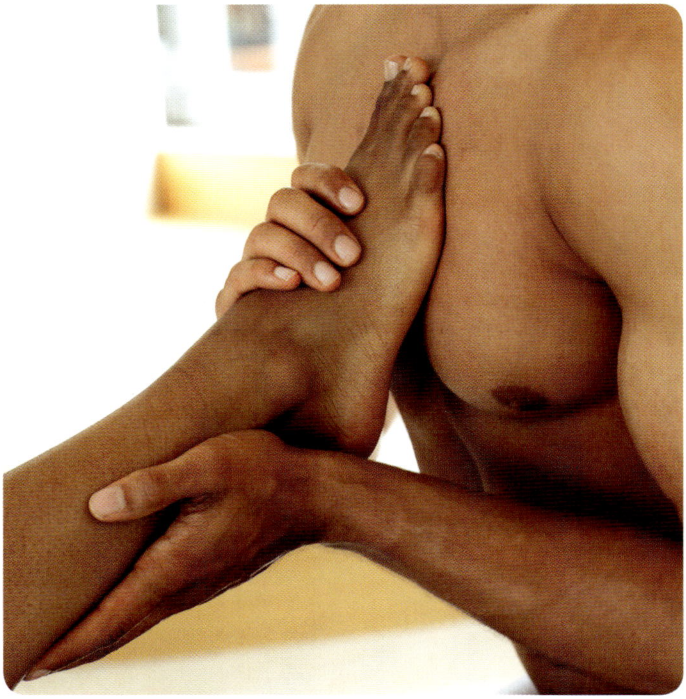

Fußmassage

Rituelle Fußwaschungen gelten als Zeichen der Verehrung und Unterwerfung, und auf feinstofflicher Ebene soll es einen Bezug zwischen den Füßen eines Menschen und dessen Karma geben. Eine Fußmassage kann emotionale Wunden heilen, die von zurückliegenden, negativen Ereignissen herrühren.

Unter physischem Aspekt betrachtet, gibt es am Fuß Reflexzonen, die mit entfernten Körperteilen verbunden sind. Folglich sind die Füße hochsensibel, und eine Fußmassage sendet positive Signale in den ganzen Körper. Eine ausgiebige Fußmassage fühlt sich entspannend und beruhigend an und hat Auswirkungen auf den ganzen Körper. Wenn Ihr Partner kitzlig ist, massieren Sie mehr mit den Handflächen als mit den Fingerspitzen. Kitzligkeit in den Füßen kann man durch regelmäßige Massage auch abbauen.

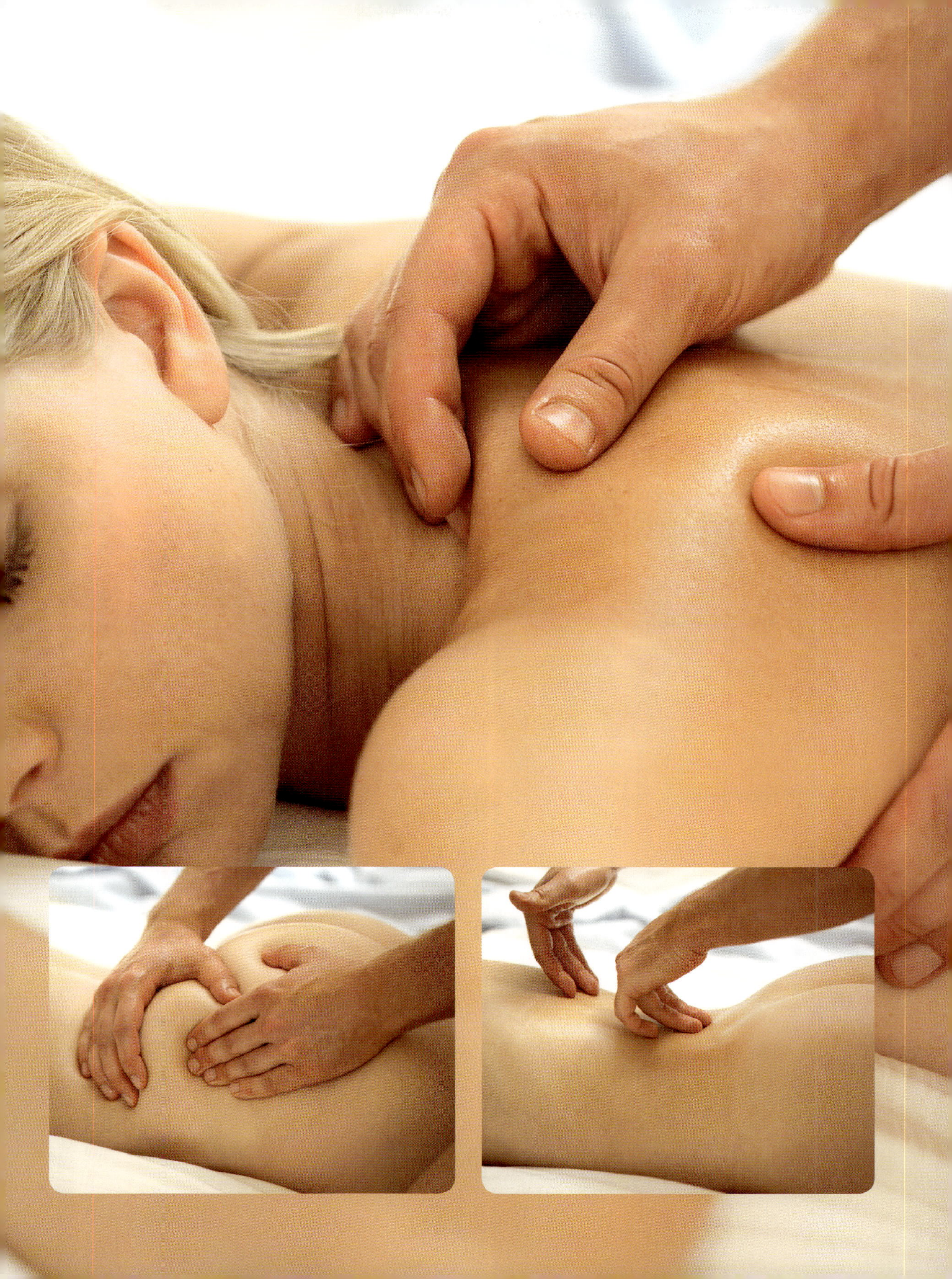

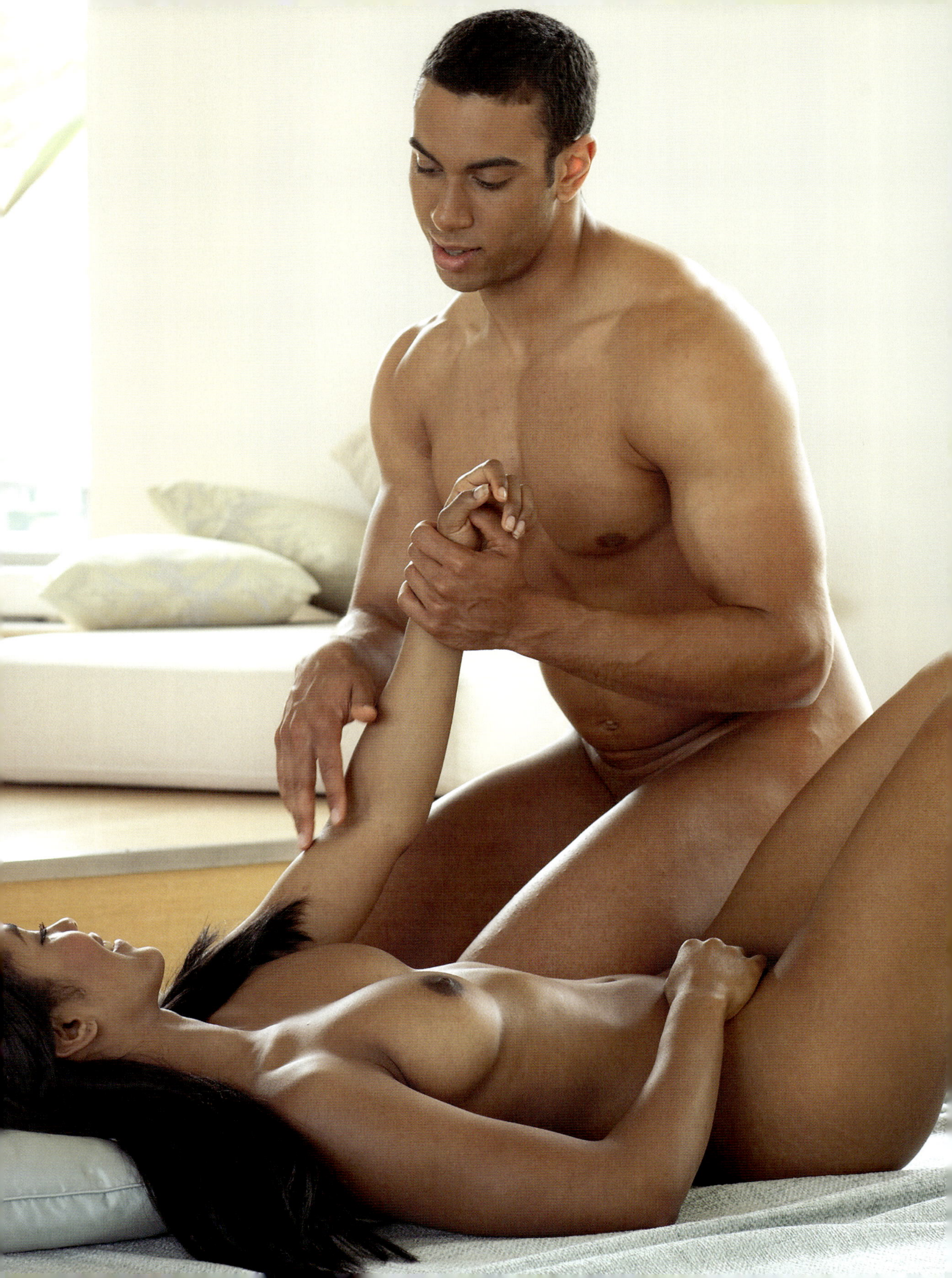

Das Berührungsspiel

Es ist wichtig, den Partner immer wieder anders zu erregen – und zuzusehen, wie er Ihre Aufmerksamkeit genießt, ist auch für Sie sehr erotisch. Sprechen Sie aus, was Sie an- oder abtörnt. In dieser Massage lernen Sie die Vorlieben Ihres Partners kennen und finden auch die Gelegenheit, eigene erotische Geheimnisse zu offenbaren.

1 Machen Sie es sich auf dem Bett oder einem Teppich bequem. Dann beginnt einer von Ihnen, den Partner mit einfachen Streichbewegungen an den Armen oder Beinen zu massieren. Verwenden Sie Öl.

2 Der Massierende fragt: »Wie fühlt sich das an?«

3 Antworten Sie, aus der anderen Sicht, möglichst offen, konstruktiv und einfühlsam. »Fühlt sich wunderbar an, könnte aber noch etwas fester sein.« Oder: »Es kitzelt da ziemlich. Könntest du es mit der flachen Hand probieren?«.

4 Wechseln Sie sich ab. Sollten Sie noch einmal wechseln, seien Sie mutig und erfinden Sie neue Griffe.

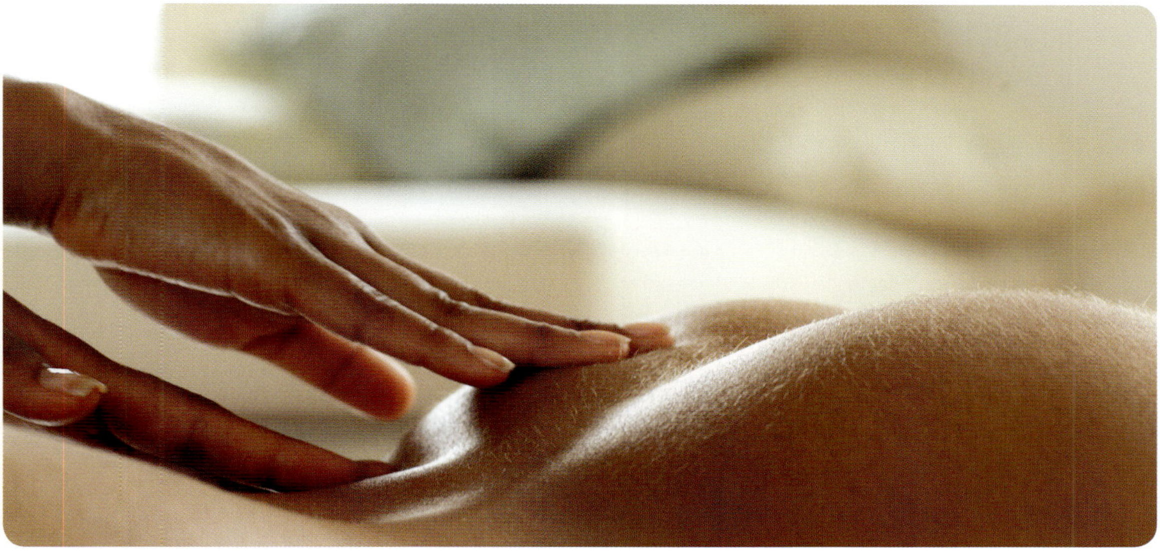

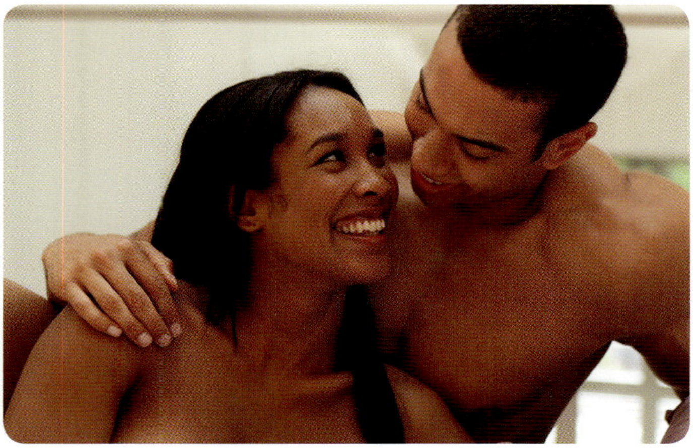

Grenzen ziehen

Es ist ratsam, vor einer Massage Regeln festzulegen und Grenzen zu ziehen. Dadurch fühlt sich der Gebende sicherer und ist eher bereit, im Lauf der Massage zu experimentieren, während der Empfangende sich ganz fallen lassen kann. Sie könnten vereinbaren, welche Partien übergangen werden, oder Sie sagen von vornherein, ob Sie bereit sind, ein Feedback zu geben oder lieber stumm bleiben. Oder Sie sagen, dass Sie bei der Massage nicht sexuell stimuliert werden möchten.

Lingam-Massage

Den Lingam würdigen, heißt den Mann würdigen. Eine leidenschaftliche Shakti kann Ihrem Partner hierbei das ganze Potenzial orgastischer Lust seines Körpers bewusst machen. Verwenden Sie feste, aber sanfte Streichbewegungen und seien Sie besonders behutsam und liebevoll. Die Abfolge kann den Wünschen Ihres Partners gemäß variieren.

1 Massieren Sie zu Beginn Rücken, Schultern und Arme und wenden Sie sich dann den Beinen des Partners zu. Dann bitten Sie ihn, sich umzudrehen, und Sie massieren seine Brust und die Schenkel.

2 Verwenden Sie reichlich Öl und bedecken Sie damit seinen Lingam, die Hoden und den Damm (zwischen Anus und Hodensack). Massieren Sie seinen Lingam gefühlvoll mit beiden Händen; richten Sie ihn dabei zur Brust hin aus. Dann bewegen Sie ihn sanft zur Seite, dann nach unten in Ihre Richtung und schließlich zur anderen Seite, wobei Sie ihn ständig weiter massieren. Bewegen Sie seinen Lingam mit sanft gleitenden Griffen weiter im Uhrzeigersinn.

3 Legen Sie beide Hände auf seinen Lingam und ziehen Sie sie sachte auseinander, sodass Sie den Lingam der Länge nach dehnen. Wenn Ihre untere Hand die Hoden erreicht, drücken Sie den Lingam mit der oberen Hand gegen den Körper und halten ihn in so seiner Position.

4 Massieren Sie mit zwei kreisenden Fingern seinen Damm. Legen Sie den Mittelfinger der anderen Hand mittig auf seine Stirn. Pressen Sie fest gegen den Damm und streichen Sie auf der Stirn hoch bis zum Haaransatz.

5 Streichen Sie mit gewölbter Hand in rhythmischem Wechsel am Schaft nach unten. Während eine Hand die Wurzel erreicht, kommen Sie mit der anderen wieder an die Spitze und streichen in einer beständigen Bewegung wieder nach unten, sodass die Spitze unentwegt bedeckt ist.

6 Bearbeiten Sie mit beiden Händen den Schaft, indem Sie gleichzeitig in entgegengesetzter Richtung herumgleiten, als würden Sie ein Tuch auswringen. 10 Wiederholungen.

7 Gleiten Sie mit den Händen abwechselnd etwa zehn Mal am Schaft nach unten. In der Wiederholung erfolgen neun Abwärtsbewegungen. Reduzieren Sie weiter bis zu einer einzigen. Sollte Ihr Partner dabei eine Ejakulation kommen spüren, halten Sie inne.

8 Ihr Partner atmet tief ein, spannt den Körper 20 Sekunden lang an, ehe er komplett loslässt: Die durch Sie erzeugte Energie wird ihn durchpulsen.

Der erste Ganzkörperorgasmus

Wenn der Mann keinem Leistungsdruck unterliegt und nicht auf die Ejakulation fixiert ist, kann seine sexuelle Energie in einen Ganzkörperorgasmus gelenkt werden. Spannen Sie nach Abschluss dieser Massage alle Ihre Muskeln an, um sie dann sogleich wieder zu entspannen, und Ihr Körper wird, von orgastischer Energie überwältigt, in Ekstase geraten.

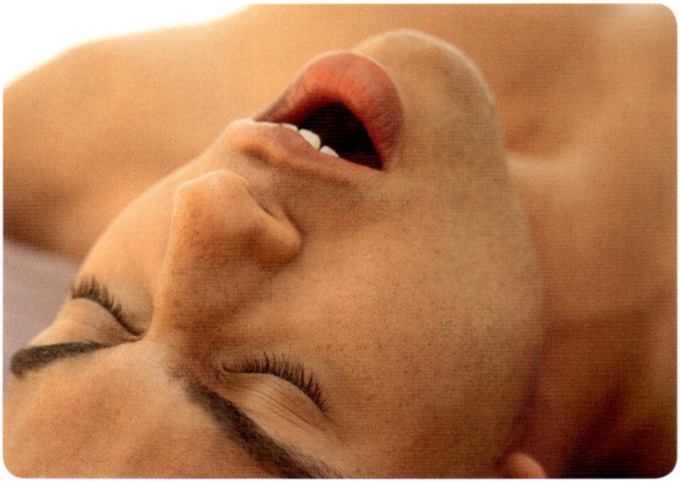

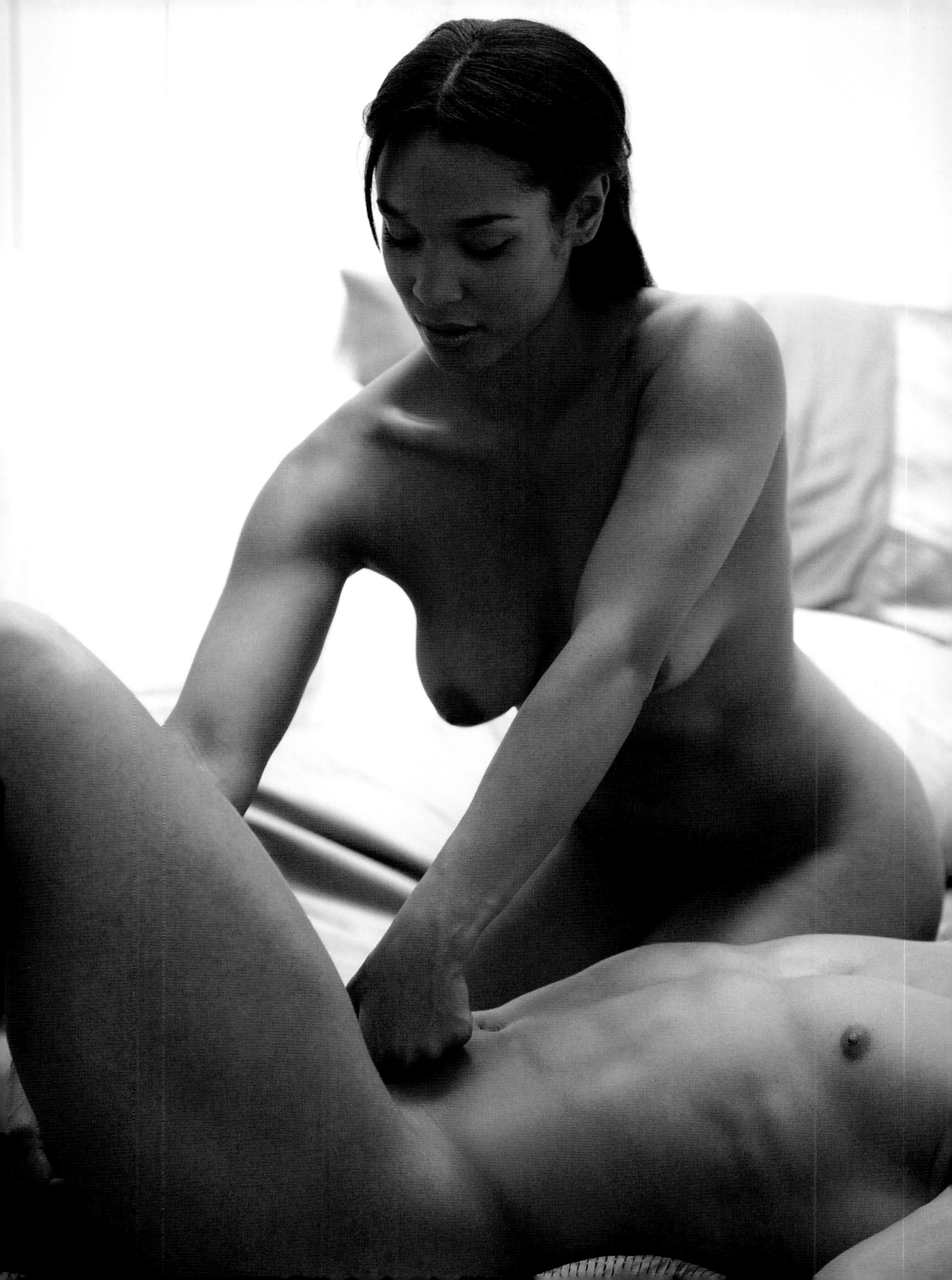

Yoni-Massage

Eine Yoni-Massage, bei welcher der Mann seine Partnerin allein zum Zweck ihrer Lust und ohne eigenes Verlangen verwöhnt, ist für eine Frau das größte Geschenk. Wenn der Mann klar vermitteln kann, dass eine Penetration nicht sein Ziel ist, kann sich die Frau voll entspannen und die Massage als reine Verehrung Ihres göttlichen Selbst betrachten. Letztlich erfährt sie dadurch ekstatische Glückseligkeit.

1 Massieren Sie zu Beginn Schultern, Nacken und Körper Ihrer Partnerin, bis Sie vollkommen entspannt ist. Legen Sie die eine Hand auf die Yoni ihrer Partnerin und die andere auf die Herzgegend und atmen Sie gemeinsam.

2 Streicheln Sie an ihrer Yoni entlang wiederholt nach oben und gleiten Sie allmählich mit zwei Fingern zwischen die inneren und äußeren Schamlippen. Die Finger sollten die Klitoris umkreisen, ohne sie direkt zu stimulieren.

3 Ziehen Sie mit Ihren Fingerspitzen hier und dort an ihrem Schamhaar. Beginnen Sie sanft und fragen Sie Ihre Partnerin immer wieder, wie fest sie es haben möchte. Das sendet kleine elektrische Ladungen von ihrem Schamhügel in den Körper hinauf, was die meisten Frauen als stimulierend empfinden.

4 Drücken Sie die Lippen Ihrer Yoni behutsam, aber fest zusammen. Zwicken oder ziehen Sie sanft und reiben Sie die äußeren Schamlippen.

5 Kreisen Sie oval mit dem Finger zwischen ihren inneren und äußeren Schamlippen, wobei Sie sich vom Damm bis über die Klitoris hinauf bewegen.

6 Streichen Sie mit drei Fingen aufwärts; der mittlere gleitet ein Stück weit in der Yoni-Öffnung nach oben, die anderen beiden seitlich. Wiederholen Sie das mehrmals.

7 Wenden Sie sich dann der Perle (Klitoris) zu. Zunächst stellen Sie sich ein Zifferblatt um die Klitoris herum vor. Reiben und pressen Sie sanft an allen »Stunden«-Positionen. Vollziehen Sie den Kreis nach Wunsch der Partnerin.

8 Bitten Sie um Erlaubnis, ihren heiligen Raum zu betreten. Reizen Sie sie am Eingang so lange, bis sie es nicht mehr aushält. Bewegen Sie einen Finger sehr langsam ein und aus.

9 Sie können Ihre Fingerspitzen oder die Seiten Ihrer Finger zur Massage der vier inneren Wände ihrer Yoni-Höhle verwenden. Im Wechsel dazu stimulieren Sie Ihre Klitoris.

10 Fragen Sie Ihre Partnerin, ob sie zum Orgasmus kommen will. Es gibt Frauen, die das mögen, andere mögen es nicht. Respektieren Sie ihre Wünsche.

11 Zum Abschluss legen Sie Ihre Hände auf die Yoni und das Herz. Atmen Sie wieder im Einklang. Seien Sie dankbar, dass Ihre Partnerin Sie in ihrem Heiligtum empfangen hat.

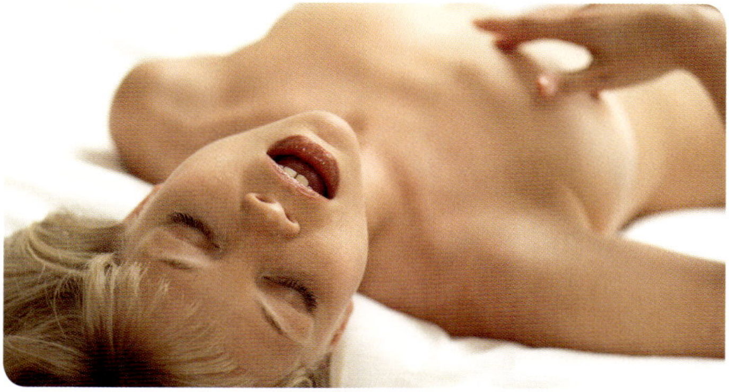

Ihr kosmischer Orgasmus

Tun Sie sich keinen Zwang an, wenn Sie eine Yoni-Massage erhalten. Geben Sie Töne von sich und lassen Sie sich gehen. Dies ist wahre sexuelle Heilung. Ihr Partner ist stark genug, das All zu tragen, also reiten Sie die Wellen der Glückseligkeit bis zur Befreiung durch einen emotionalen Ganzkörperorgasmus. Wenn Tränen kommen, lassen Sie sie zu, so wie auch alle sonstigen Emotionen.

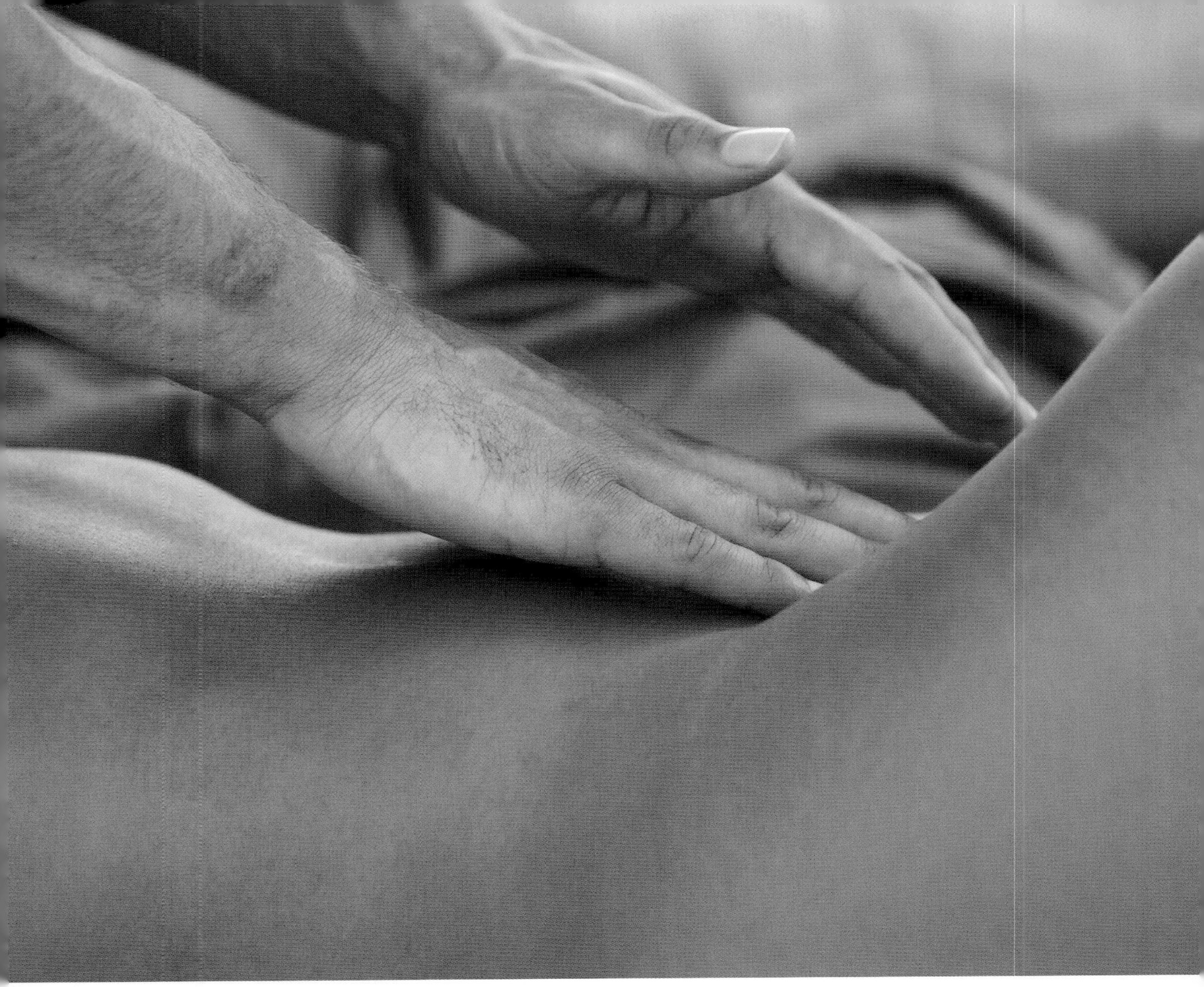

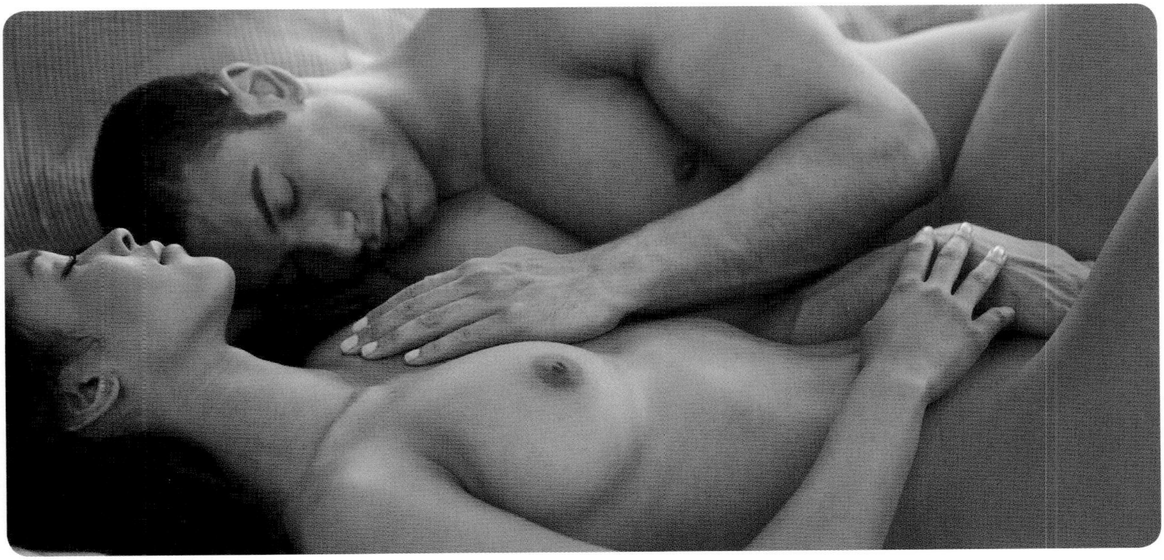

Tantrasex auf orale Art

Oralsex ist mit das Intimste, worauf Sie sich mit Ihrem Partner einlassen können. Wir alle haben eine tiefe Sehnsucht nach intimer Nähe mit einem anderen Menschen. Diese Art von Nähe ist möglich, aber nur wenn Sie emotional dazu bereit sind, sich dem Partner zu öffnen.

Orale Intimitäten

Lustvoller Oralsex ist eine Form tantrischer Meditation. Er ist wie geschaffen dafür, das Gespür für den Augenblick zu wecken, im Hier und Jetzt aufzugehen, in Harmonie mit dem Partner. Oralsex ist eine Aktivität voller Konzentration; Ihre Aufmerksamkeit gilt nur einem Körperteil Ihres Partners, und Sie können sich vollständig auf die Reaktionen Ihres Partners fokussieren. Wie kein anderer sexueller Akt bietet Oralsex die Möglichkeit, allein für den Augenblick und das sinnliche Vergnügen des Partners da zu sein.

Sollten Sie in Sachen Oralsex bisher zimperlich gewesen sein, dann ist dies die perfekte Gelegenheit, in sich zu gehen und Ihre Einstellung zu ändern. In der tantrischen Lehre gilt der Mensch als Manifestation des Göttlichen, und von daher gilt es, die Schönheit seines ganzen Körpers, auch der Genitalien, anzuerkennen und zu feiern. Beginnen Sie diese Meditationen mit einer gemeinsamen Dusche, in gespannter Erwartung einer lustvollen Erfahrung. Legen Sie los und genießen Sie! Warum sonst hat Tantra auch den Beinamen »Großes Experiment«?

Verletzlichkeit

Beim Oralsex befinden sie der Gebende und der Empfangende in einer verletzlichen Situation, die nur durch gesteigertes Vertrauen überbrückt werden kann, was wiederum das gemeinsame Band stärkt. Im Tantra ist es wichtig, vom eigenen Ego abzulassen und dem Partner zu vertrauen; dieser Verlust an Selbstkontrolle wird von beiden Partnern als Verschmelzung und pure Erleuchtung erlebt. Je öfter Sie und Ihr Partner Oralsex genießen, umso besser lernen Sie einander kennen, auf dem Pfad, der zu Ekstase und göttlicher Liebe führt. Tatsächlich werden Sie erleben, wie sich Ihre Körper in Glückseligkeit auflösen.

Den Partner ehren

Stellen Sie sich, während Sie einander oral befriedigen, vor, wie sich über Ihre Berührung Liebe in Ihren Partner ergießt. Da Ihr Partner dasselbe tut, schaffen Sie einen Energiekreislauf, der sich zwischen Ihnen aufbaut. Stellen Sie sich vor, Sie ehren und würdigen Ihren Partner. Vergessen Sie dabei nie, dass es weniger auf Ihre oralen Fertigkeiten ankommt; doch wenn Sie es mit Liebe tun, wird das spürbar sein.

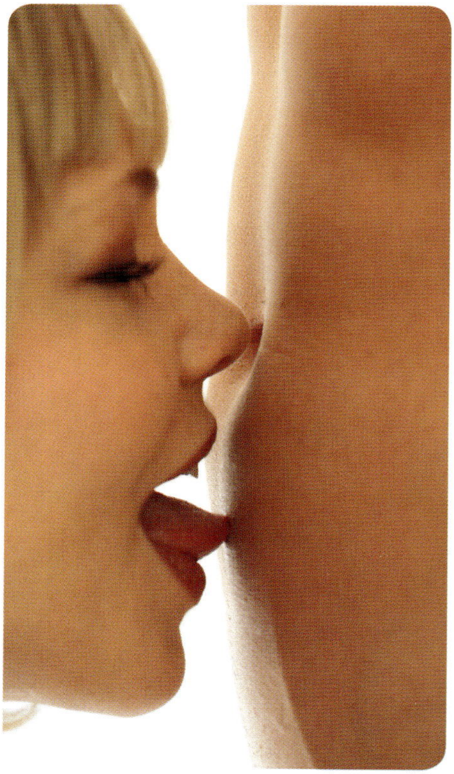

Sich oral einander anvertrauen

Diese Meditation ist eine Gelegenheit, Ihre tiefsten Wünsche zum Ausdruck zu bringen. Einander beim Oralsex, einem so intimen Akt, sein Innerstes zu offenbaren, zeugt von Mut und der Bereitschaft, etwas zu riskieren. Das kann extrem antörnend wirken und Sie erleben den Oralsex vielleicht völlig neu. Versuchen Sie nicht zu analysieren, was Sie hören; allein zuzuhören zeigt Ihre Empathie.

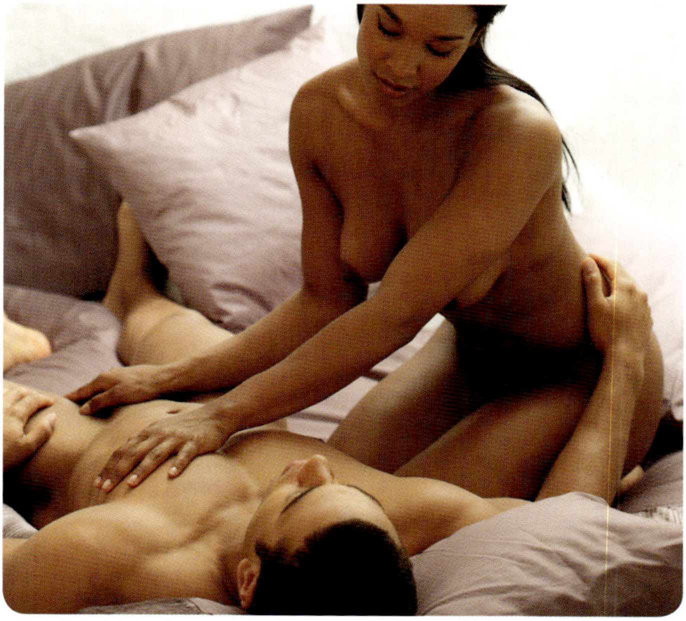

1 Vollziehen Sie das Anfangsritual (siehe Seite 12), der Raum sollte warm sein.

2 Die Frau legt die Hände auf den Lingam Ihres Partners und auf seine Brust, um die Chakren zu beleben. Fangen Sie an, Ihn oral zu verwöhnen; es muss nichts Bestimmtes passieren. Bleiben Sie präsent und Ihrer eigenen Empfindungen bewusst. Atmen Sie gleichmäßig. Entspannen Sie Kehle und Mund.

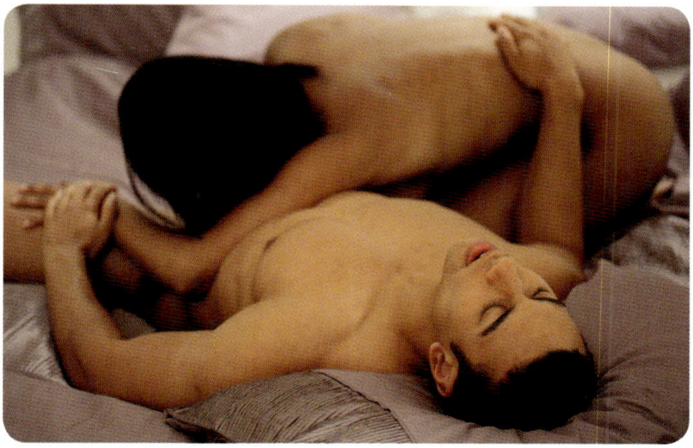

3 Der Mann sollte alles aussprechen, was Ihm gerade in den Sinn kommt. Das kann ein einziges Wort sein; es muss keinen Sinn ergeben. Die Frau muss nicht darauf antworten; verwöhnen Sie ihn einfach weiter. Seine Worte erreichen Sie wie eine Welle.

4 Nach fünf Minuten wechseln sie sich ab. Nun ist die Frau an der Reihe, verwöhnt zu werden und sich mitzuteilen. Sprechen Sie nicht über das Gesagte oder das, was passiert ist.

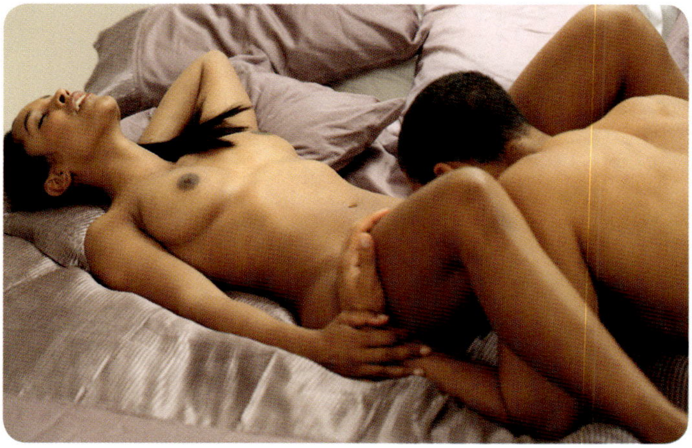

5 Wenn Sie beide mögen, können Sie sich danach lieben. Stellen Sie sich weiterhin vor, den Partner zu ehren.

6 Vollziehen Sie das Schlussritual.

Den Lichtstab würdigen

Die folgende Meditation ist eine Gelegenheit, das Verwöhnen des Lingam zu einer spirituellen Erfahrung zu machen. Für den Mann ist sie ein erhabenes, nährendes Geschenk. Die Frau stellt Sie sich vor, der Lichtstab ihres Partners dringt mit Lichtenergie in sie ein, die ihre Yoni und den Schoß liebkost.

1 Sie sitzen einander gegenüber. Singen Sie zusammen fünf Minuten lang den Ton »Ah« und machen Sie dabei die Kehle weit. Sie werden staunen, wie sehr Sie Ihre Kehle entspannen können. Lachen Sie dabei auf übertriebene Weise.

2 Summen Sie fünf Minuten lang »Om«, den Ton des Universums (siehe Seite 98). Das erfüllt Sie mit kosmischer Energie. Fühlen Sie, wie Ihr Körper vibriert.

3 Bitten Sie Ihren Partner, Ihnen die Augen zu verbinden und sich bequem hinzulegen. Lassen Sie Ihre Zunge den Körper Ihres Liebesgottes erforschen. Sie spüren, wie Sie ein Gefühl des Respekts und der Ehrfurcht umfängt.

4 Wenn Sie den Lingam Ihres Partners erreichen, betrachten Sie ihn als Lichtstab mit immenser heilender Energie. Küssen Sie seinen Lingam zärtlich, achten Sie auf seine Reaktionen.

5 Lecken Sie am Schaft auf und ab und über die Spitze hinweg. Dabei umfassen Sie mit einer Hand sanft seine Hoden.

6 Nehmen Sie den Lingam Ihres Partners zärtlich in den Mund. Genießen Sie eine Weile lang einfach das Auf und Ab seiner Energie und wie sich sein Lingam dabei ausdehnt und zusammenzieht. Fühlen Sie sich ein in das Wesen des Lingams Ihres Partners; er hat eins! Verwöhnen Sie ihn.

7 Der Mann sollte möglichst ruhig verharren, atmen und genießen. Der Mund der Frau sollte aufnahmebereit sein, die Kehle entspannt. Liebkosen Sie den Lingam mit Ihrem Mund. Verweilen Sie im Augenblick. Beobachten Sie während dieser Zeit, wie offen und hingebungsvoll Sie sein können.

8 Bringen Sie Ihren Shiva nicht zum Orgasmus; lassen Sie ihn die Wellen der Lust reiten und den Augenblick genießen.

9 Setzen Sie sich auf und nehmen Sie die Binde ab. Legen Sie eine Hand auf seinen Lingam und kreisen Sie mit der anderen im Uhrzeigersinn auf seinem Kopf, um sein Scheitelchakra zu öffnen. Darauf spannt der Mann seinen Körper an, um gleich wieder loszulassen. So verbreitet sich die sexuelle Energie in seinem ganzen Körper.

SAMEN ALS LEBENSKRAFT

Im Tantra gilt der Samen als Lebenspendende Energie, und der Mann ist dazu aufgerufen, ihn zurückzuhalten. Jeder Samenerguss gilt als Verschwendung von männlicher Kraft. Stattdessen soll der Mann versuchen, seine Ejakulation zu kontrollieren, um die bei der durch Selbstbefriedigung, Oralsex oder Verkehr erzeugte sexuelle Energie im Körper zu halten. Kurz vor dem Orgasmus kann der Mann mittels verschiedener Methoden (siehe oben und Seite 132) seine sexuelle Energie in den ganzen Körper leiten, um einen Ganzkörperorgasmus zu erlangen. So erholt er sich auch schneller und kann, wenn er möchte, das Liebesspiel fortsetzen.

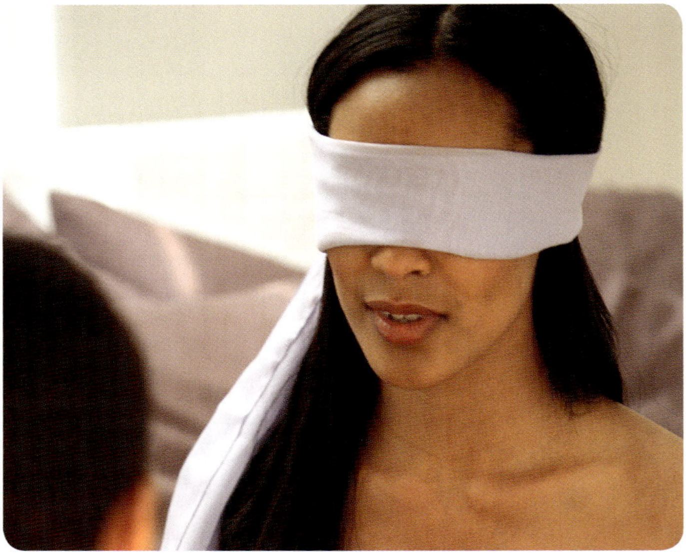

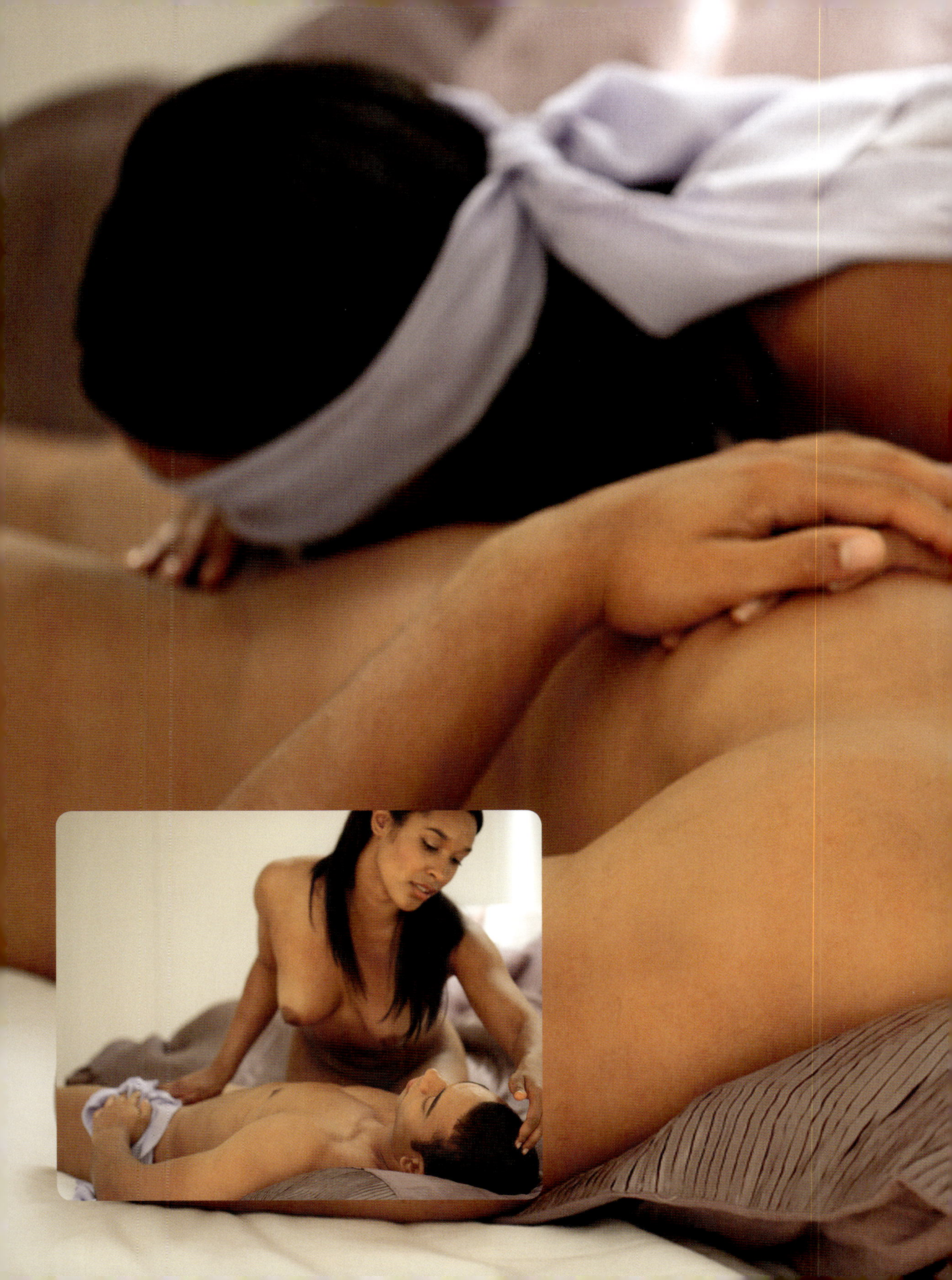

Die Yoni küssen

Für eine Frau gibt es nichts Größeres, als ihre Yoni von einem Mann würdigen zu lassen, der es genießt, sie zu lecken, zu schmecken und zu fühlen. Und jeder Mann, der dieser Kunst verfallen ist, weiß, wie sich das Vergnügen, das sie dabei erfährt, auf seinen eigenen Körper überträgt. Wenn eine Frau sich ganz der Lust hingeben kann, erfährt sie ein tiefes Gefühl der Befreiung, das sie auch in ihren Alltag mitnimmt.

1 Bitten Sie Ihre Göttin, es sich bequem zu machen, die Beine zu öffnen und den Eingang zu ihrer Yoni darzulegen.

2 Sie bleiben fünf Minuten ruhig sitzen und lassen Ihren Yin-Blick (siehe Seite 108) auf ihrer göttlichen Vulva ruhen. Dann küssen Sie ihre Schenkel und den Unterbauch.

3 Spüren Sie die elektrische Ladung zwischen Ihrer Zunge und den Lippen ihrer Yoni, wenn Sie mit dem Mund an ihren heiligen Ort herangehen.

4 Lassen Sie Ihre Zunge zwischen den Falten ihrer inneren und äußeren Schamlippen spielen.

5 Gehen Sie mit der Zunge sanft über ihre Perle (Klitoris), vorsichtig zunächst, da manche Frauen gerne weniger direkt stimuliert werden, bevor sie voll erregt sind. Variieren Sie Intensität und Tempo je nach den Reaktionen, die Ihre Partnerin zeigt. Das kann sich von Moment zu Moment ändern.

6 Konzentrieren Sie sich ganz auf Ihre Zungenspitze, um den 3000 Nervenenden auf der Klitoris gerecht zu werden. Verwöhnen Sie die Perle mit rotierender Zunge und steigern Sie das Tempo, indes sie auf den Wellen der Ekstase reitet.

7 Legen Sie eine Hand auf die Herzgegend Ihrer Partnerin; das erweitert ihr orgastisches Potenzial und hilft ihr, die sexuelle Energie im Körper zu verteilen.

8 Nach ihrem Höhepunkt nehmen Sie Druck und Tempo zurück. Spüren Sie, wie die Flut verebbt.

LOTUSNEKTAR

Im Tantra gelten die sexuellen Säfte, die der Yoni (auch »lebender Quell« oder »Papaya« genannt) entspringen, als zutiefst lebensfördernd und ihnen werden heilende und verjüngende Kräfte nachgesagt.

Wenn sich nun diese Säfte beim Oralsex mit dem Speichel des Mannes vermischen, entsteht daraus ein hochwirksames Elixier. Erregen Sie Ihre Geliebte und genießen Sie dabei die wertvollen Sekrete Ihrer Yoni, die wir im Tantra als »Lotusnektar« bezeichnen. Sie gelten als potentes Aphrodisiakum, mit luststeigernder Wirkung auf Sie selbst.

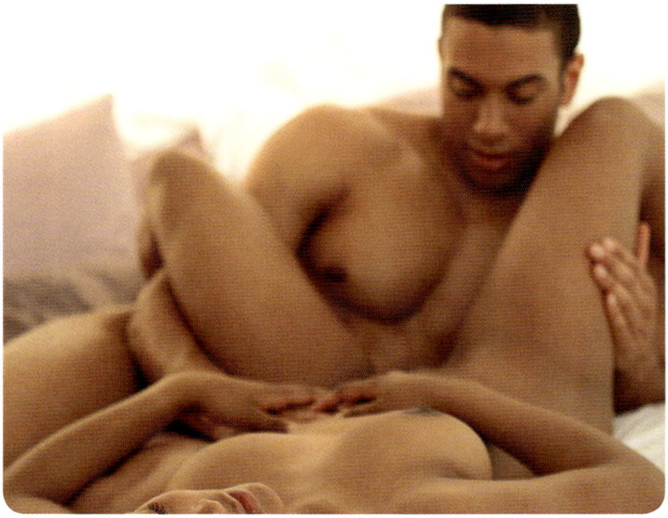

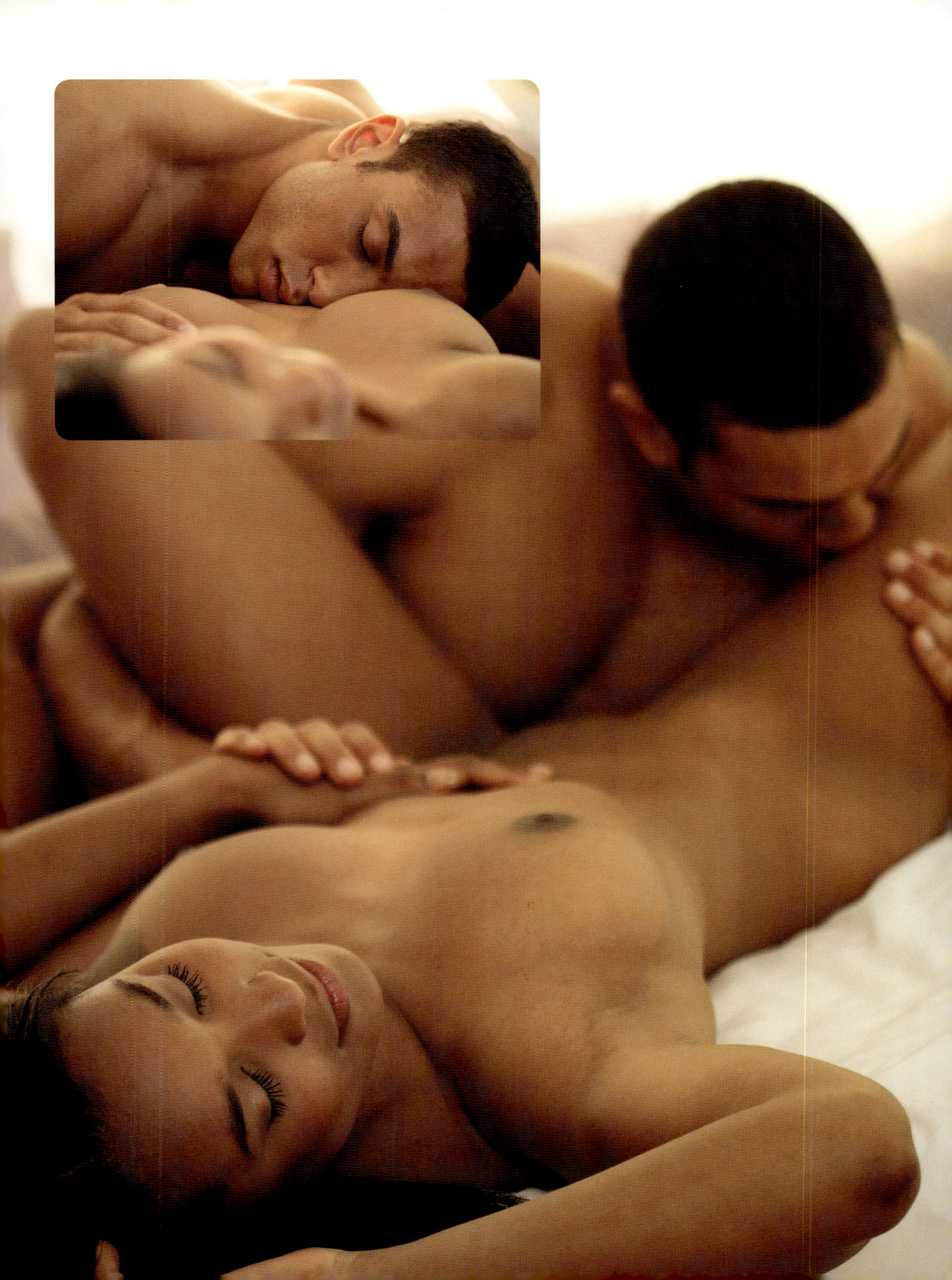

Orale Lust für beide

Wenn Sie beide Ihre Genitalien gleichzeitig mit dem Mund verwöhnen, entsteht eine Art Energiekreislauf, der die Leidenschaft befeuert. Die sexuelle Energie zwischen Ihnen beiden windet sich, einer Spirale gleich, immer höher und führt Sie schließlich zum Orgasmus.

Orale Erleuchtung

Gegenseitige orale Befriedigung ist eine der vollständigsten Verkörperungen der Harmonie, die zwischen dem männlichen und weiblichen Prinzip möglich ist. Sie kann einem Paar besondere Harmonie bringen, da Sie ja beide geben und empfangen. Je mehr Sie und Ihr Partner sich derart verwöhnen, umso besser verstehen Sie, was Sie beide erregt und mit Lust erfüllt. In Bezug auf die Wünsche Ihres Partners lässt Sie Oralsex zu einem Spezialisten werden, und in der tantrischen Praxis spielt er eine Schlüsselrolle. Mit der Zeit finden Sie vielleicht Oralsex befriedigender und sogar intimer als Geschlechtsverkehr.

Orgastische Glückseligkeit

Bei der oralen Befriedigung können Sie im ganzen Körper »orgastisch« werden. Die sexuelle Energie, welche dieses orale Fest in Ihren Genitalien erzeugt, durchströmt Ihren ganzen Körper. Erzittern und erbeben Sie in immer neuen Wellen der Lust und gehen Sie bis in jede einzelne Zelle hinein in Glückseligkeit auf. Sollte es zu einem genitalen Orgasmus kommen, nehmen Sie ihn ebenfalls an und reiten Sie die Wellen dieser besonderen Ekstase.

Seitliche Krähe

Diese klassische Stellung (ebenso bekannt als »69«), die auch im *Kamasutra* vorkommt, gestattet es beiden Partnern zu entspannen. Sobald Sie es beide bequem haben, können Sie vollständig loslassen und sich der tantrischen Erfahrung hingeben. Nehmen Sie ein Kissen, um, falls erforderlich, Kopf oder Po höher zu betten.

1 Sie liegen, einander entgegengesetzt, auf der Seite.

2 Umfassen Sie den Po oder unteren Rücken des Partners, um die Stellung während der Meditation zu stabilisieren.

3 Zunächst verwöhnt die Frau ihren Partner, während er den Mund auf Ihre Yoni legt. Dann verwöhnt er sie, während ihr Mund auf seinem Lingam ruht.

4 Schließlich verwöhnen Sie sich gleichzeitig, dazwischen immer wieder im Wechsel, um die Lust zu steigern. Ruhen Sie zwischendurch, um das Auf und Ab der Ekstase zu genießen und um das Vergnügen möglichst lange auszudehnen.

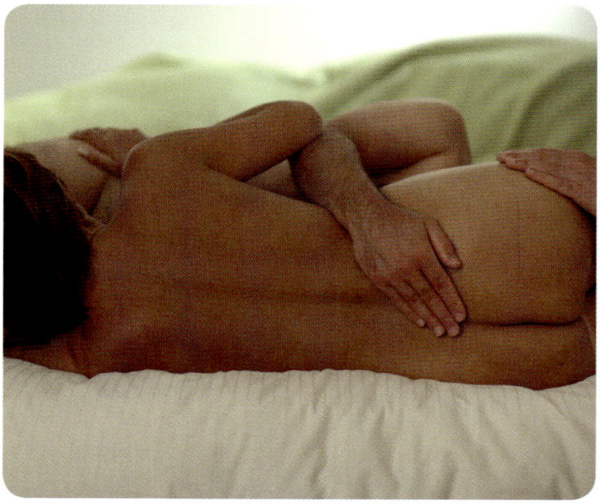

Shiva-Dominanz

Bei dieser sehr männlichen, sexy Variante des Oralverkehrs ist der Mann oben. Fallen Sie aber nicht auf Ihre Partnerin, wenn Sie so richtig bei der Sache sind. Bleiben Sie stark und legen Sie bei Bedarf beide eine Pause ein.

1 Die Frau liegt, den Kopf auf einem Kissen, auf dem Rücken; der Mann kniet auf allen Vieren und mit gespreizten Knien über ihr, die Knie beiderseits ihres Kopfs.

2 Der Mann greift mit den Händen unter das Becken der Frau, um es leicht anzuheben, und stimuliert dann mit den Fingern ihre Yoni. Verwenden Sie Ihre Zunge, um ihre Perle (Klitoris) zu verwöhnen, anfangs sanft, dann mit mehr Druck.

3 Die Frau greift nach dem Lingam ihres Partners. Stimulieren Sie ihn mit den Händen und mit dem Mund. Entspannen Sie sich und genießen Sie die gegenseitigen Verwöhnungen.

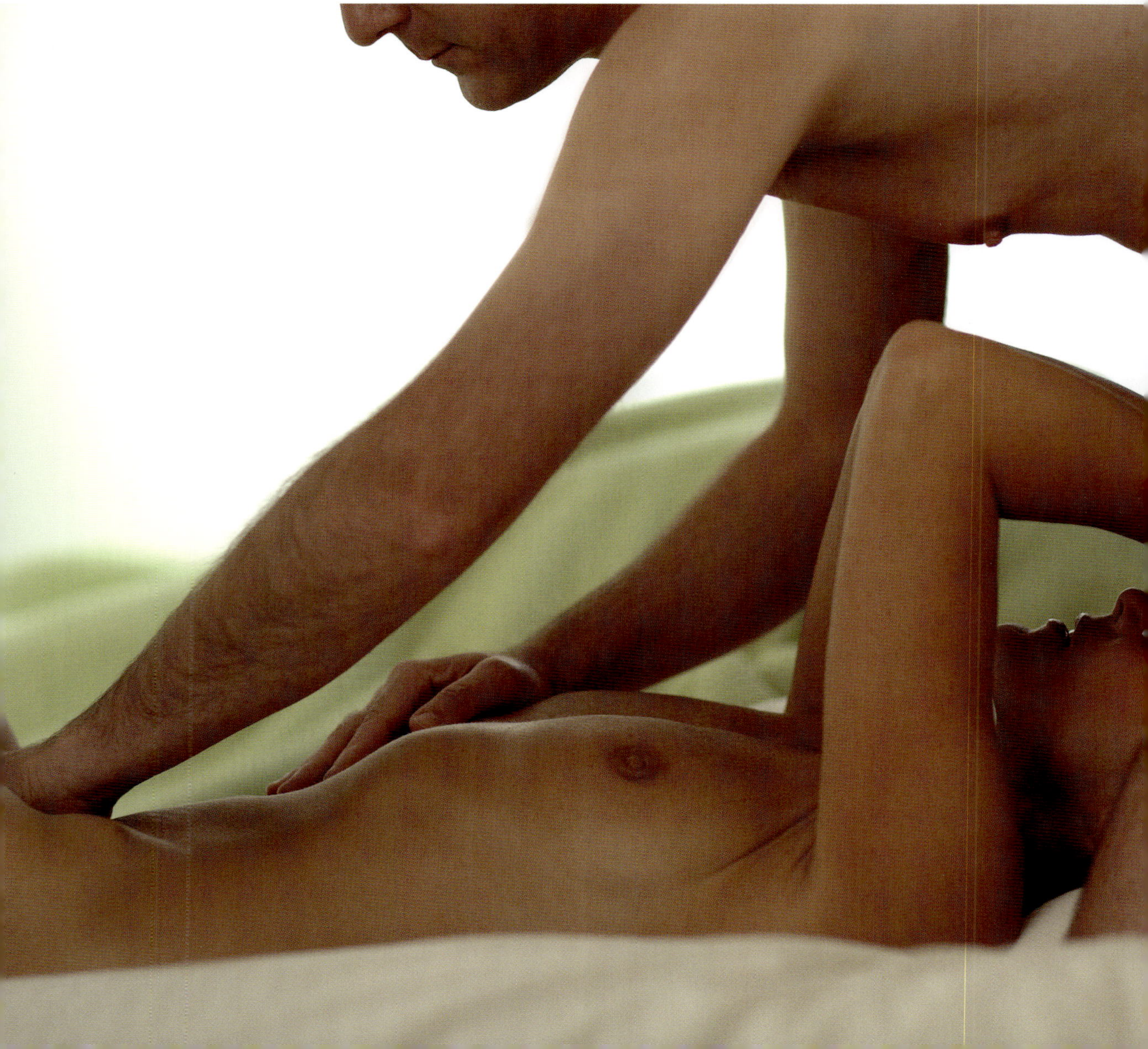

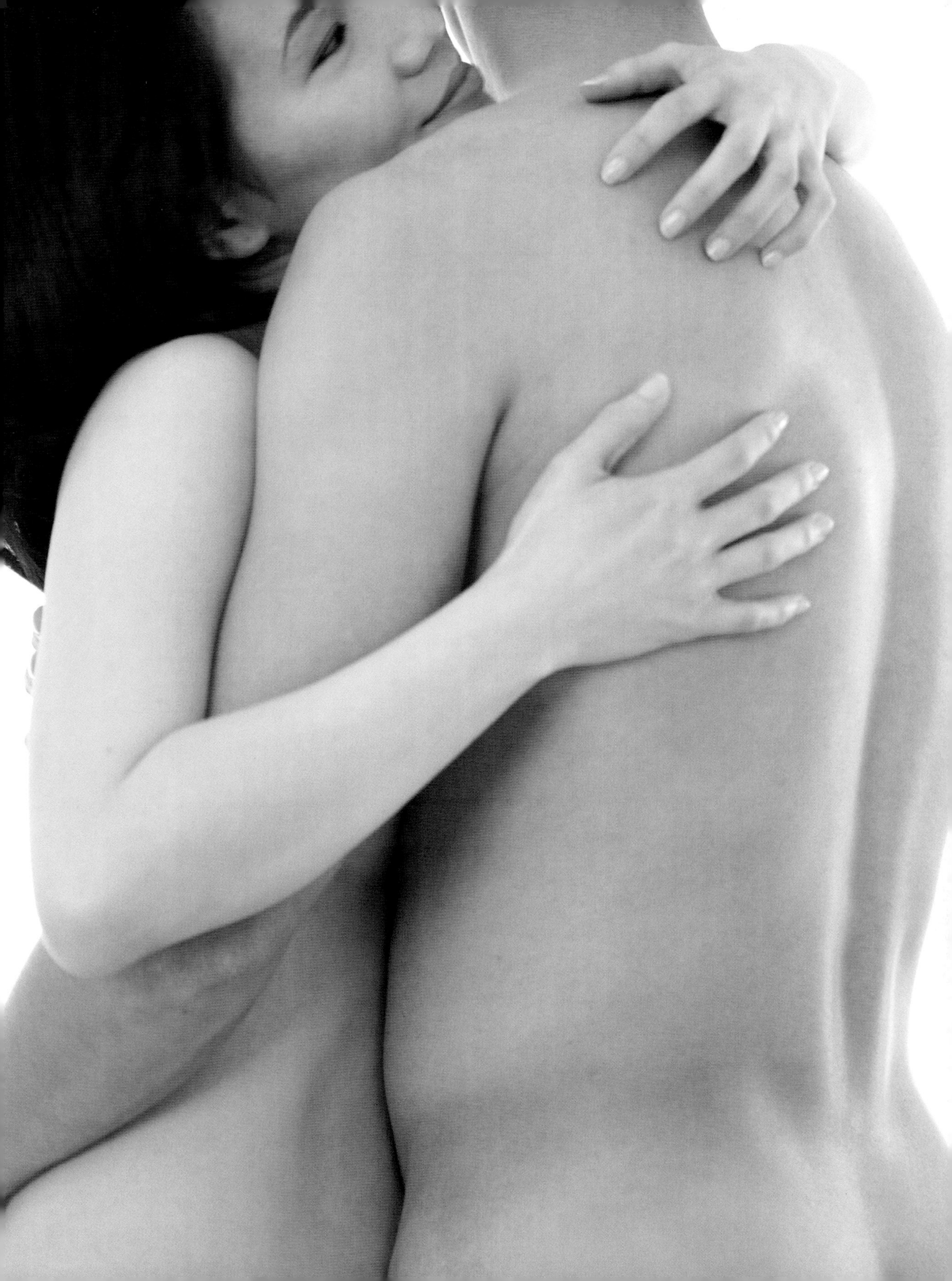

8

IN DER VEREINIGUNG ZUSAMMENFINDEN

Höchstes Ziel des Tantra ist es, eins zu werden mit der göttlichen Energie des Universums. Bei der sexuellen Vereinigung bringen Sie die Weisheit und das Bewusstsein Shivas und die Liebe und Leidenschaft Shaktis zusammen. Die Kraft dieser Mischung kann Sie beide ins Nirwana führen.

Das männliche Prinzip

Tantra hilft Ihnen, die Möglichkeiten Ihres Mannseins zu entdecken und voll auszuschöpfen. Wenn Sie als Mann eins sind mit sich selbst, können Sie ganz neue Grade der Lust erleben, was auch Ihre Partnerin als sinnlichen Kick erlebt.

Stehen Sie zu Ihrer Männlichkeit

Tantrasex bietet die Möglichkeit, Ihre Männlichkeit zu erforschen und auszudrücken, Ihr wahres Selbst zu entdecken und eine dominante Rolle als Liebhaber einzunehmen. Eine Frau törnt es ungemein an, wenn der Mann selbstbewusst zu seiner Kraft steht, dabei aber weiterhin sensibel auf ihre Bedürfnisse eingeht. Im Tantra ist das männliche Prinzip eine hochwirksame Mischung aus Kraft, Zartheit und Selbstbehauptung.

Wahre männliche Kraft speist sich aus dem dritten Chakra (in der Gegend des Solarplexus), wo Ihre Energielinien zusammenlaufen. Von dort versorgt sich Ihr wahres Selbst – männlich und stark, aber frei von Ego – mit Energie, die Ihr ganzes Dasein bestimmt. In dieser Region jedoch können sich unterdrückte Gefühle und Emotionen anstauen, was Ihre volle Funktionsfähigkeit als Mann beeinträchtigen kann, nicht nur in der Beziehung und beim Sex, sondern insgesamt. Die nachfolgend aufgeführten Meditationen sollen Ihnen helfen, Ihre wahre Natur als Mann zu entdecken. Je selbstbewusster ein Mann seine Gefühle auszudrücken vermag, umso erotischer wirkt er. Im Tantra werden Sie dazu ermuntert, Ihre Gedanken, Gefühle und Wünsche auszudrücken. Falls das für Sie gewöhnungsbedürftig ist, beginnen Sie damit, sich selbst als selbstbewussten, männlichen Liebhaber zu sehen und wagen Sie dann den ersten Schritt.

Präsent bleiben

Der Penetrationswunsch steht bei vielen Männern im Vordergrund, was der Kreativität in der Liebe entgegensteht. Im Tantra strebt man an, stets präsent zu bleiben, hingegeben an jede Empfindung und Bewegung. Sie werden feststellen, dass Ihre dem Augenblick verpflichtete Kreativität Ihrer beiderseitigen Lust förderlich ist und letztlich auch Ihren Orgasmus steigert.

Ejakulationskontrolle

Während der Lingam-Massage oder beim Sex kann Ihre Partnerin Ihnen helfen, die sexuelle Energie zurückzuhalten. Folgende drei Methoden stehen zur Verfügung:

- Halten Sie den Lingam und drücken Sie ihn unterhalb der Eichel so lange fest zusammen, bis die Energie abnimmt.
- Drücken Sie fest gegen den Damm (zwischen Anus und Hodensack). Gleichzeitig legen Sie zwei Finger auf das Scheitelchakra und massieren es in kleinen sanften Kreisen.
- Legen Sie eine Hand leicht auf den Lingam und massieren Sie mit zwei Fingern sanft kreisend das zwischen den Brustwarzen befindliche Herzchakra.

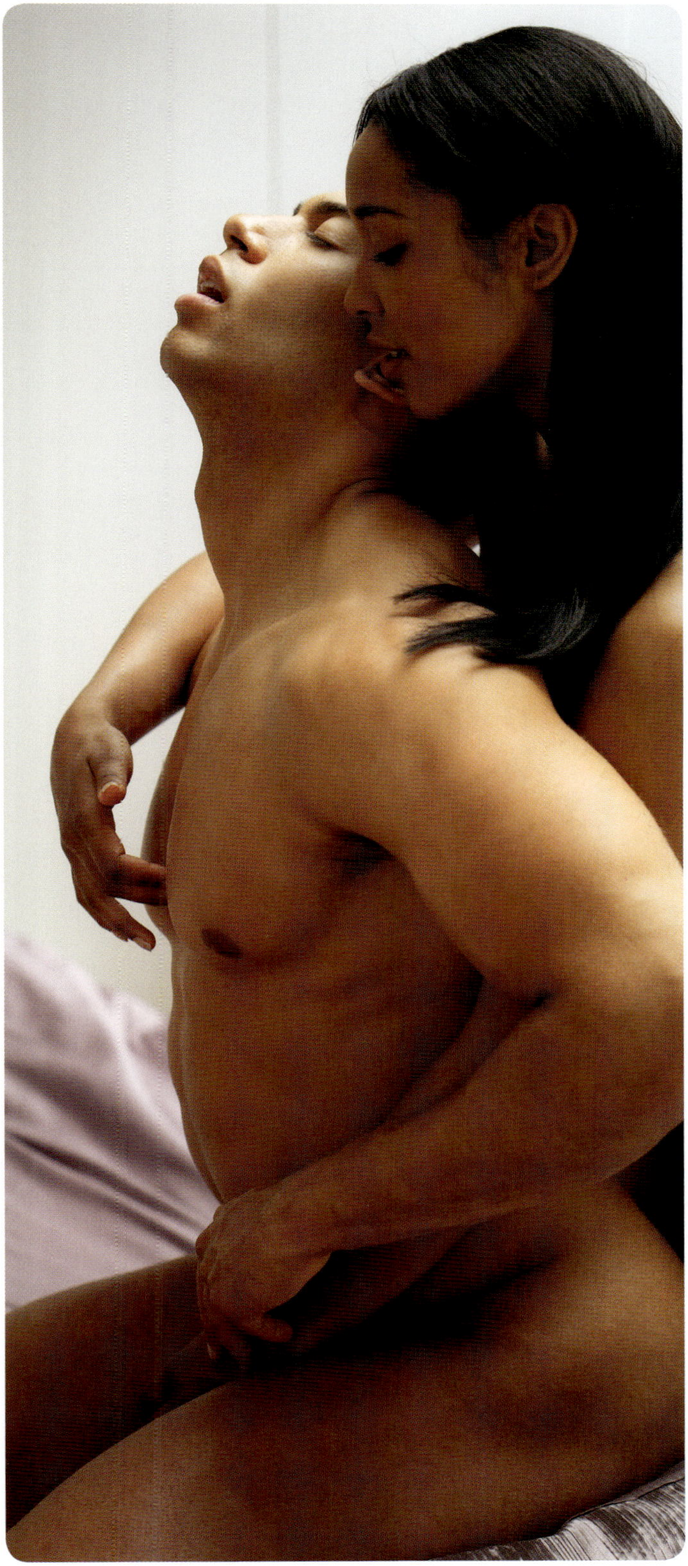

Den Gott entschleiern

Diese Meditation ist ein Kraftquell für jeden Mann. Sie erinnert ihn an seine göttliche Natur und stärkt so das Selbstvertrauen ungemein. Er darf seinen Körper und dessen Erotik feiern.

Dieses Ritual kann auch auf die Frau angewandt werden. Vielleicht möchten Sie ein andermal »die Göttin entschleiern«.

1 Spielen Sie lasziv-erotische, aber dezente Musik. Nähern Sie sich Ihrem Partner und beginnen Sie, ihn nach und nach zu entkleiden, bis er in triumphaler Nacktheit vor Ihnen steht. Lassen Sie Ihre Aufmerksamkeit seinem ganzen Körper zuteil werden. Sehen Sie ihn an, in stetig wachsender Hochachtung. Bewegen sie sich mit Bedacht, sodass er entspannt in der Meditation aufgehen kann.

2 Bitten Sie ihn, sich bequem niederzulassen. Er kann sich auch hinlegen, falls er mag.

3 Berühren Sie ihn mit den Händen an einer beliebigen Stelle und streicheln Sie ihn sanft. Sagen Sie: »Das ist die Brust des Gottes« oder »Das sind die Schenkel des Gottes«, während Sie ihn überall berühren.

4 Sie können Ihre Huldigung auch mit eigenen Worte ausdrücken, etwa folgender Art: »Das ist der prachtvolle Lingam des Gottes« oder »Das sind die kussheißen Lippen des Gottes«. Lassen Sie sich Zeit und schließen Sie jeden Zentimeter seines Körpers ein, damit er weiß, wie sehr Sie seine Schönheit und Kraft schätzen und verehren.

5 Ruhen Sie sich danach aus. Vielleicht möchten Sie sich im Anschluss lieben, um seine gestärkte Männlichkeit zu genießen.

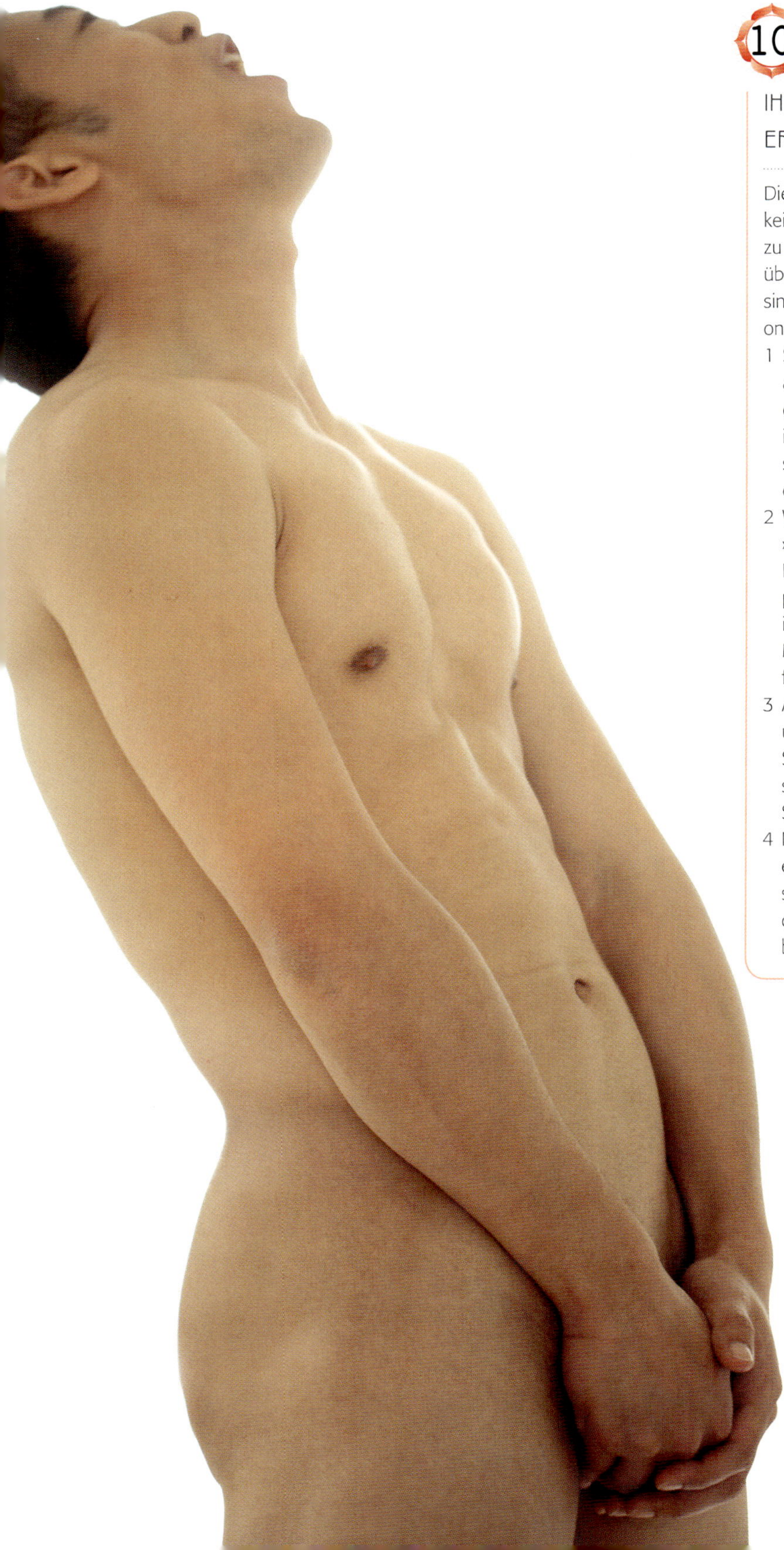

10 MINUTEN TANTRA

IHRE MÄNNLICHKEIT ZURÜCK-EROBERN

Diese Meditation hilft Ihnen, Ihre Männlichkeit einzufordern und unterdrückte Gefühle zu befreien. Sie können sie gut alleine ausüben und sind dann, falls Sie Tantra-Neuling sind, innerlich vorbereitet auf die Meditationen mit Ihrer Partnerin.

1 Sie sitzen oder stehen bequem, die Hände auf den Genitalien. Versuchen Sie sich an eine Situation in Ihrem Leben zu erinnern, in der Sie sich durch jemanden eingeschränkt fühlten, etwa durch Kritik oder in einer Auseinandersetzung.

2 Wenn Ihnen ein Bild kommt, rufen Sie: »Nein!«, tief aus dem Wurzelchakra heraus. Dann: »Sie gehört mir!« Spüren Sie ein paar Minuten im Sitzen dem Energiefluss in Ihnen nach. Fahren Sie bis zu zehn Minuten lang mit weiteren Erinnerungen fort, bis Ihr Geist leer ist.

3 Atmen Sie durch Ihr Wurzelchakra ein und ziehen Sie den Atem hoch bis zum Scheitelpunkt. Beim Ausatmen stellen Sie sich vor, Gnade fällt wie ein Lichtstrahl auf Sie herab. Üben Sie fünf Minuten.

4 Nun atmen Sie durch Ihr Scheitelchakra ein und über Ihr Wurzelchakra aus. Sie spüren die Kraft, die in Ihren Lingam und die Hoden einströmt. So wird Ihr Lingam buchstäblich zu einem Lichtstab.

Den Körper energetisieren

Diese Übung dient dazu, die positive Energie in Ihrem Wurzelchakra zu steigern und Ihre Kraft als Mann zu entfesseln. Wenn Sie alleine üben, stellen Sie sich vor, Sie würden sich mit dem Universum vereinigen. Wenn Sie die Übung miteinander machen, stimmen Sie sich zu Beginn gemeinsam auf Ihr Wurzelchakra ein.

1 Sie sitzen bequem, alleine oder Ihrer Partnerin gegenüber. Konzentrieren Sie sich auf einen Punkt an der Wurzel Ihres Lingams. Stellen Sie sich die Energie und die Kraft dort vor. Sie spüren, wie Ihr Puls sich beschleunigt und besagte Stelle heiß wird. Lassen Sie sich ganz davon erfüllen, bis Sie vor sexueller Energie vibrieren.

2 Stellen Sie sich einen zwischen Wurzel- und Scheitelchakra einsetzenden Energiekreislauf vor.

3 Ihre Partnerin schließt die Augen und stellt sich bildlich vor, Ihre männliche Energie zu empfangen. Sie kann Ihre Energie durch ihr Wurzelchakra bis zum Scheitel hinauf einatmen und als kosmische Energie an ihrem Körper herabregnen lassen.

4 Beginnen Sie zu masturbieren oder sich zu lieben, und konzentrieren Sie sich dabei weiter auf die Kraft, die Ihrem Wurzelchakra als positive, kreative Energie entströmt.

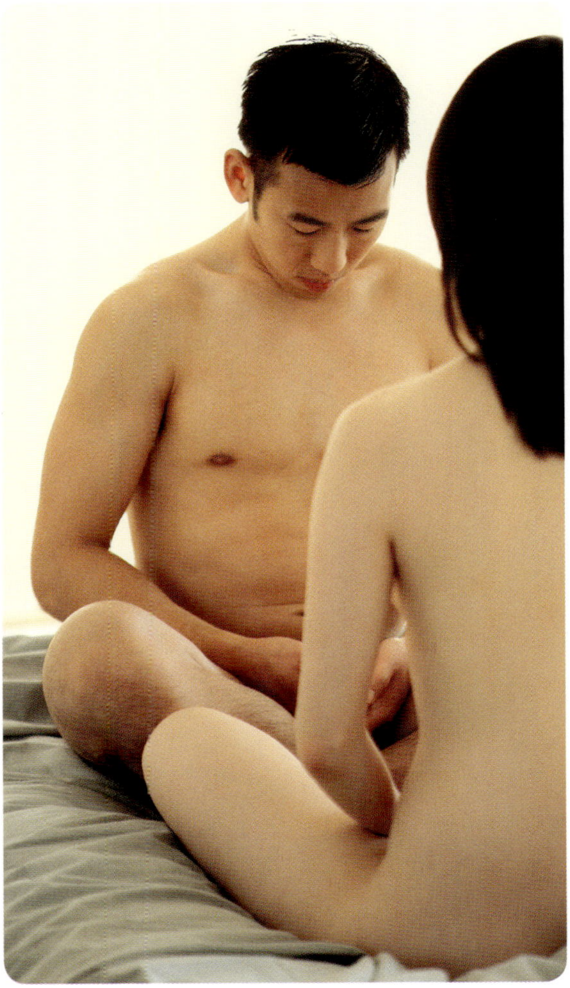

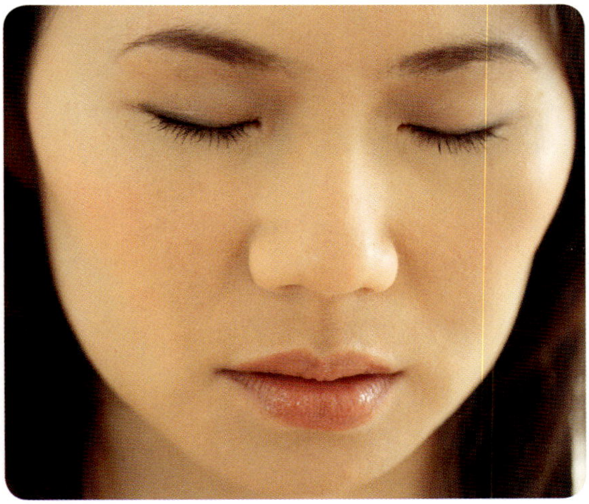

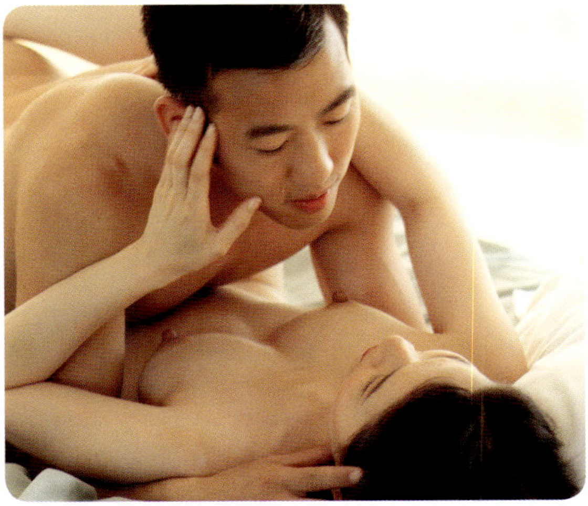

Stellungen zur Feier des männlichen Prinzips

In den folgenden Stellungen kann der Mann sein Potenzial ausschöpfen und seine Männlichkeit kraftvoll zum Ausdruck bringen. Wenn der Mann bei der sexuellen Vereinigung eine dominante Rolle einnimmt, findet er Zugang zu seiner gottähnlichen Kraft, was sich auf beide Partner luststeigernd auswirkt. Behalten Sie dabei stets Ihre Partnerin im Fokus, indem Sie Kraft und Autorität mit Einfühlsamkeit verbinden, um so Ihr wahres männliches Potenzial zur Geltung zu bringen.

Mit den Augen penetrieren

Für Ihre Partnerin ist es extrem erregend, wenn Sie sie, auf dem Höhepunkt Ihrer männlichen Kraft, mit dem Lingam und mit den Augen penetrieren. Denken Sie daran, Ihr in die Augen zu schauen und ihr zu zeigen, dass Sie sich auf sie konzentrieren. In den ruhigeren Phasen kann ein intensiver Blickkontakt zu mehr Intimität und spontaner Kreativität beitragen.

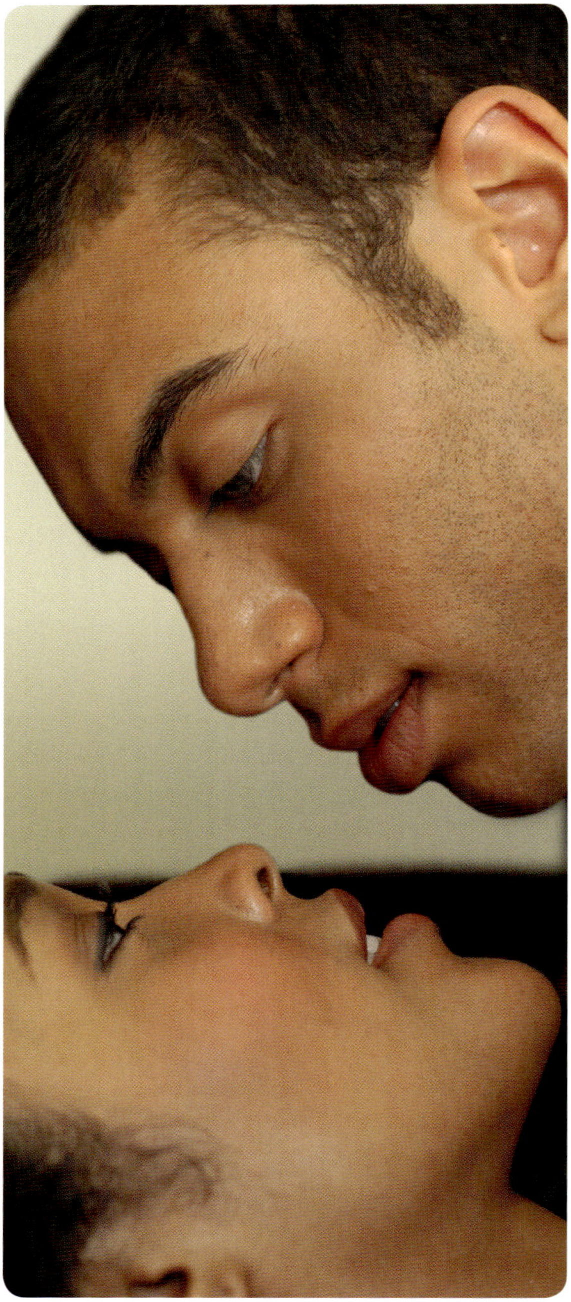

Löwe

Diese Stellung fördert die Dynamik von Dominanz und Unterwerfung, da der Mann in die Yoni der Frau eindringt, indem er sie von hinten nimmt. Für diese Art der Penetration muss die Frau voll erregt und aufnahmefähig sein.

Pflug

Der Mann ist oben und nimmt die Beine der Partnerin an seinen Hals. Diese Stellung ermöglicht tiefes Eindringen, gehen Sie also behutsam mit Ihrer Göttin um und achten Sie auf Ihre Bequemlichkeit.

Mann-oben-Stellung

In dieser klassischen Position kann der Mann richtig loslegen, erreicht aber möglicherweise schnell den Ejakulationspunkt. Wenn das der Fall ist, wechseln Sie beide in die Yabyum-Position (siehe Seite 12) und atmen Sie in die Chakren; wenn sich der Sturm gelegt hat, können Sie fortfahren.

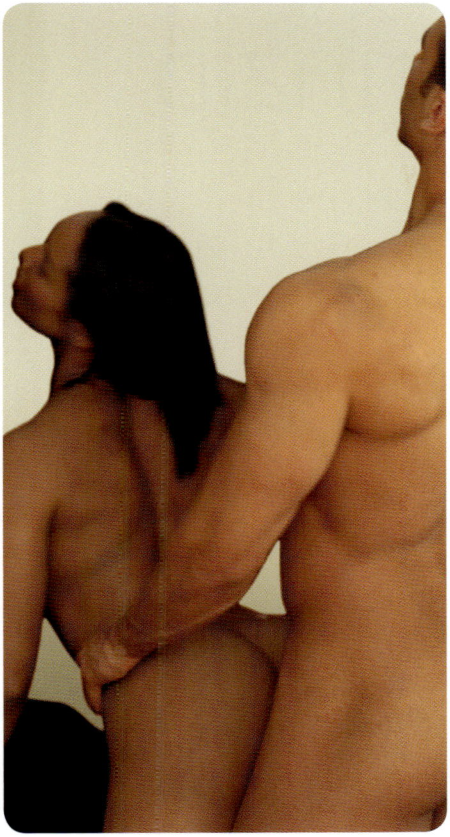

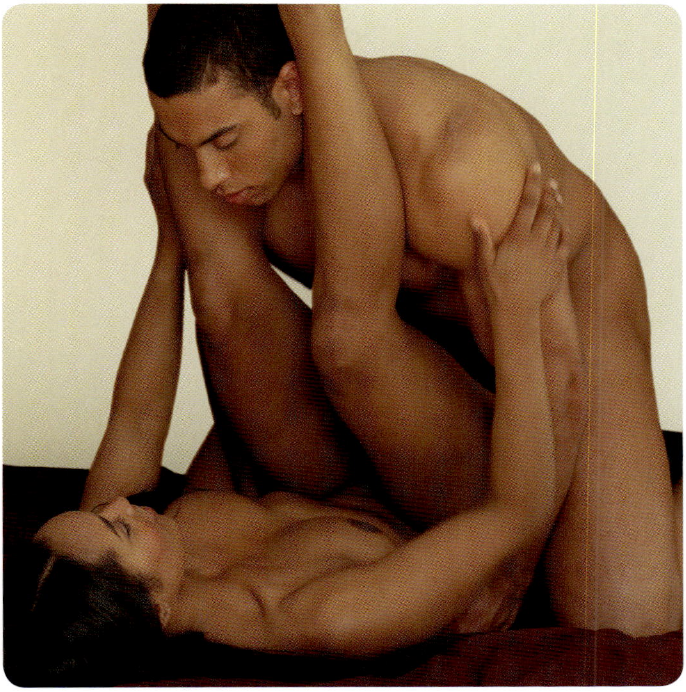

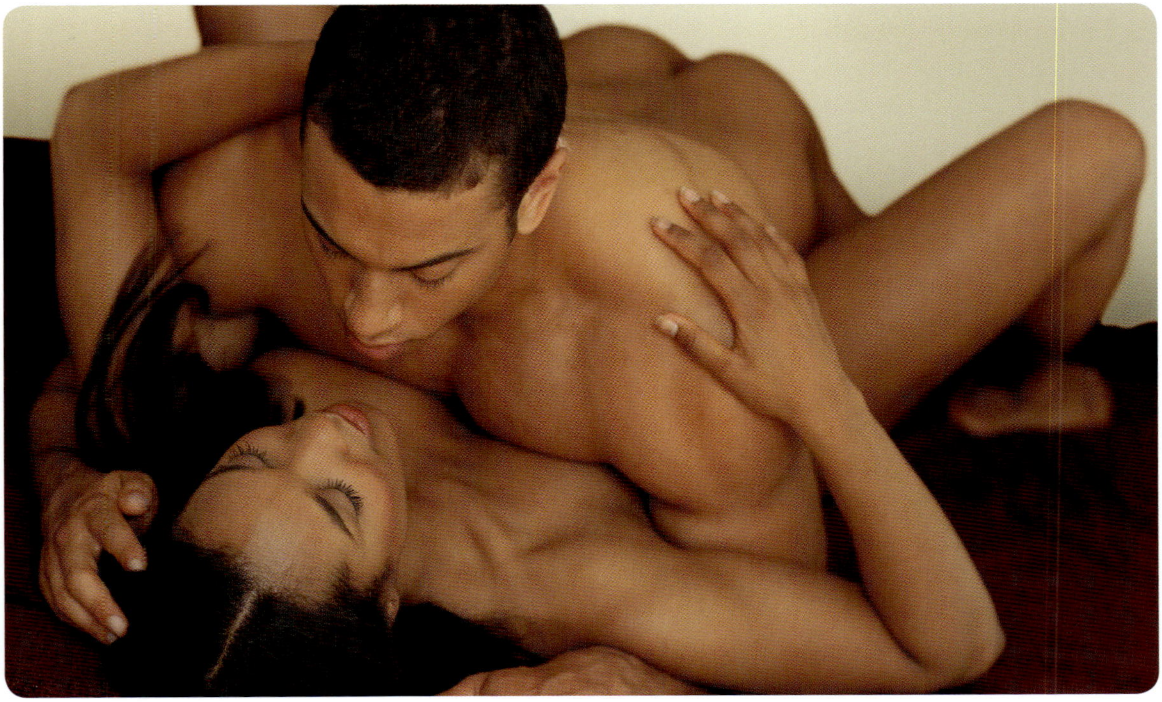

Das weibliche Prinzip

Im Tantra ist jede Frau eine Göttin, die das weibliche Yin-Prinzip des Universums verkörpert. Je mehr eine Frau beim Sex zu ihrer wahren Weiblichkeit steht, umso glücklicher und erfüllter wird sie sein und umso mehr kann sie sich ihrem Partner öffnen.

Mysterium Frau

Der Nimbus geheimnisvoller Erotik und spiritueller Weisheit der Frau fasziniert viele Männer. Männer träumen von der sexuell befreiten Frau und sie fühlen sich zu Frauen hingezogen, die das volle Potenzial ihrer weiblichen Energie verwirklichen. Tantra ermuntert Sie, diese so starke weibliche Sexualität durch Meditationen zu genießen, die es Ihnen gestatten, alle Aspekte weiblicher Sexualität zu erkunden. Sie unternehmen diese Forschungsreise gemeinsam mit Ihrem Partner und lernen so sich selbst und Ihren Partner besser kennen. Wenn das männliche und das weibliche Prinzip sich im Akt vereinen, passiert Sensationelles.

Entdecken Sie Ihre weibliche Kraft

Das Verlangen einer Frau wird durch Liebe und Sinnlichkeit geweckt, und Tantra-Meditationen helfen, das enorme orgastische Potenzial zu aktivieren, das in jeder Frau ruht. Die Chakren, über die Sie am besten Zugang zu Ihrer weiblichen Kraft finden, sind das zweite, vierte und sechste (siehe Seite 20). Eine Massage dieser Regionen wirkt entspannend und stimulierend.

Gestatten Sie es sich, Ihr göttliches Selbst beim Sex ungehindert zum Ausdruck zu bringen. Lassen Sie sich gehen und entfesseln Sie Ihre ganze weibliche Kraft. Seien Sie laut, lassen Sie Ihren Körpersäften und den Emotionen freien Lauf und scheuen Sie sich nicht, die Zügel in die Hand zu nehmen, wenn Ihnen danach ist.

Die meisten Männer akzeptieren eine ungehemmte und leidenschaftliche Partnerin im Bett; sollte Ihr Partner es hingegen nicht gewohnt sein, Sie in Ihrem vollen Potenzial als verführerische Göttin zu erleben, ist er anfangs vielleicht irritiert. Die meisten Männer jedoch sehen darin auch eine Chance, ihre wahre männliche Kraft zu entdecken und mit einer neuen Art sexueller Erfüllung zu experimentieren.

Lieben Sie Ihre Göttin

Sex ist eine wunderbare, aber nicht die einzige Möglichkeit, Liebe zu zeigen, und im Tantra kommt es gerade darauf an, Liebe auch anders zu zeigen, damit es der Partnerin in jeder Hinsicht gut geht.

- Hören Sie Ihrer Partnerin zu, anstatt alles regeln zu wollen. Eine der Eigenschaften der weiblichen Göttin ist es, emotional expressiv zu sein, also zeigen Sie Ihrer Partnerin ihre Liebe, indem Sie ihr zuhören. Tantra möchte, dass wir »zum Fels werden, den das Meer umbrandet«. Diese Form bedingungsloser Akzeptanz wird Ihre Beziehung grundlegend verwandeln.
- Seien Sie auch dann zärtlich, wenn Sie nicht unbedingt Sex wollen. Ihre Partnerin möchte immer wieder neu spüren, wie sehr sie begehrt und bewundert wird. Streicheln, küssen, umarmen Sie sie und zeigen Sie Ihre Gefühle, und die Intimität zwischen Ihnen wird wachsen.
- Seien Sie ein aufmerksamer Liebhaber. Nehmen Sie ihren Körper mit allen Sinnen wahr und bringen Sie Ihre Liebe mit jeder Berührung zum Ausdruck.

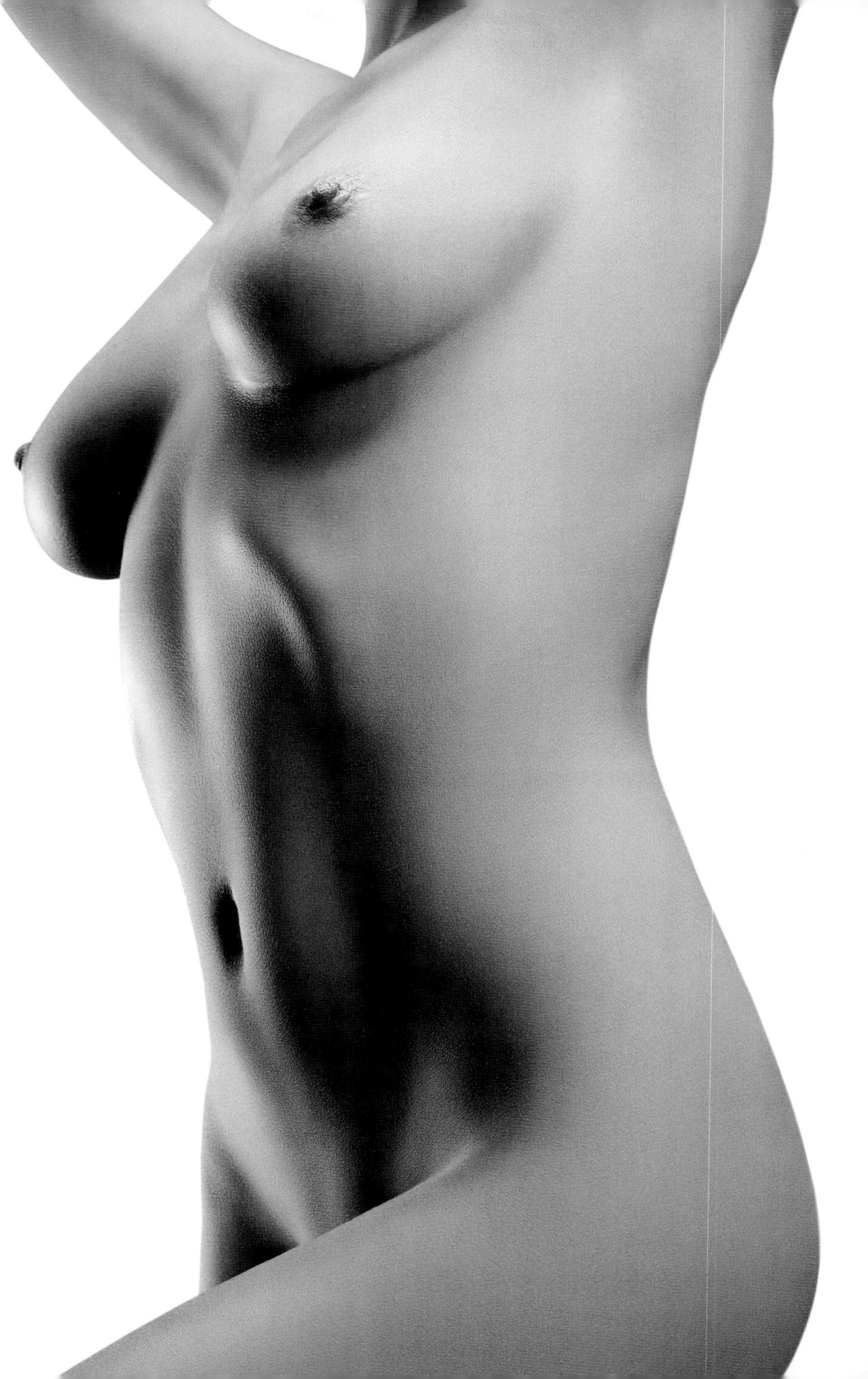

Die Göttin begrüßen

Ziel dieser Meditation ist es, sich daran zu erinnern, wie Sie Ihre Partnerin erstmals entdeckt haben. Sie sehen einander mit neuen Augen und haben neuen Spaß an Ihren Körpern. Der Mann erforscht seine Partnerin mit allen Sinnen. So kann die Frau ihre Weiblichkeit spüren und zeigen, und der Mann kann sich davon überwältigen lassen.

1 Zuerst zieht sich der Mann aus und die Frau verbindet ihm die Augen. Dann zieht sie sich aus.

2 Sie stehen einander gegenüber. Die Frau bittet den Mann, vorzutreten. Er macht drei Schritte auf sie zu. Die Körper sollten sich nicht berühren. Der Mann spürt die Energie seiner Partnerin. Nach einigen Minuten tritt er drei Schritte zurück.

3 Bei der nächsten Annäherung grüßen Sie Ihre Göttin mit Berührungen. Ehrerbietig, behutsam und neugierig erkunden Sie jedes Detail der Konturen ihres Körpers, als wäre es das erste Mal. Streichen Sie ihr übers Haar und erspüren Sie sanft das Gesicht.

4 Bei der nächsten Begrüßung umarmen Sie einander. Sie spüren, wie im Kontakt Ihrer Körper auch Ihre Herzen zueinanderfinden.

5 Die Frau legt erotische Tanzmusik auf und bittet ihn zu sich heran. Bitten Sie ihn, die Augenbinde abzunehmen, damit er sieht, wie sich Ihre wahre Natur vor ihm entfaltet, während Sie frei und ungezwungen für ihn tanzen.

6 Gehen Sie zum Liebesspiel über und bewahren Sie sich dabei das Gefühl von Ehrfurcht und Staunen. Lassen Sie sich beide von der weiblichen Energie tragen. Gönnen Sie der Frau alle Freiheiten, sanft, leidenschaftlich und explosiv zu sein. Küssen Sie Ihre Göttin wie beim allerersten Mal. Atmen Sie tief, während die Wellen ihrer Lust über Sie hinwegspülen. Erlauben Sie sich beim Eindringen das Gefühl, in einen Abgrund einzutauchen, als würden sie sich mit dem Universum vereinen.

7 Wenn es sich ergibt, kommen Sie zur Ruhe und lassen den Blick über Ihre Göttin gleiten; genießen dabei ihre natürliche Schönheit und ihr reines Wesen.

8 Kommen Sie zum Orgasmus oder bleiben Sie ruhig nebeneinander liegen, im Gefühl neuen Bewusstseins füreinander.

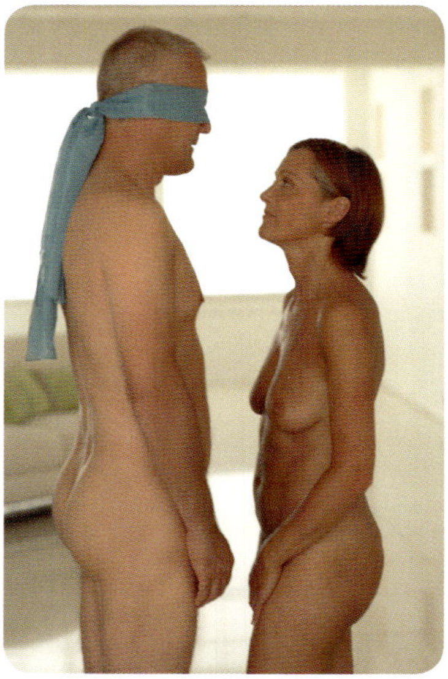

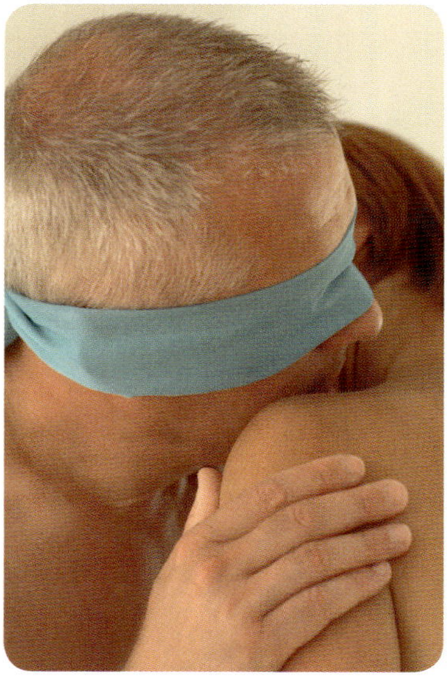

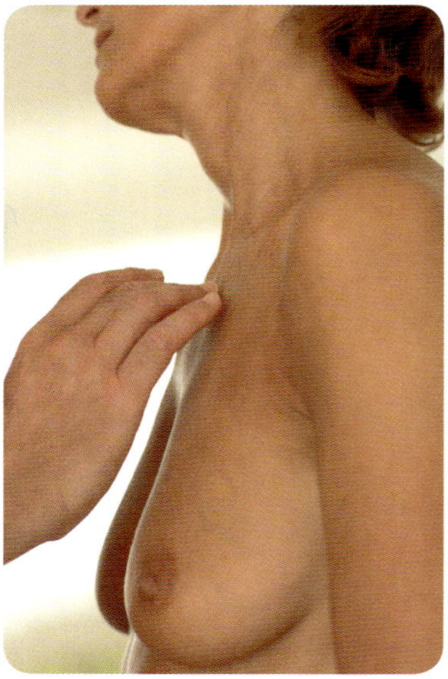

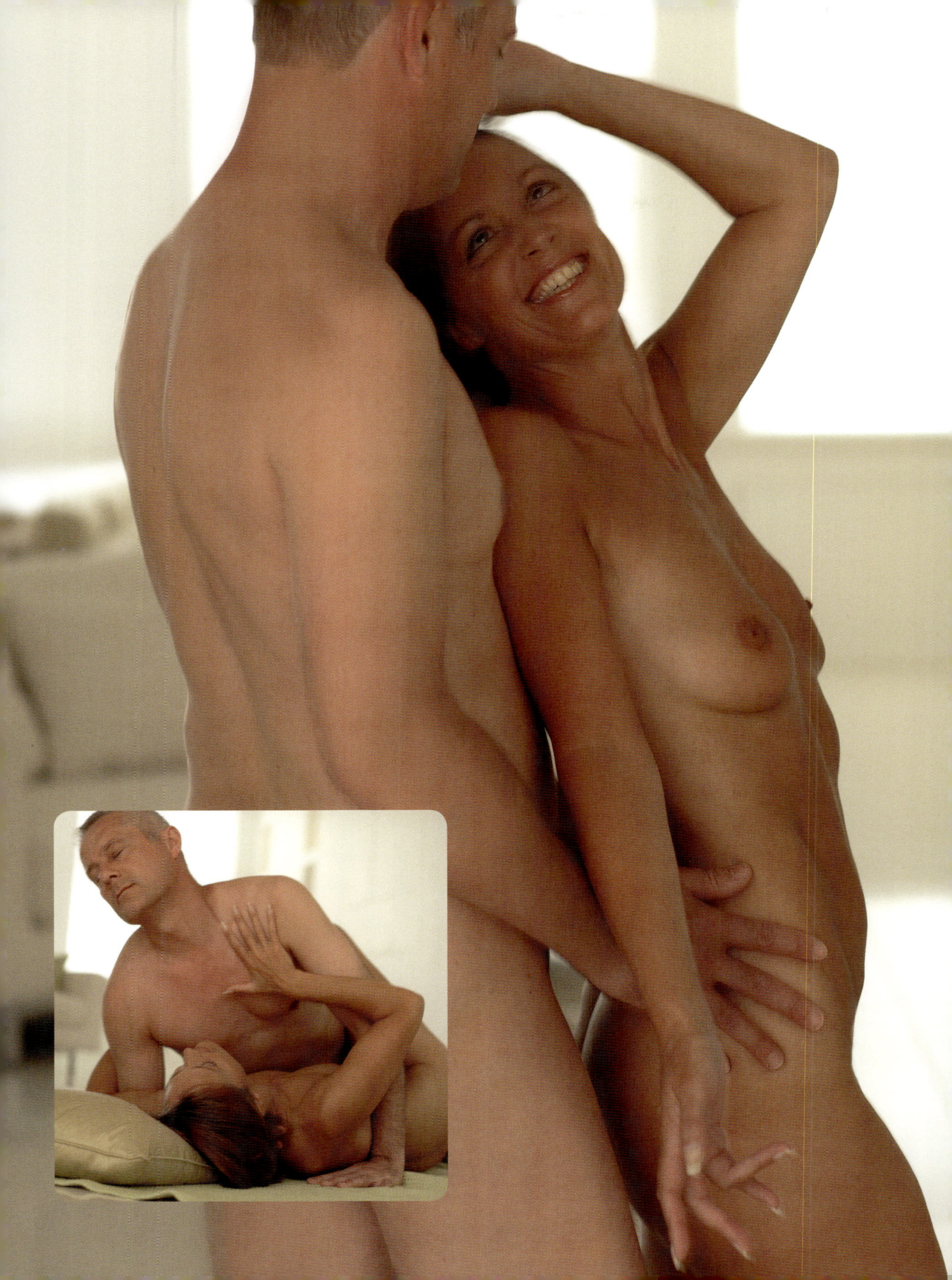

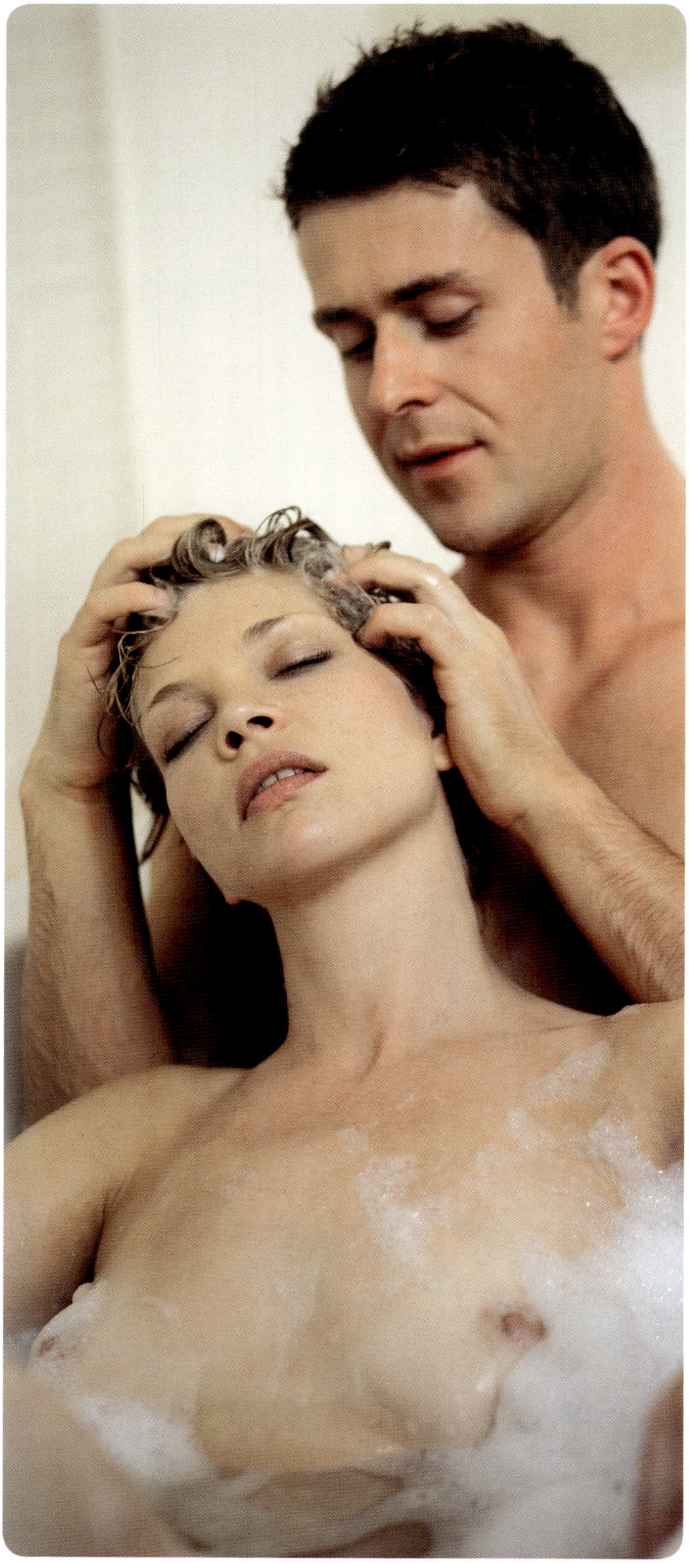

Die Göttin entzücken

Hiermit können Sie Ihre Partnerin wahrlich entzücken – sie so lieben, dass sie rundum befriedigt ist. Wenn Sie das wenigstens einmal im Monat tun, werden sie dafür tausendfach entlohnt. »Die Göttin entzücken« muss nicht immer nach Plan ablaufen; der Zauber kann sich spontan einstellen, und die Intimität Ihrer Beziehung wird sich stets weiter vertiefen. Genießen Sie davor ein extrafeines Mahl und bringen Sie Blumen und Kerzen ins Schlafzimmer, damit sich Ihre Partnerin wie eine Göttin fühlt.

1 Baden Sie mit Ihrer Partnerin und waschen Sie ihr die Haare, massieren Sie ihr den Kopf und spülen Sie den Schaum sanft aus. Sie soll sich richtig aalen, während Sie nur ihre Schönheit und Anwesenheit genießen. Lassen Sie sie erzählen und hören Sie aufmerksam zu.

2 Trocknen Sie Ihre Partnerin ab und massieren Sie sie von Kopf bis Fuß, einschließlich Yoni-Massage (siehe Seite 134). Nichts drängt Sie, Sie zum Orgasmus zu bringen.

3 Tanzen Sie voreinander. Erfreuen Sie sich am Anblick ihres Körpers und sehen Sie Ihrer beider Schönheit und göttliches Wesen.

4 Beginnen Sie, sich zu lieben. Seien Sie ganz männliche Yang-Energie und geben Sie alles. Lassen Sie sie ganz in Ihrem Yin-Wesen aufgehen. Nähren Sie Ihre Geliebte mit Ihrem Verlangen. Lassen Sie sie mit jeder Berührung und jedem Kuss wissen, dass sie Ihnen mehr bedeutet als jede Frau der Welt.

5 Ist Ihr Liebesspiel beendet, vorzugsweise ohne Ejakulation, bleiben Sie liegen und halten Sie Ihre Partnerin glücklich in den Armen.

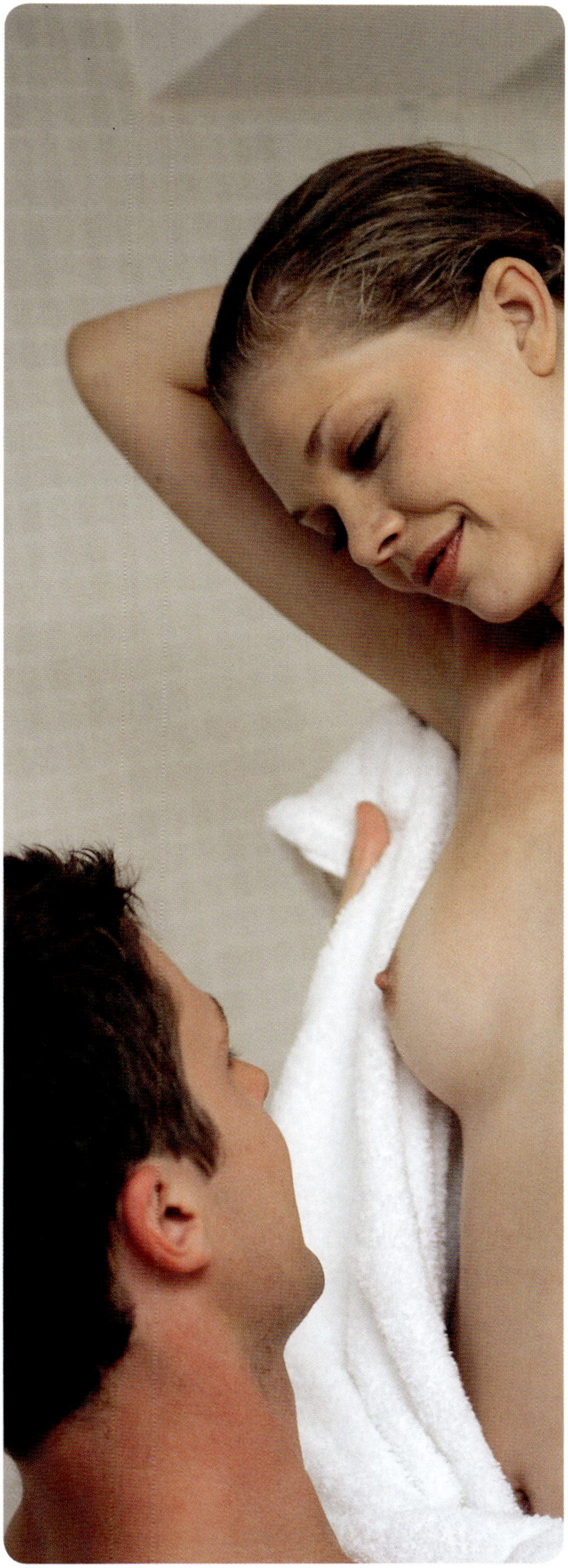

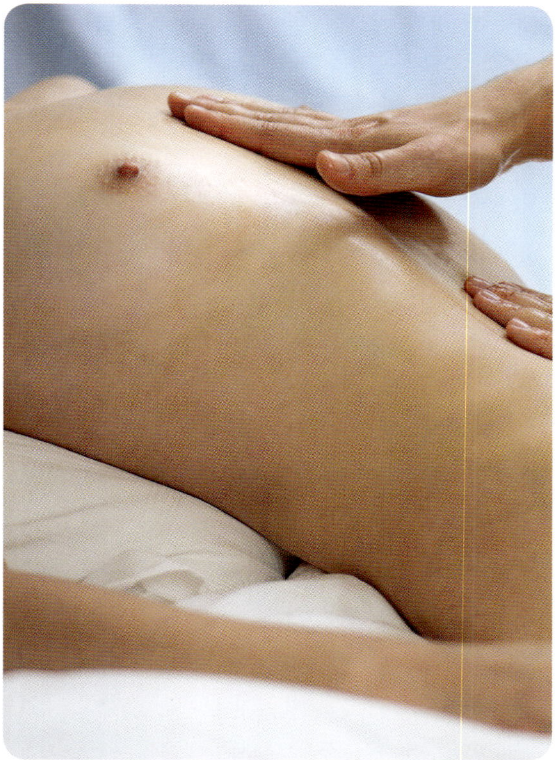

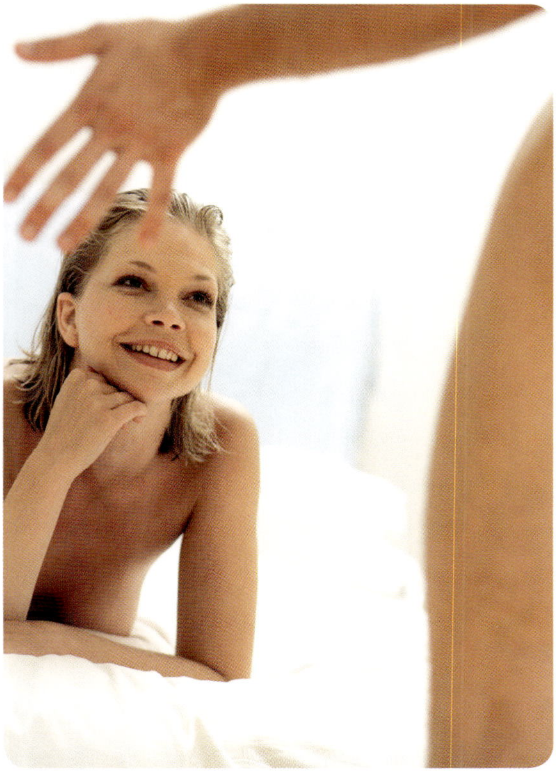

Sexuelle Harmonie

Wenn es beim Sex zu einer wahren Begegnung männlicher und weiblicher Kräfte kommt, knistert es. Ihre sexuellen und emotionalen Bedürfnisse werden auf neue Weise befriedigt, Ihre Sinne sind hellwach und Sie erleben einen Rausch leidenschaftlicher Verbundenheit.

Tantrische Götter und Göttinnen

Im Tantra verkörpert jede Frau das Weibliche schlechthin. Der Mann drückt seine Liebe und sein Vertrauen durch spontane Akte der Verehrung aus. In der Folge öffnet sich die Frau wie eine Lotusblüte und strahlt Schönheit, Glück und Zufriedenheit aus. Der Mann erliegt ihr daraufhin und sein Ego erstirbt, indes er in der ganzen Fülle der weiblichen Kraft seiner Partnerin versinkt.

Der Mann repräsentiert das Männliche schlechthin und erscheint seiner Partnerin als omnipotenter Gott. Die Frau erliegt der Kraft seines leidenschaftlichen Verlangens; Shakti öffnet sich ihrem Geliebten bedingungslos und entdeckt in dieser Hingabe ihre wahre Kraft. Ihre schönsten und sinnlichsten Stunden sind jene, in denen Sie ungehindert in der Lage sind, sich Ihrem männlichen bzw. weiblichen göttlichen Selbst hinzugeben.

Leidenschaft und Hingabe wollen

Wenn Sie sich mehr Leidenschaft in Ihrem Liebesleben wünschen, denken und handeln Sie leidenschaftlich; dadurch erreichen Sie etwas, von dem Sie nicht zu träumen wagten. Wenn Sie meinen, mehr Hingabe würde Ihnen gut tun, schaffen Sie Ihrem Körper genügend Freiräume zum entspannten Loslassen. Gestalten Sie Ihr Leben nach eigenen Vorgaben. Wenn Sie mit dieser Einstellung an Ihr Sexleben herangehen, erzielen sie erstaunliche Erfolge.

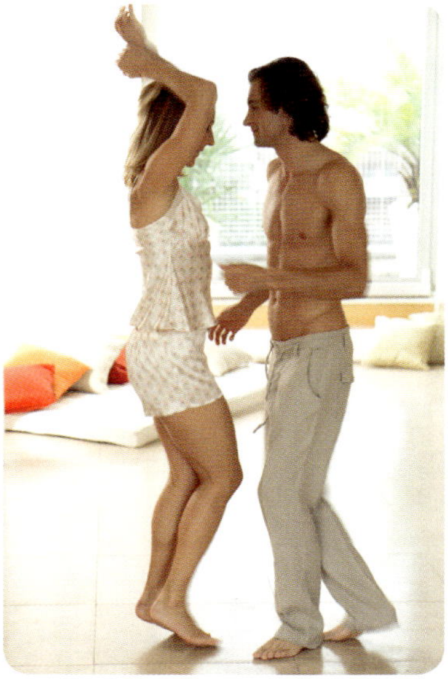

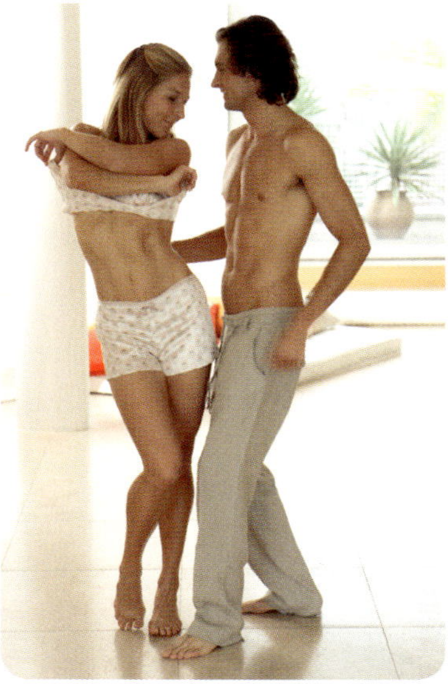

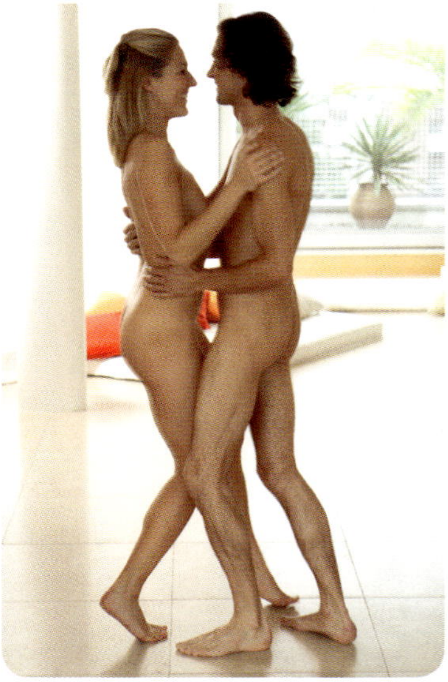

Shiva-Shakti-Tanz

Diese Meditation verbindet Tanzen und Sex, denn sie überführt die bei ausgelassenem Tanzen erzeugte Energie direkt in das Liebesspiel. Sie trägt auch zu einem Ausgleich zwischen dem männlichen und dem weiblichen Pol bei, was dem Mann und auch der Frau ein Gefühl tiefer Erfüllung bringt. Seien Sie ganz Sie selbst und spüren Sie die sich einstellende Intensität, wenn das männliche und das weibliche Begehren erfüllt werden.

1 Vollziehen Sie das Anfangsritual (siehe Seite 12).

2 Spielen Sie schnelle und stimulierende Tanzmusik und ziehen Sie sich beim Tanzen nach und nach vollständig aus. Sehen Sie einander dabei zu.

3 Lassen Sie die sexuelle Energie aufsteigen. Kreisen Sie rhythmisch mit den Hüften und lenken Sie die Aufmerksamkeit auf Ihre Genitalien, wecken Sie sie auf. Schauen Sie einander voller Verlangen in die Augen.

4 Beginnen Sie, sich zu lieben, wild und animalisch. Geben Sie sich Ihrer Lust ganz hin, aber nicht mit dem Ziel genitaler Entladung. Nach zehn Minuten nehmen sie Tempo und Intensität des Liebesspiels etwas zurück.

5 Finden Sie zur Ruhe und lösen Sie sich bei schwindender Erektion des Mannes voneinander. Stehen Sie auf, sodass Sie wieder einander gegenüber stehen.

6 Sie spielen sanft-rhythmische Musik und beginnen zu tanzen, jeder für sich, doch mit Blickkontakt. Nach fünf Minuten legen Sie sich hin und umarmen sich.

7 Es folgt die Kreisatmung. Der Mann atmet über sein Wurzelchakra aus und die Frau empfängt den Atem über ihr Wurzelchakra. Die Frau atmet über ihr Herzchakra aus und der Mann empfängt den Atem über sein Herzchakra. Nach fünf Minuten wechseln Sie die Atemrichtung.

8 Sie atmen normal weiter und versinken in eine tiefe Ruhe. Sie spüren universale Lichtenergie in Ihr Scheitelchakra einströmen, die Ihre Körper erhellt. Ruhen Sie zusammen.

9 Wiederholen Sie die Meditation beliebig oft. Ein Durchgang kann genügen und eine hochwirksame Harmonisierung erzeugen, oder aber Sie fahren fort, steigern sich in den leidenschaftlichen Yang-Phasen immer mehr und finden zu immer tieferem Glück in den ruhigeren Yin-Phasen.

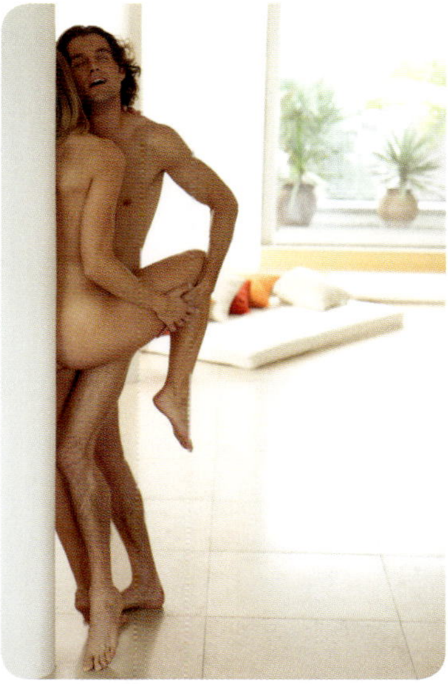

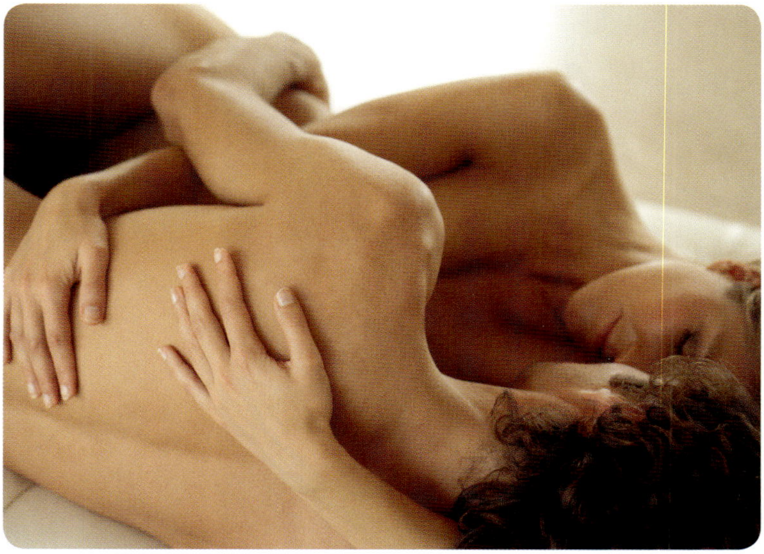

Königliche Befreiungsmeditation

Diese Meditation sollte ursprünglich Königen in einem Leben weltlicher Aktivitäten spirituelle Erfüllung bringen. Nutzen Sie sie, um sich von der Alltagslast zu befreien und Ihrem Verlangen Raum zu geben. Die Meditation kann einen Abend oder die ganze Nacht lang dauern. Der König bzw. die Königin darf alle erotischen Wünsche äußern und soll am Ende wirklich befriedigt sein. Bei der nächsten Gelegenheit tauschen Sie die Rollen.

1 Vollziehen Sie das Anfangsritual (siehe Seite 12). Legen Sie die Rollen fest. Hier ist der Mann König für einen Abend.

2 Der Mann sitzt mit geschlossenen Augen. Die Frau kniet zu seinen Füßen mit einem Schleier über dem Kopf.

3 Beide Partner treten in einen meditativen Zustand. Der Mann fühlt sich seinem Wesen nach wie ein König, die Frau wie eine Dienerin, die dazu geboren ist, um ihrem geliebten Herrn zu dienen und seine Wünsche zu erfüllen.

4 Der Mann stellt sich vor, wie sein Mittelkanal, der vom Wurzelchakra bis zum Scheitelchakra verläuft, von Licht erfüllt ist, was den Weg zu spiritueller Erweckung bereitet.

5 Wenn der Mann ihr den Schleier abnimmt, sind beide ganz in ihrer Rolle. Der König spricht einen Wunsch aus, während er seiner Dienerin in die Augen sieht. Er sagt: »Ich möchte …« Das kann alles Mögliche sein, aber Sie müssen es einfordern wie ein Geburtsrecht. Seien Sie kreativ und erbitten Sie, worum Sie noch nie gebeten haben. Vielleicht möchten Sie übers Haar gestreichelt werden oder Komplimente über Ihren Lingam hören, oder Sie möchten mit verbundenen Augen an einen Stuhl gefesselt werden. Oder Ihre Dienerin soll in sexy Dessous vor Ihnen tanzen.

6 Bringen Sie alles vor, was Sie begehren, und wenn es die ganze Nacht dauert. Es ist Ihr Abend. Wenn Sie sich vollkommen befriedigt fühlen, sagen Sie: »Ich bin erfüllt.«

7 Vollziehen Sie das Schlussritual (siehe Seite 12) und kehren Sie zu Ihrem ursprünglichen Selbst zurück.

8 Wenn Sie einen Garten haben, könnte der Mann alleine unter dem Sternenhimmel liegen und über Begehren und Verlangen meditieren, schwelgend in seinem neuen Selbstgefühl und in der Freude, von seiner Geliebten befriedigt worden zu sein.

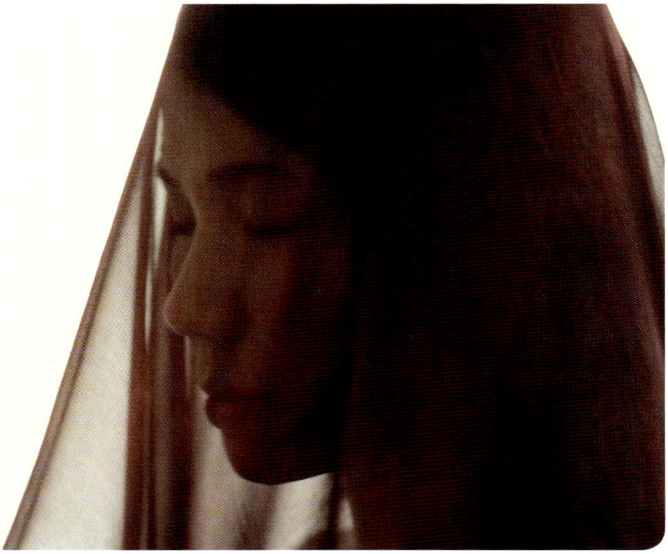

Betrachtung über das Verlangen

Unser Verlangen spiegelt unsere tiefsten Sehnsüchte und Bedürfnisse wider. In unserem Alltag passt es meist nicht, unsere Wünsche spontan auszusprechen, und wir neigen dazu, sie zu unterdrücken. Man tut sich dadurch jedoch keinen Gefallen. Indem Sie Ihre Emotionen derart übergehen, besteht die Gefahr, sich von Bedürfnissen zu entfremden, die befriedigt werden sollten, um glücklich zu sein. Anstatt spontane Wünsche zu verdrängen und zu verleugnen, ist es besser, sie sich zu merken. Später können Sie sie dann mit ihrem Partner besprechen und vergleichen. Dieser Akt des Vertrauens bringt Sie einander näher und macht es leichter, den einen oder anderen Wunsch gemeinsam zu verwirklichen.

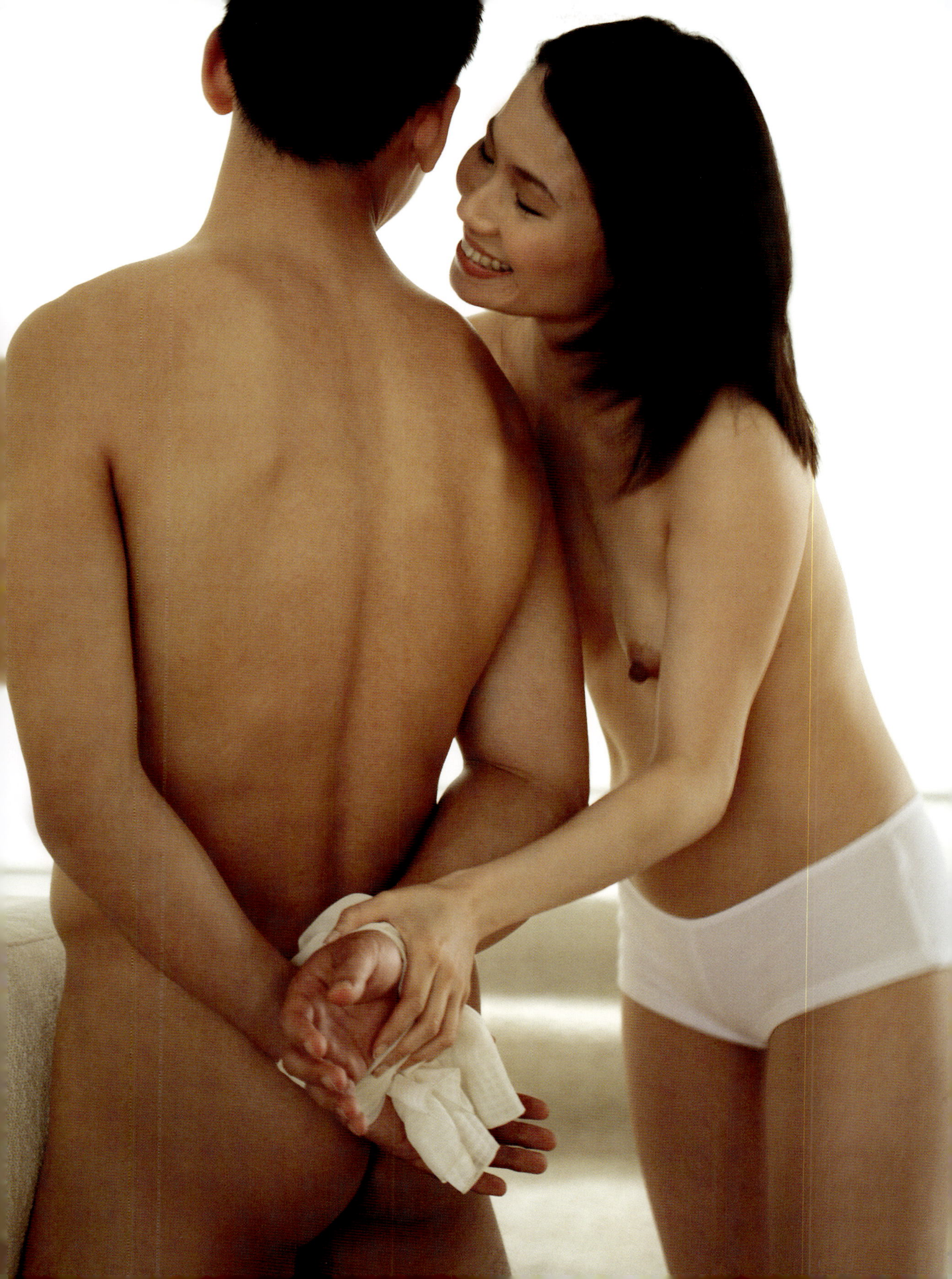

Kosmischer Orgasmus

Im Tantra ist der Orgasmus mehr als eine flüchtige Erleichterung. Ein tantrischer Orgasmus ist von ekstatischen Energiewellen über den ganzen Körper begleitet. Sie fühlen vielleicht ein sanftes Schaukeln, einen Blitzschlag oder ein Erdbeben – alles höchst angenehm.

Tantrischer Orgasmus

Orgastische Energie ist enorm heilsam, und Tantrasex bietet die Möglichkeit, in jedem einzelnen Moment beim Sex darauf zuzugreifen. Das Universum befindet sich in einer Art Dauerorgasmus – Sie brauchen sich nur zu öffnen und sich in den unablässigen Strom einzuklinken. Sowohl Männer wie Frauen können einen kosmischen Ganzkörperorgasmus bekommen. Leider geben wir uns oft mit einer schnellen Nummer, einem Quickie mit Ejakulation zufrieden, aber Sie haben ein Recht darauf, den Nektar wahrer sexueller Erfüllung zu kosten. Überdenken Sie Ihre Vorstellungen dessen, wie guter Sex sein soll, und Sie können den Orgasmus als Tor zur Transzendenz und letztlich als Quell umfassender Heilung und Erneuerung erleben. Überlassen Sie sich bei der tantrischen Meditation dem Fluss von Energie und Emotionen, der sich zwischen Ihren Körpern einstellt; versuchen Sie nicht, ein Ergebnis zu erzwingen. Der tantrische Orgasmus geschieht ohne Anstrengung, Technik oder Plan. Sie sind beide bei klarem Bewusstsein, aber dem Geschehen hingegeben; Sie nähern sich einem Zustand des Einsseins, in dem sich Ihre Körper wie von selbst öffnen, um das größtmögliche Vergnügen zu erfahren.

Kosmischer Orgasmus für Männer

Für die meisten Männer bedeutet Orgasmus gleich Ejakulation, aber im Vergleich zur Erfahrung eines Ganzkörperorgasmus stellt die Ejakulation nur eine untergeordnete Körperfunktion dar. Jeder Mann kann lernen, die orgastische Energie so zu steuern, dass sie den ganzen Körper erfüllt. Er kann die Wellen orgastischen Glücks stundenlang reiten, ohne zu ejakulieren. Er kann lernen, wie eine Frau zu »kommen« und dabei die Sex-Energie durch den Mittelkanal aufwärts zu lenken, bis sie als kosmischer Geysir aus dem Scheitelchakra hervorschießt.

DIE THEORIE VOM URKNALL

Man deutet die Urknall-Theorie auch so, dass die Welt ihre Entstehung einem gigantischen Orgasmus verdankt, der sie hervorgebracht hat. Vielleicht existiert die Welt weiterhin als andauernder kosmischer Orgasmus, und wir können an dieser Energie teilhaben. Wenn wir einen Orgasmus erleben, verbinden wir uns mit der kosmischen Energie der Welt und unsere Energie strömt aus, um sich mit ihr zu vereinen. Gleichzeitig mischt sie sich mit uns, was die körperliche Vereinigung spürbar auflädt.

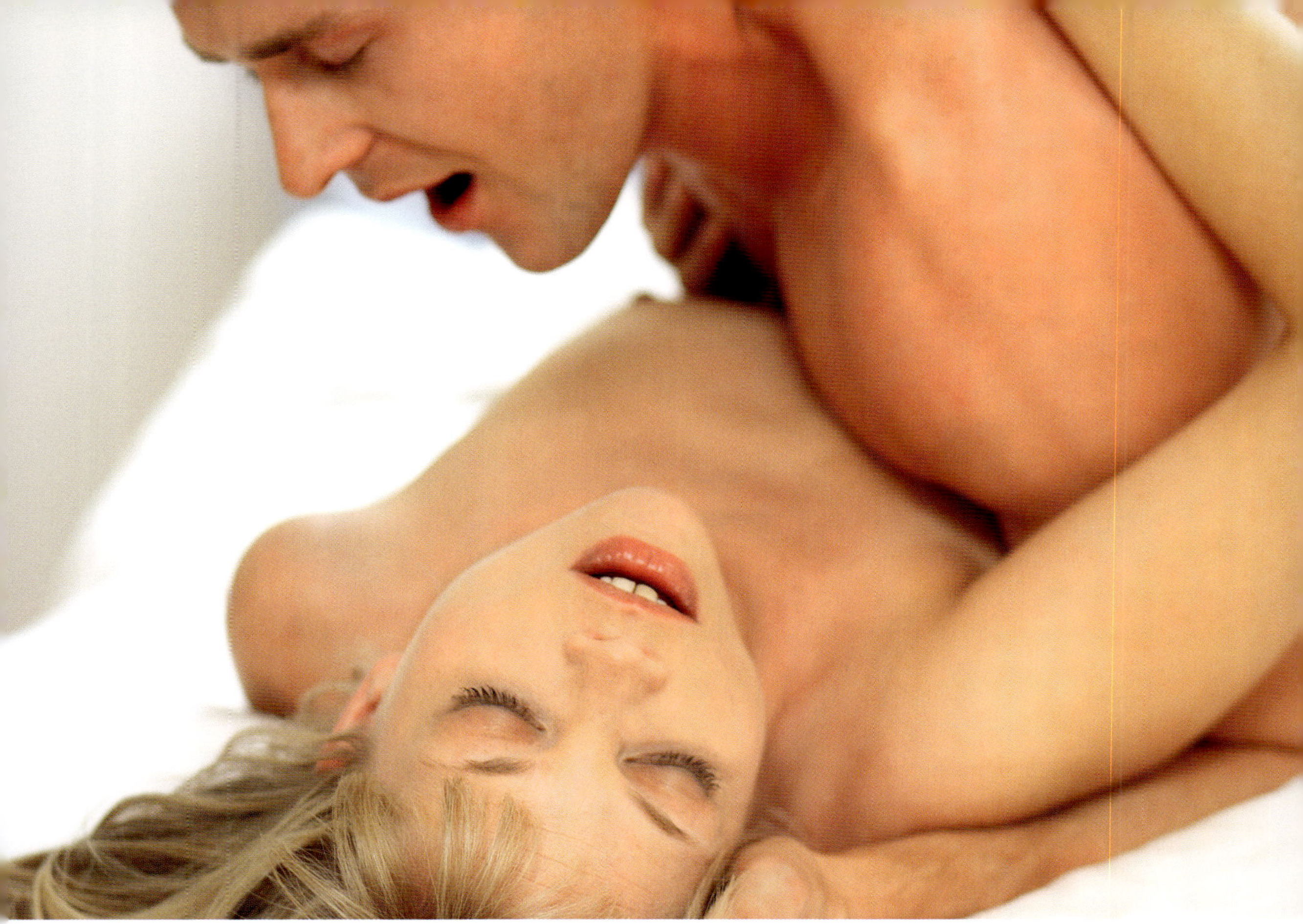

Kosmischer Orgasmus für Frauen

Beiden Partnern sollte klar sein, dass keine Frau allein durch die Penetration zum Orgasmus kommt. Die meisten Frauen brauchen eine Stimulation der Klitoris, etwas, woran Sie beim Akt immer denken sollten. Um den Orgasmus zu intensivieren, können Sie auch noch den G-Punkt und erogene Zonen wie die Brustwarzen, die Brüste, den Hals oder andere sensible Bereiche Ihrer Partnerin stimulieren. Da die Brustwarzen Nerven mit direkter Verbindung zur Klitoris besitzen, gelten sie als besonders »heiß«!

Bei wachsender Erregung schwellen die inneren und äußeren Teile der Yoni an und sie wird feucht. Manche Frauen spüren nun eine Art inneren Schmerz – körperlicher Ausdruck ihres Wunsches, penetriert zu werden. Atmungsfrequenz, Puls und Blutdruck steigen und die Brustwarzen werden steif. Wenn die Frau entspannt ist, im Fluss mit ihrer Energie und ihren Emotionen, und wenn sie loslässt, wird sie in den weiten Ozean des Orgasmus eintauchen und die Wellen des Glücks reiten.

WIE FÜHLT SICH EIN ORGASMUS AN?

Wenn man Tantra-Jüngerinnen befragt, wie sie den Orgasmus erleben, verwenden sie meist ähnliche Worte, wie sie in Beschreibungen vorkommen, die uns den Zustand der Erleuchtung nahezubringen versuchen. Wenn Sie Sex und Meditation miteinander verbinden, stehen Ihnen diese spektakulären Erlebnisse ebenfalls offen.

- Befreiung
- Energiefluss
- Glückseligkeit
- Stromschnellen
- Wasserfall
- Kontrollverlust
- Spektralfarben
- Kaleidoskop von Sternschnuppen
- Blickerweiterung
- universale Liebe

Was Frauen wollen

Anders als das Verlangen des Mannes ist der sexuelle Rhythmus der Frau nicht zielorientiert, sondern gleicht eher einem »Im-Fluss-Bleiben«. Es ist wichtig für beide Partner, diesen Unterschied zu kennen und zu versuchen, die Bedürfnisse beider auf körperlicher wie spiritueller Ebene, zu befriedigen. Wenn ein Mann die Ejakulation hinauszögert, zeigt er damit, dass für ihn das Endresultat nicht mehr das Wichtigste bei der Liebe ist. Natürlich will er seinen Spaß haben, aber es liegt ihm auch die beiderseitige sexuelle und emotionale Erfüllung am Herzen.

Süchtig nach der Ejakulation

In jungen Jahren werden viele Männer süchtig nach Ejakulationen. Sie bietet sofortigen Lustgewinn und ist oftmals die einzige Entlastungsmöglichkeit. Wenn ein Mann Stress oder Angst hat, kann ihm eine Ejakulation zwar vorübergehend Erleichterung, letztlich jedoch keine wirkliche Erfüllung verschaffen. Ein Mann, der daran arbeitet, Vergnügen auf emotionaler wie auch auf spiritueller Ebene zu haben, wird seine sexuelle Energie voll zu beherrschen lernen. Tantrische Meditationen tragen dazu bei, das alleinige Ziel beim Sex nicht mehr in der Ejakulation, sondern in einer befriedigenderen emotionalen und sexuellen Befreiung zu sehen. Viele Männer stellen fest, dass sie nach einer Neuorientierung Ehrfurcht gebietende kosmische Orgasmen erleben.

Nach dem Sex verbunden bleiben

Nach der Ejakulation haben viele Männer das Bedürfnis, sich zurückzuziehen und von der Partnerin getrennt zu sein. Das ist ganz natürlich. Wenn der Mann nicht ejakuliert, hat das die positive Auswirkung, dass er sich dann nach dem Sex nicht gleich zurückziehen oder einschlafen will. Dadurch können Sie emotional und spirituell noch eine Zeitlang verbunden bleiben und die im Orgasmus erfahrene Glückseligkeit ausklingen lassen.

Ejakulationskontrolle

Kurz vor dem Orgasmus können Sie folgende Methoden anwenden, um den Samenerguss zu vermeiden. Es kann eine Zeit dauern, bis Sie sie beherrschen, und auch Ihr Körper muss sich erst an diese neuen Methoden, sexuelle Energie umzulenken, gewöhnen. Bei einigen Techniken kann auch Ihre Partnerin mithelfen.

1 Entspannen Sie und konzentrieren Sie sich auf Ihren Atem. Ihre orgastische Energie strömt in Ihrem Körper nach oben. Mit dem Einatmen ziehen Sie die sexuelle Energie nach oben zum Herzen. Beim Ausatmen lassen Sie sie aus dem Herzchakra in das Herz Ihrer Partnerin einfließen.

2 Lassen Sie Ihren Lingam in der Partnerin, während sie die Yabyum-Position einnehmen (siehe Seite 12), Atmen und schwingen Sie gemeinsam hin und her. Dadurch entspannen Sie sich und Sie können sich nach kurzer Zeit weiterlieben.

3 Spannen Sie die Beckenbodenmuskulatur an (mit der Sie auch den Harnfluss unterbrechen können) und atmen Sie tief und heftig ein.

4 Drücken Sie auf den Punkt direkt unterhalb Ihrer Eichel, bis der Ejakulationsdruck nachlässt. Drücken Sie fest auf das Perineum, den Damm.

5 Kneten Sie die Hoden und streichen sie dann über die Schenkel abwärts und über den Bauch aufwärts zum Herz.

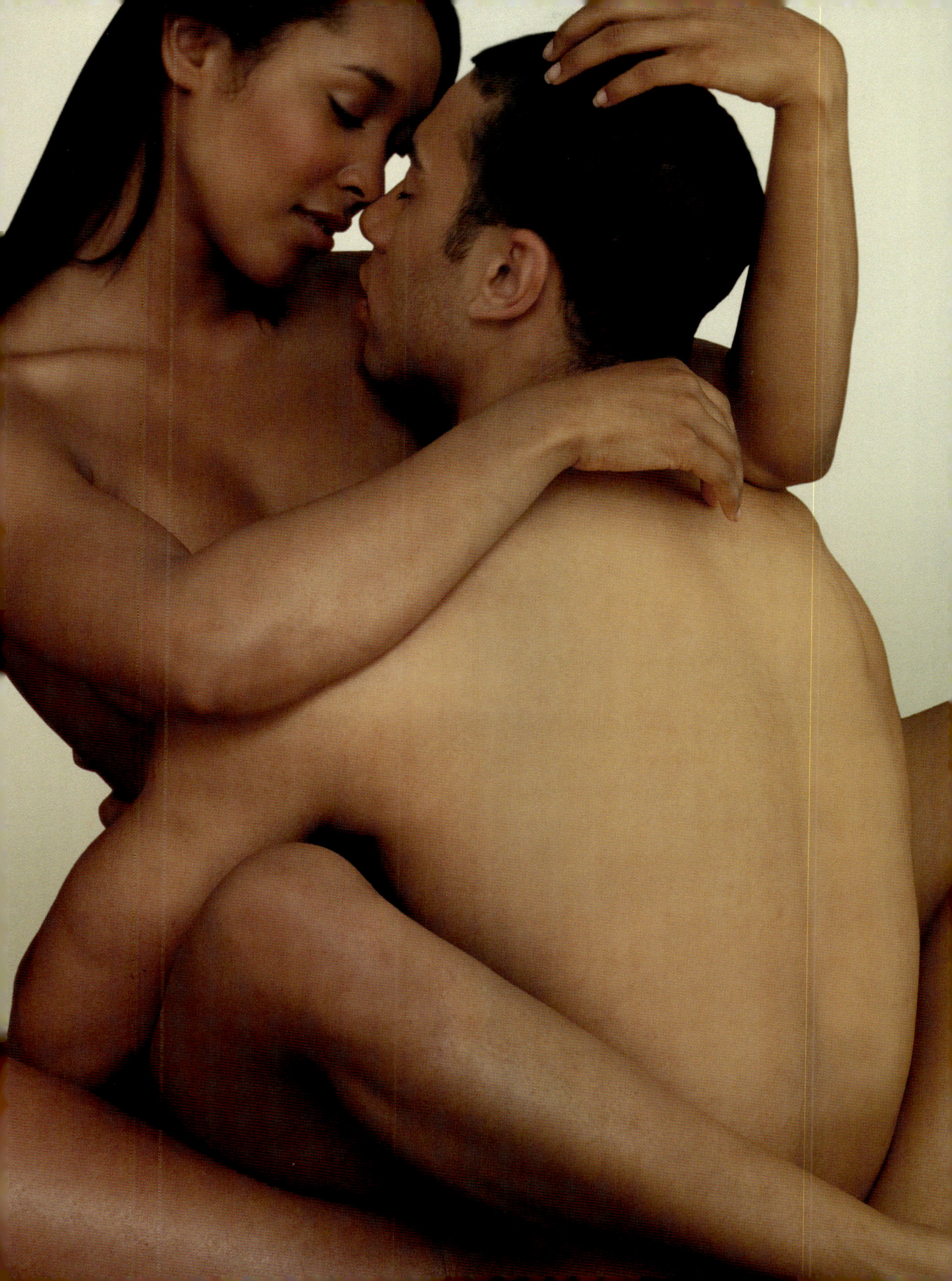

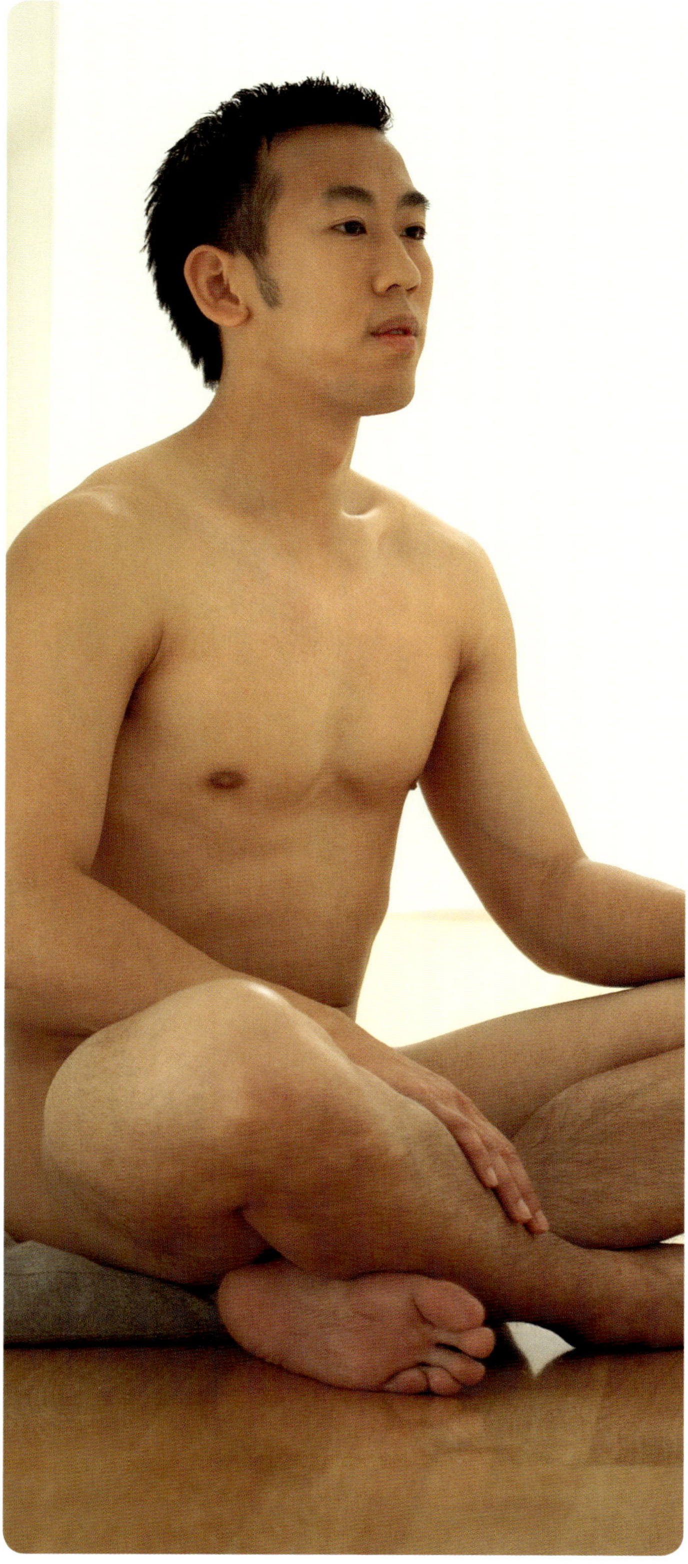

Training der Liebesmuskeln

Intensivere Orgasmen, mehr Libido und Ausdauer – das alles erreichen Sie mit diesen Übungen zur Kräftigung der Beckenbodenmuskeln. Sie sind für Männer und Frauen gedacht, und bei täglicher Anwendung können Sie mit dieser simplen Methode Ihre Orgasmen garantiert intensivieren.

Es kann dauern, bis Sie die beiden Muskelgruppen spüren, aber es wird leichter, sobald diese kräftiger werden. Machen Sie nie mehr als 60 Kontraktionen, denn sonst könnte der Beckenboden zu fest werden.

1 Sie sitzen oder stehen bequem. Beim Einatmen kneifen Sie den Anus zusammen, der restliche Genitalbereich bleibt entspannt. Ausatmen und entspannen. Zehn Wiederholungen.

2 Atmen Sie tief ein und halten Sie den Atem. Kneifen Sie Ihre Genitalien zusammen, wobei der Anus entspannt bleibt. Ausatmen und entspannen. Fünf Wiederholungen.

Töne von sich geben

Töne sind eine Möglichkeit, den Orgasmus zu intensivieren. Durch spontane Äußerungen können Sie mit Ihrem ganzen Wesen in seiner Gesamtheit aus Körper und Seele orgastisch werden. Aus den Tiefen der Ekstase können Sie lachen, schluchzen oder sogar schreien.

Vom Partner lernen

In dieser Meditation sehen Sie einander bei der Selbstbefriedigung zu. Sie haben die Gelegenheit, zu zeigen, was Sie antörnt und wie Sie gerne zum Orgasmus kommen. Wechseln Sie sich dabei immer wieder ab. Das in diesem Ritual gewonnene beiderseitige Verständnis wird Ihren Liebesspielen sehr förderlich sein.

1 Machen Sie es sich in Ihrem heiligen Raum bequem.

2 Während der eine Partner aktiv wird, sieht der andere unter Anwendung des empfänglichen Yin-Blicks (siehe Seite 108) zu. Lassen Sie den Blick weich werden und werten Sie nicht. Damit keine Energie verloren geht, ist es besser, nicht zu sprechen.

3 Nach dem Orgasmus lassen Sie sich von Ihrem Partner in den Arm nehmen und genießen still die intime Nähe.

4 Tauschen Sie die Rollen. Danach teilen Sie einander die Erfahrungen mit, die Sie beim Zusehen gemacht haben. Das erfordert eine gewisse Portion Mut, kann aber auch sehr erotisch sein.

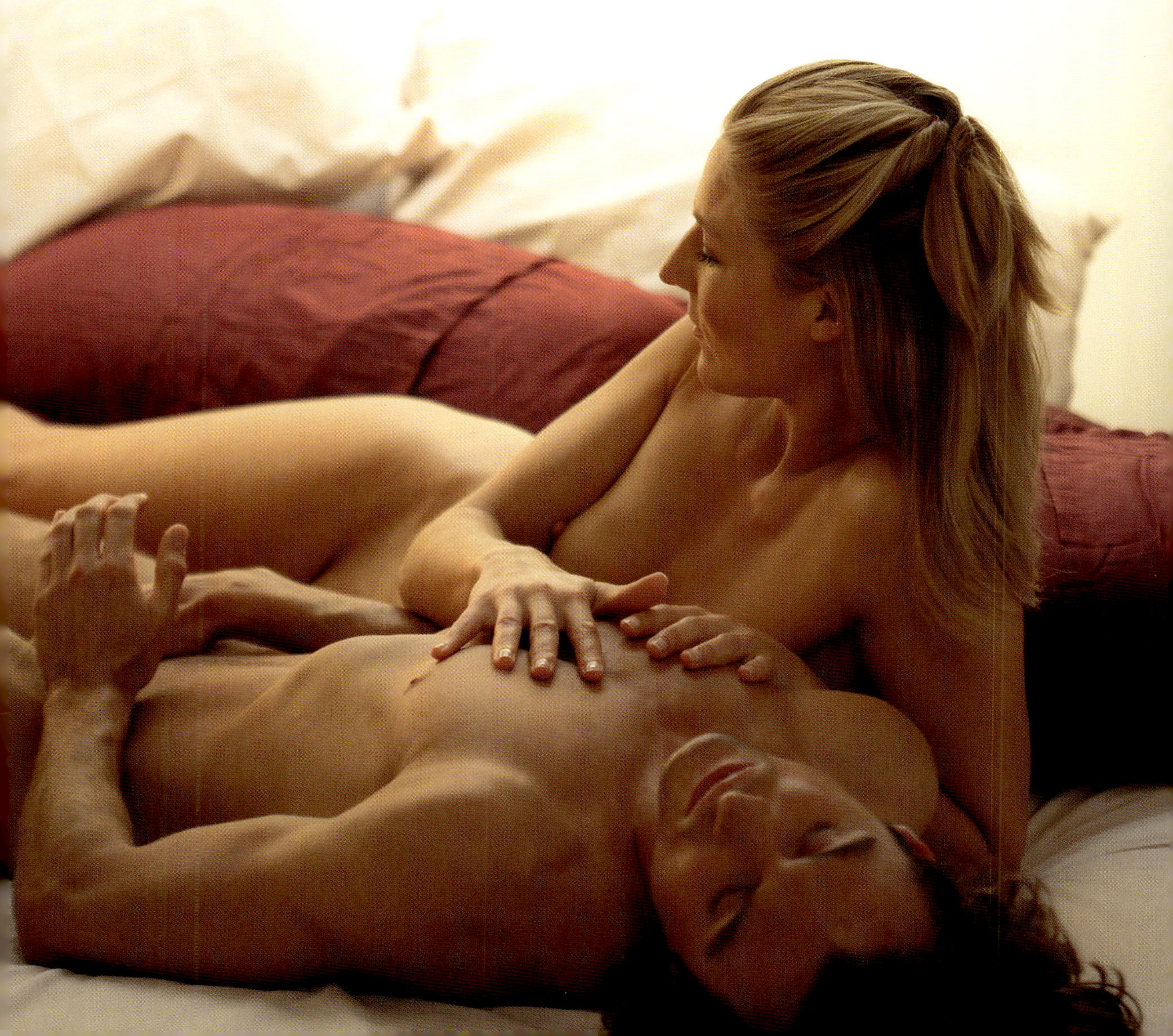

Gipfel und Täler

Diese Liebes-Meditation entführt Sie auf eine Reise über die Gipfel und durch die Täler sexueller Leidenschaft hin zu einem kosmischen Orgasmus. Gestatten Sie es sich, in den Tälern auszuruhen, sogar zu schlafen, wenn Sie möchten, bis Sie wieder neue Gipfel leidenschaftlicher Lust erklimmen.

1 Vollziehen Sie das Anfangsritual (siehe Seite 12).

2 Beginnen Sie, sich zu lieben, und genießen Sie die wachsende Erregung. Der Mann ist aufmerksam und lässt ihr viel Zeit. Lieben Sie sich etwa 20 Minuten lang und lassen Sie es richtig heiß werden. Entfachen Sie die Glut durch Blickkontakte und tiefes Atmen. Nähert sich der Mann dem Ejakulationspunkt, verwenden Sie eine der Methoden auf Seite 164, um ihm darüber hinwegzuhelfen.

3 Sie spüren nun vielleicht ein Abnehmen der sexuellen Energie und der Leidenschaft. Gleiten Sie gemeinsam in eine Ruhephase ab. Entspannen Sie sich - gehen Sie in den Yin-Raum ein und verweilen dort 20 Minuten ohne Aktivität. Um die Verbindung aufrechtzuerhalten, sollte der erschlaffte Lingam des Mannes in der Yoni verbleiben.

4 Spüren Sie, wie die Erregung wieder zunimmt. Sie sollte tief aus Ihrem Inneren heraus erwachsen, ohne forciert zu werden. Lieben Sie sich und erklimmen Sie noch höhere Gipfel der Ekstase. Nutzen Sie die Energie des Universums und seien Sie enthemmt und wild, wenn Ihnen danach ist.

5 Nach 20 Minuten entspannen Sie sich wieder. Nach abermals 20 Minuten lassen Sie die Erregung wieder ansteigen. Sie lieben sich und bringen Ihr Verlangen rückhaltlos ein.

6 Gestatten Sie es sich, ekstatisch zu verschmelzen. Lassen Sie ihre Körper vom Orgasmus überwältigen, bis jede einzelne Zelle vibriert. Kurz vor der Ejakulation kann der Mann entscheiden, ob er sich auf diese Weise entladen möchte.

7 Sie bleiben still nebeneinander liegen. Nach 20 Minuten vollziehen Sie das Schlussritual (siehe Seite 12).

Ihre Partnerin erregen

Bei einer Frau kann es bis zu 20 Minuten dauern, bis sie genügend erregt und aufnahmebereit ist. Wenn Sie Ihrer Shakti so viel Zeit zugestehen, wie sie braucht, um sich zu öffnen, erreicht sie beim Akt umso größere Ekstase.

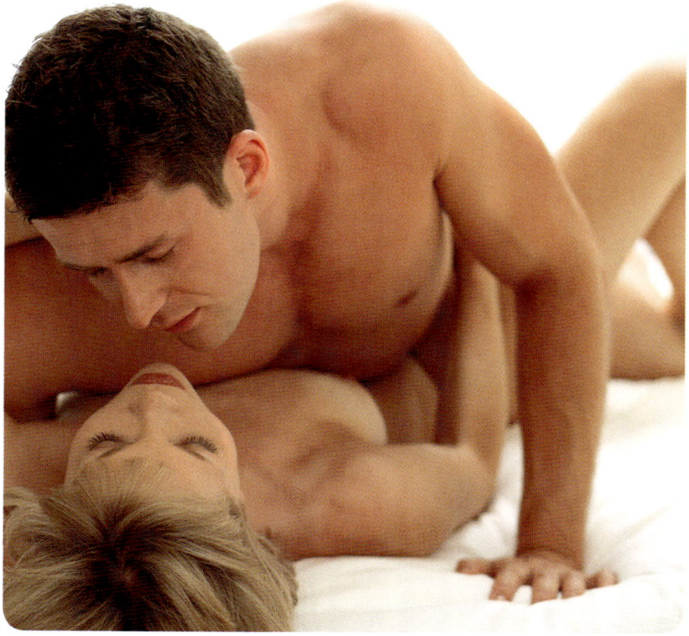

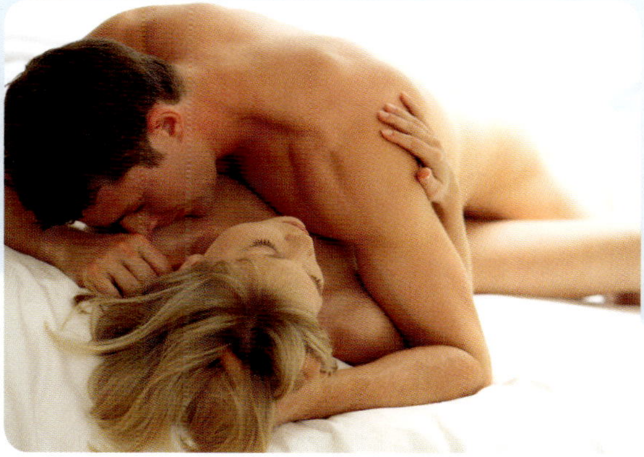

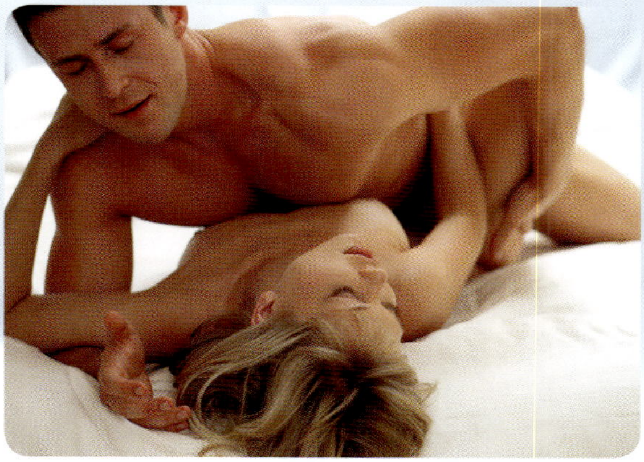

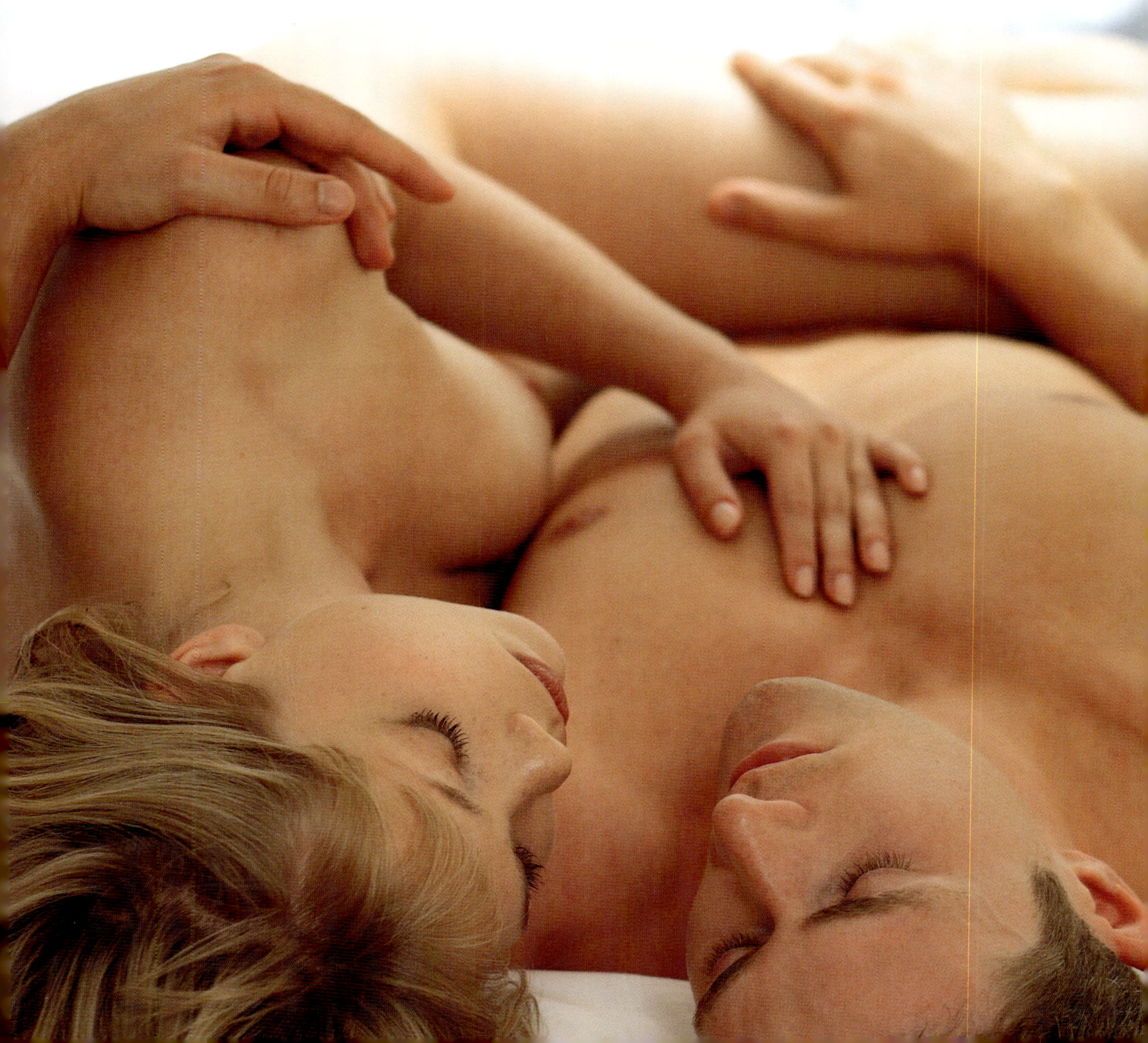

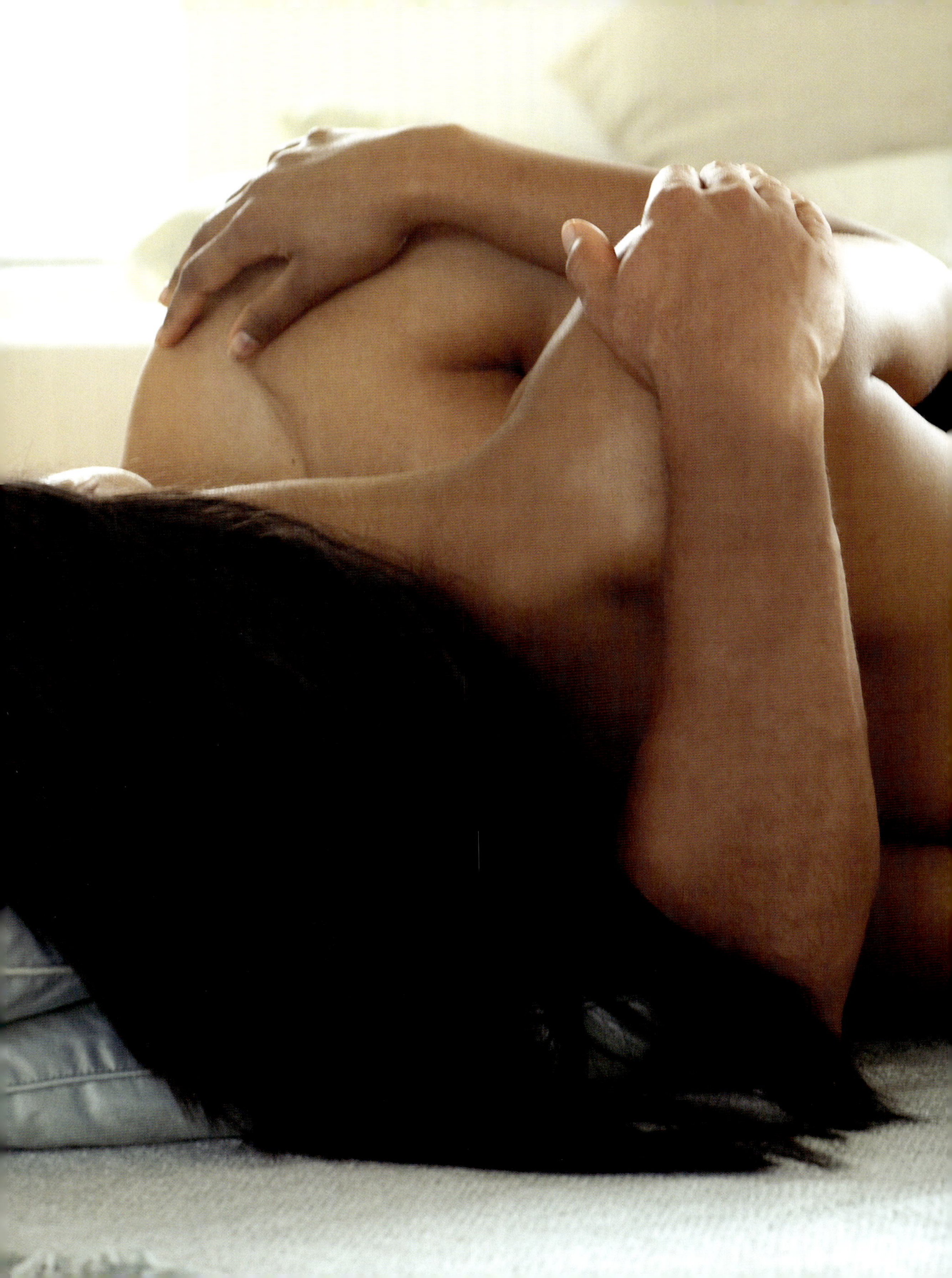

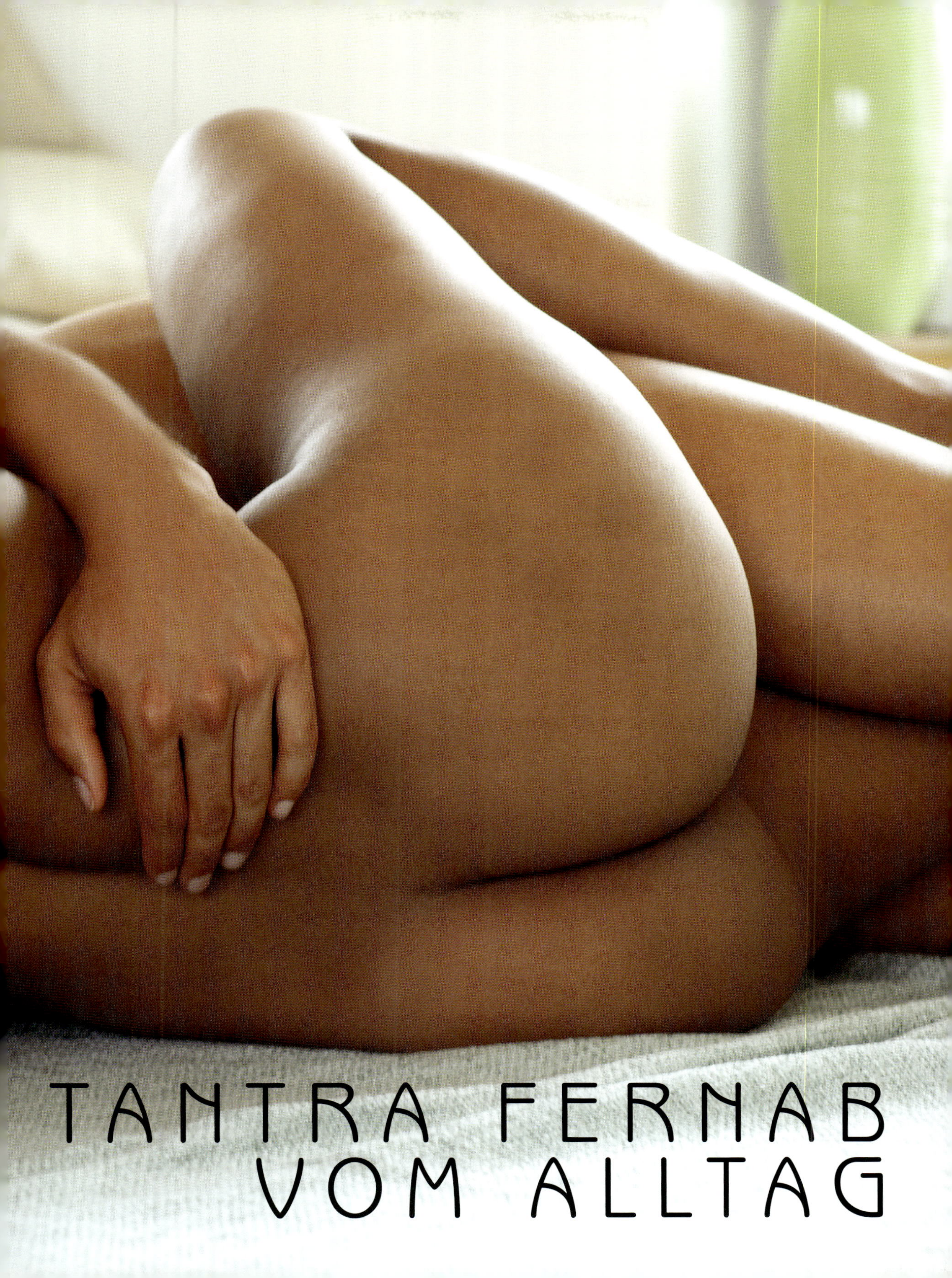

TANTRA FERNAB VOM ALLTAG

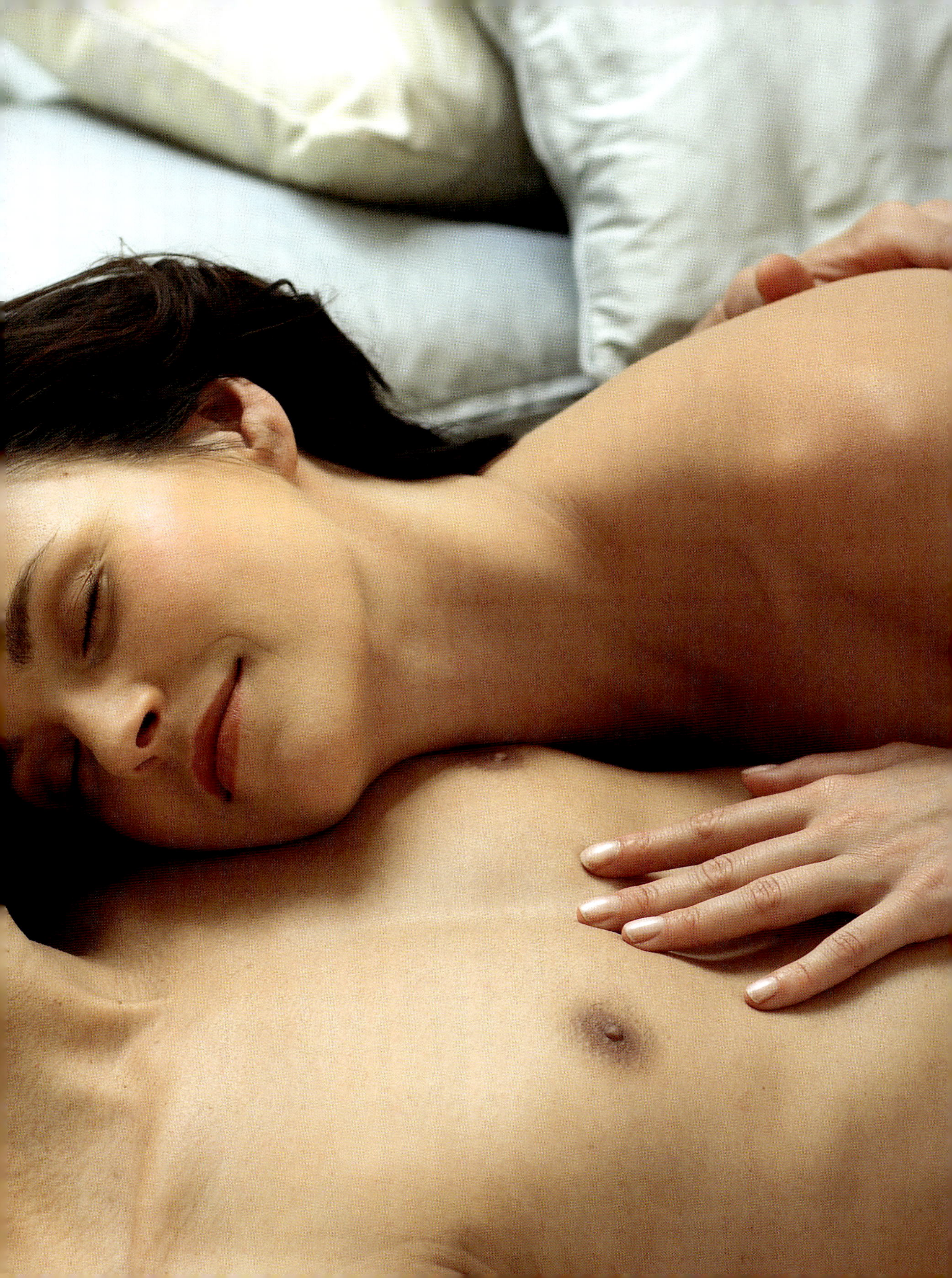

9

EIN TANTRISCHER AUSFLUG

Nichts tut Ihrer Beziehung so gut wie eine Auszeit, die allein Ihnen, Ihrer Liebe und dem Sex vorbehalten ist. Nutzen Sie diese Zeit, um Ihren Partner neu zu entdecken, oder als Gelegenheit, neue tantrische Meditationen zu erleben. In einem veränderten Umfeld stellen sich Liebesspiele zwanglos ein und entfalten sich auf entspannte und tief befriedigende Weise.

Reisevorbereitungen

Ihr Tantra-Wochenende können Sie frei gestalten – streng nach Plan oder spontan. Sie sollen es sich gutgehen lassen und einander fantasievoll verwöhnen. Vielleicht möchten Sie ja die eine oder andere Meditation aus diesem Buch wiederholen oder etwas Neues ausprobieren.

Das Reiseziel

Letztlich spielt das Ziel gar keine so große Rolle; die zwischen Ihnen geschaffene tantrische Energie macht aus jedem Ort etwas Besonderes. Wichtig ist, dass Sie an Ihrem Refugium so richtig laut sein können. Ein privates Häuschen im Grünen wäre ideal. Schließlich möchten Sie loslassen und sich gehen lassen können. Ihr Refugium braucht keinen Luxus, aber warm und bequem sollte es schon sein. Badeeinrichtungen und ein Garten wären ein Plus, und natürlich wäre es ideal, sich das Essen liefern zu lassen, um ein sinnliches Mahl ungestört zu genießen.

Osho-Zentren gibt es überall in der Welt; sie bieten sich für tantrische Wohlfühltage geradezu an, denn dort ist man Besucher gewöhnt, die sich ungehindert gehen lassen, und Sie können ganz unbefangen sein. Manche Zentren bieten sogar aphrodisierende Gerichte für ein erotisches Mahl mit verbundenen Augen an.

Vor der Abreise

Setzen Sie sich zusammen und besprechen Sie, was Sie von Ihrem Klausurwochenende erwarten. Tauschen Sie sich ungehemmt aus und feuern Sie einander mit neuen Wünschen und Sehnsüchten an.

Denken Sie daran, zuzuhören: Wenn sie lieber im Haus bleiben, um ausgiebig zu baden, er aber lieber spazieren gehen möchte, müssen Sie flexibel sein. Sie müssen auch nicht alles in ein Wochenende packen; lassen Sie sich Zeit für Spontaneität. Je höher die Erwartungen, umso größer ist auch der Erfolgsdruck, weshalb man nicht allzu ehrgeizig planen sollte. Es mag nicht leicht sein, eine Auszeit zu planen, aber denken Sie daran: Wenn Sie voller Energie, Positivität und Liebe von einem tantrischen Wochenende zurückkehren, kommt Ihnen das in allen Lebensbereichen zugute.

DIE KOFFER PACKEN

Packen Sie alles ein, was Sie als besonders sinnlich empfinden: Kleidung aus edlen Stoffen, sexy Musik, Massageöl, Federn, ein, zwei Erotikfilme. Gehen Sie von dieser Checkliste aus und erweitern Sie sie nach Belieben.

- Musik und eine tragbare Anlage
- Gleitmittel und Massageöl
- Räucherwerk und Duftöle
- Unterlage für die Massage
- erotische Literatur und Filme
- Augenbinden oder Seidentücher
- Federn

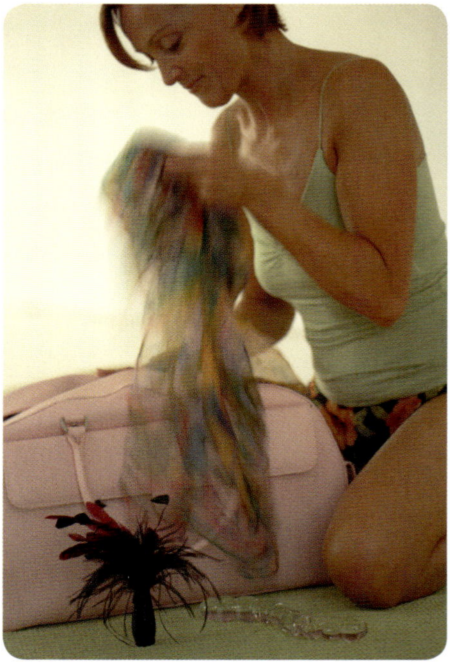

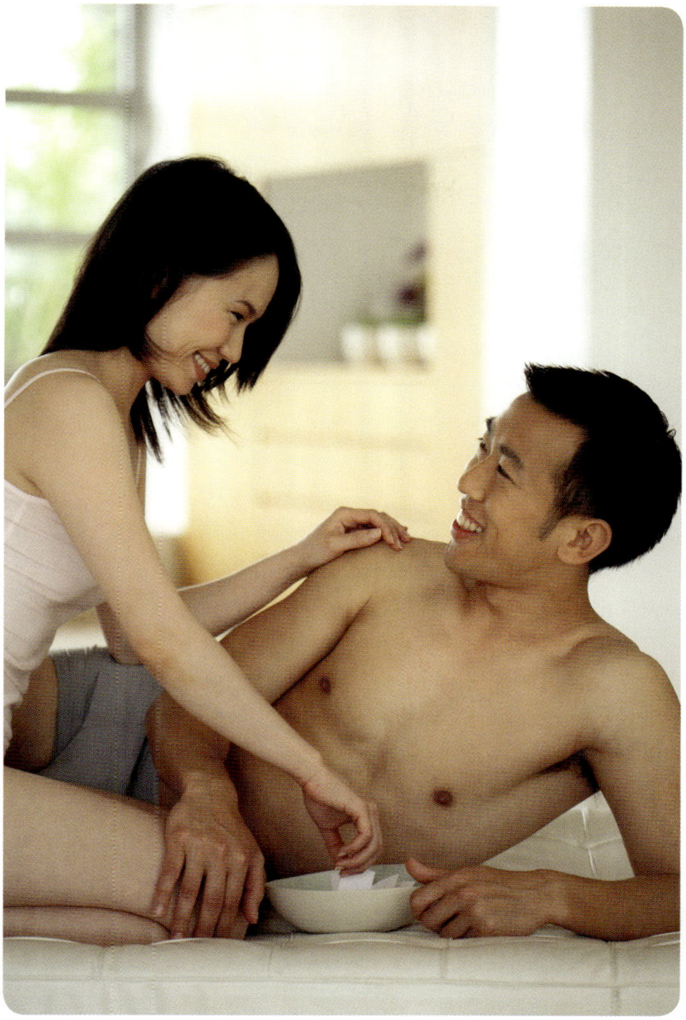

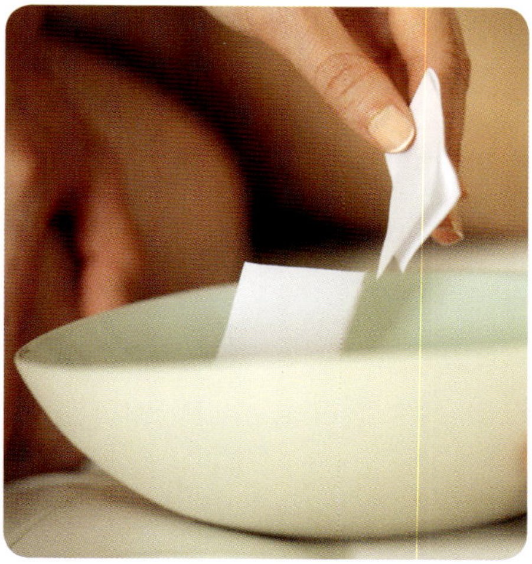

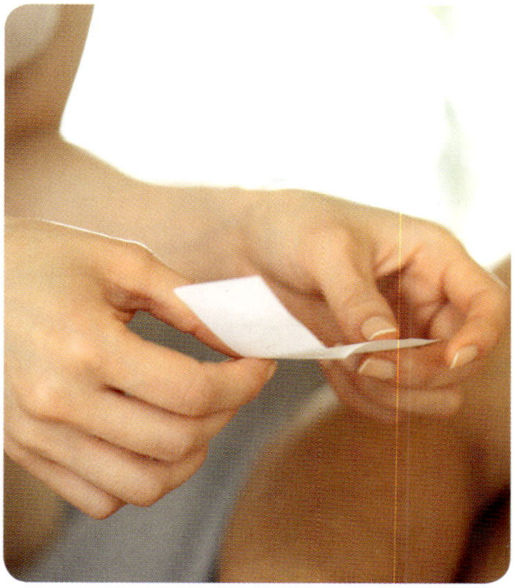

Das Programm planen

Diese Meditation erleichtert es, sich auf einen Plan zu einigen, und empfiehlt sich besonders bei Zeitknappheit. Notieren Sie alles, was Sie mit Ihrem Partner tun möchten, von Oralverkehr bis zu einem opulenten Frühstück. Gemeinsam finden Sie sicher so manches, und alles, was bei beiden vorkommt, bedeutet ein definitives Ja.

1 Bereiten Sie kleine Zettel vor (20 müssten genügen).

2 Sie sitzen einander gegenüber und notieren auf jedem Zettel etwas, das Sie auf Ihrem Tantra-Ausflug gern machen würden. Tun Sie sich möglichst keinen Zwang an.

3 Legen Sie die Zettel in eine Schale in Ihrer Mitte.

4 Nehmen Sie abwechselnd je einen Zettel heraus und lesen Sie laut vor, was darauf steht. Lassen Sie die Vorschläge unvoreingenommen auf sich wirken.

5 Sollte etwas Unerwartetes kommen, sprechen Sie gemeinsam darüber. Beschließen Sie, es auszuprobieren, oder einigen Sie sich darauf, zu warten.

Tag eins

Genießen Sie die Vorfreude schon bei Ihrer Abreise. Planen Sie nicht allzu viel für den ersten Abend. Entspannen Sie sich erst einmal, freunden Sie sich mit der neuen Umgebung an und schwelgen Sie in der Aussicht, nun ausgiebig Zeit füreinander zu haben.

Sich einstimmen

Dies ist der Nachmittag oder Abend, an dem Sie an Ihrem Ziel ankommen. Geben Sie einander nach dem Essen und einem Glas Wein eine anregende Massage, um sich auf das Wochenende einzustimmen. Stellen Sie sich vor, es gehört Ihnen beiden ganz alleine – sie können loslassen, den Alltag vergessen und Ihre Chakren aktivieren.

Wenn Sie nach der Massage so richtig mit Energie geladen sind, können Sie sich lieben. Sollten Sie hingegen müde sein, wird Sie die in der Massage gewonnene Kraft die Nacht über energetisieren, erfrischen und für die am nächsten Tag geplanten Aktivitäten vorbereiten, die Sie dann so richtig genießen können.

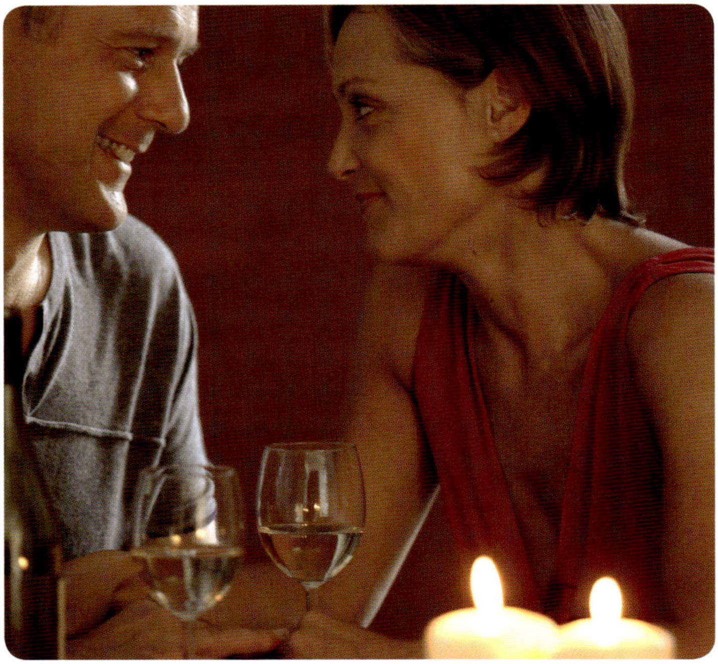

Abschalten

Einigen Sie sich darauf, Ihre Handys abzuschalten, damit Sie ungestört bleiben. Wenn Sie gar nicht darauf verzichten können, dann vereinbaren Sie eine feste Zeit am Tag, zu der Sie etwaige Nachrichten überprüfen. Aber fassen Sie sich kurz – es ist wohltuend, zu sehen, dass Sie durchaus abkömmlich sind.

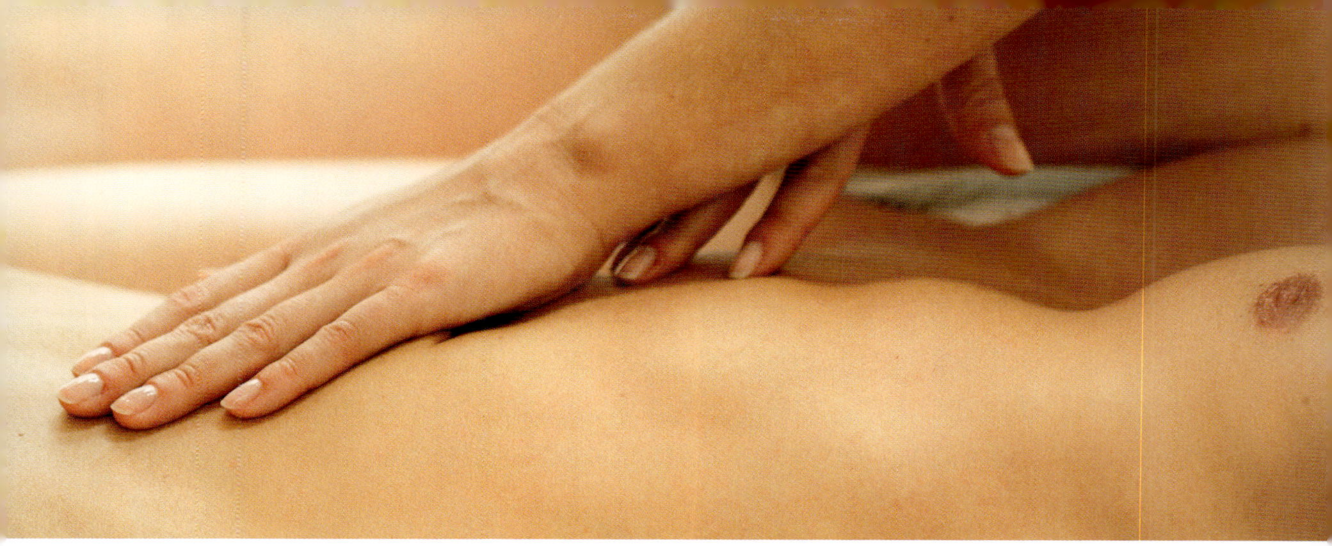

Massage der positiven Pole

Diese aufregende Massage bringt Sie energetisch in Einklang mit Ihrem Partner und verstärkt das magnetische Feld zwischen Ihnen, indem sie Ihre drei »positiven« Pole aktiviert. Sie sind danach sensibler und empfänglicher und Ihre Herzen ganz geöffnet. Sie können sich in dem Zustand lieben oder nur nebeneinander ruhen.

1 Ihr Partner liegt auf dem Bauch. Sie massieren seinen Rücken, wobei Sie sich auf seinen ersten positiven Pol, das Kreuzbein, konzentrieren und die Energie von dort nach oben lenken. Dann massieren Sie seinen Kopf, die Rückseite der Beine und die Füße.

2 Ihr Partner dreht sich um. Sie massieren seinen Bauch im Uhrzeigersinn um den Nabel. Legen Sie die Hände kurz auf das Sonnengeflecht (den zweiten positiven Pol) und atmen Sie mit Ihrem Partner. Das vertieft die Nähe und bringt Geist und Körper in Einklang.

3 Sie streichen nach oben, über seine Brust und die Schultern, und an den Armen und Händen nach unten. Das verteilt die Energie des dritten Chakras im ganzen Körper. Massieren Sie seine Arme und Hände.

4 Sie massieren sanft seinen Hals und die Kehle. Legen Sie eine Hand auf die Kehle (den dritten positiven Pol), die andere in seinen Nacken. Massieren Sie seinen Kopf und das Gesicht.

5 Massieren Sie den Lendenbereich und widmen Sie sich dem zwischen Anus und Hodensack gelegenen, hochsensiblen Damm. Dann massieren Sie Lingam und Hoden und umfassen sie sanft mit der Hand (siehe Seite 132).

6 Zum Schluss streichen Sie an seinen Beinen nach unten, aufwärts, über die Brust und an den Armen nach unten. Sie ruhen sich aus, während Ihr Partner sich vollends entspannt.

7 Tauschen Sie die Plätze. Massieren Sie die Frau nach demselben Muster, bis Sie Ihre Brust erreichen. Bei Frauen befindet sich der erste positive Pol im Unterbauch. Sie umkreisen ihn sanft, um ihn zu aktivieren.

8 Der zweite positive Pol liegt in der Herzgegend. Massieren Sie ihre Brust sanft mit aufwärts gerichteten Strichen, zwischen ihren Brüsten bis zur Kehle. Mit der anderen Hand massieren Sie die Stelle zwischen den Augenbrauen und aktivieren ihren dritten positiven Pol. Dann massieren Sie ihre Brüste. Im Geiste huldigen Sie ihr als Göttin.

9 Sie massieren sanft um Ihre Yoni herum (siehe Seite 134), voller Verehrung und Respekt. Streichen Sie an ihren Beinen abwärts, aufwärts, über die Brust zu den Armen und Händen, um die Energie in ihrem ganzen Körper zu verteilen.

Tag zwei

Heute haben Sie die Gelegenheit, füreinander da zu sein. Gehen Sie im Augenblick auf und genießen Sie Ihr Zusammensein und alles, was Sie frei macht. Vielleicht möchten Sie den Tag mit Sex beginnen oder Sie lassen die Spannung lieber bis zum Abend ansteigen.

Ein Wohlfühltag

Dies ist der Tag, die Anwesenheit Ihres Partners in jeder Hinsicht zu genießen. Schwelgen Sie darin, ununterbrochen zusammen sein zu können. Wie langfristig Ihre Beziehung auch gedacht ist, haben Sie sich doch bewusst füreinander entschieden, und Sie möchten den Tag vielleicht damit beginnen, sich klar zu machen, was Sie an Ihrem Partner besonders schätzen, und ihm dies auch mitzuteilen.

Gehen Sie den Tag ruhig an, mit Aktivitäten, die Ihnen beiden Spaß machen. Vielleicht steht Ihnen der Sinn danach, einige der Meditationen auf dieser Doppelseite oder von einer anderen Stelle des Buchs auszuprobieren. Nehmen Sie sich dazwischen genügend Zeit für Gespräche und erholsame Ruhepausen. Sie sollten sich nach diesem Tag beide wirklich gestärkt fühlen. Lieben Sie sich nach Ihrer letzten Meditation – oder auch im Lauf des Tages – leidenschaftlich und genießen Sie dabei das erneuerte Gefühl von Nähe.

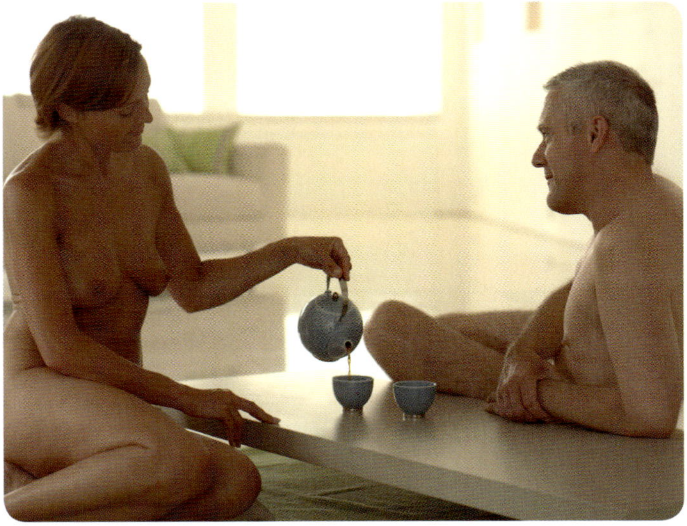

Tantrische Teezeremonie

Diese Zeremonie erfordert wenig Aufwand und eignet sich gut für intime Zweisamkeit. Und zwar ganz besonders, wenn Sie dabei nackt sind und Ihrem Partner Komplimente für seinen wunderbar entspannten Körper aussprechen.

1 Sie sitzen einander gegenüber und begrüßen sich mit dem Namaste-Gruß (siehe Seite 10).

2 Ein Partner gießt für den anderen Tee ein und hält die Tasse mindestens drei Minuten in Händen. Schauen Sie in die Tasse und lassen Sie Ihr ganzes Wesen hineinfließen. Lassen Sie alle Facetten Ihres Seins in den Tee eingehen.

3 Reichen Sie den Tee Ihrem Partner, der langsam trinkt und sich dabei vorstellt, wie sich Ihr Wesen nun mit seinem mischt.

4 Tauschen Sie die Rollen, sodass auch der andere Partner in den Genuss der Zeremonie kommt.

5 Beschließen Sie die Meditation mit dem Namaste-Gruß.

Yin-Yang-Spiel

Dieses Spiel lädt dazu ein, Ihre Fantasien uneingeschränkt zu verwirklichen. Sollten Sie es gewohnt sein, in erster Linie die Wünsche anderer zu berücksichtigen, ist dies eine nützliche Herausforderung. Der Partner in der Yin-Rolle hat den passiven Part, während der Partner in der Yang-Rolle den Ton angibt.

1 Bestimmen Sie, wie lange das Spiel dauern soll: eine Stunde oder das ganze restliche Wochenende. Teilen Sie die Zeit gleich untereinander auf. Wenn Sie das Spiel zum ersten Mal spielen, sollten beide mehr als einmal die Möglichkeit haben, Yang zu sein, um das Selbstbewusstsein zu stärken.

2 Der Partner, der Yang ist, darf sagen, was gemacht wird. Das kann ein Spaziergang sein, oder er will vielleicht auf besondere Weise sexuell verwöhnt werden. Yin sollte diese Wünsche möglichst erfüllen. Wenn das nicht geht, suchen Sie eine Alternative.

3 Zu Beginn erscheint die Yang-Rolle vielleicht als die verlockendere, aber auch die Yin-Rolle hat ihre Reize. Genießen Sie es, nichts entscheiden zu müssen und die Welt durch die Augen des Partners zu sehen. Es ist eine gute Gelegenheit, die Wünsche des Partners kennenzulernen und sie ihm mit Vergnügen zu erfüllen.

4 Nutzen Sie das Spiel zur Erforschung Ihrer sexuellen Fantasien. Sie können so tun, als begegneten Sie einander zum ersten Mal, oder Sie probieren ein Rollenspiel. Sie könnten erotische Fotos schießen oder Sex im Freien haben.

5 Yin ist für den Zeitplan zuständig. Wenn der Wunsch Yangs Sie von zu Hause wegführt, achten Sie darauf, dass Sie rechtzeitig zurück sind. Bei Unstimmigkeiten halten Sie die Uhr kurz an und fahren Sie fort, wenn Sie sich beide über den nächsten Schritt im Spiel einig sind.

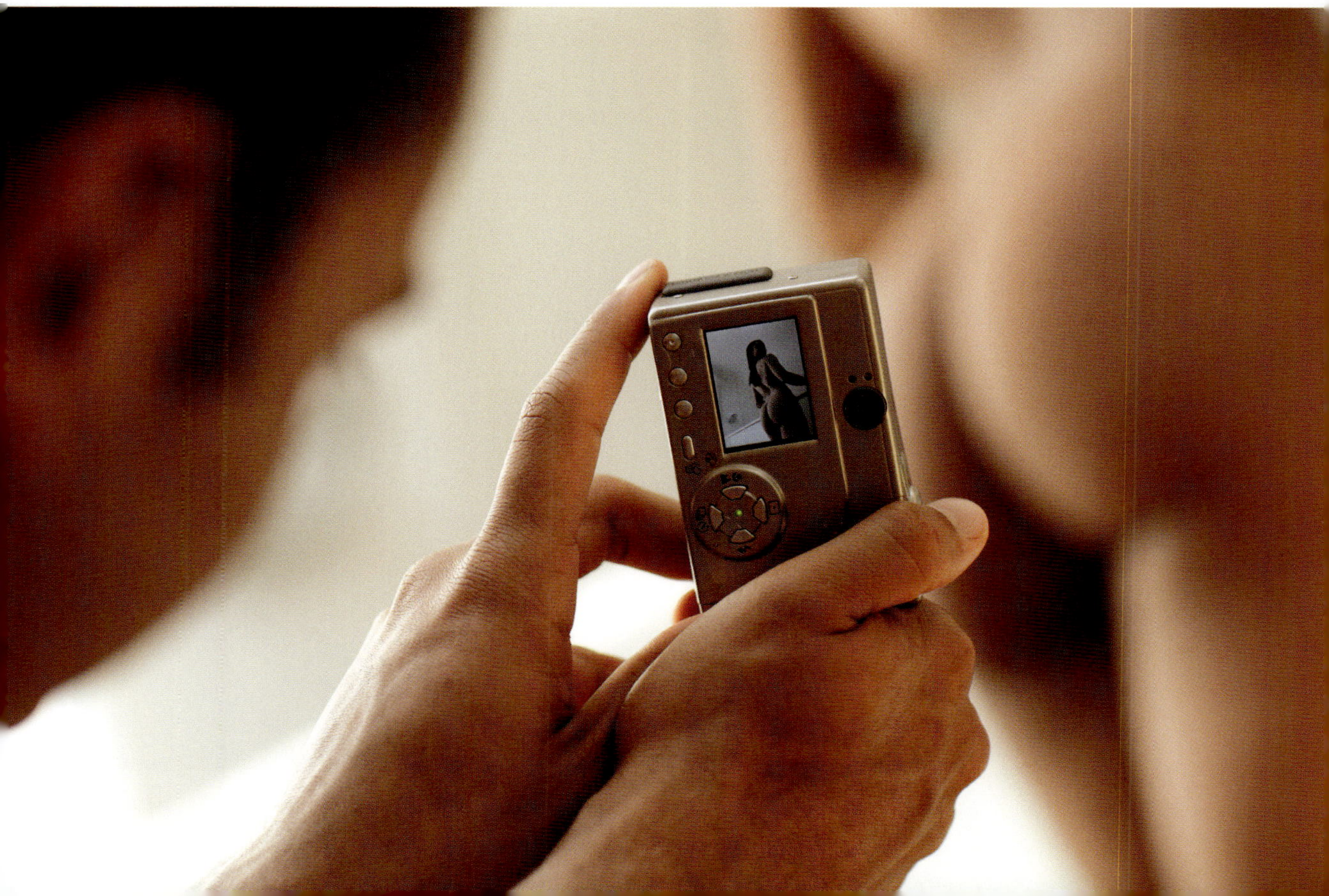

Tag drei

An unserem dritten Tag laden Sie sich mit Aktivitäten im Freien und viel Bewegung neu auf. Nehmen Sie die Schönheit der Umgebung und die Anwesenheit Ihres Partners in sich auf, damit Ihnen die Erinnerung daran noch lange neue Kräfte schenkt.

Ein Tag der Verjüngung

Da Sie aus den entspannenden Aktivitäten des Vortags gestärkt hervorgehen, sind Sie sicher bereit für einen Tag der Verjüngung und der Naturfeier, an dem Sie nebenbei auch kräftig Energie tanken. Verbringen Sie den letzten Tag Ihres Kurzurlaubs im Freien mit einfachen, aber doch auch fordernden Unternehmungen wie beispielsweise einer Wanderung, bei der Sie die Schönheit der Szenerie auf sich wirken lassen. In der Natur können Sie die Alltagswelt vergessen und sich wie befreit fühlen. Atmen Sie tief und lassen Sie sich von natürlicher Energie erfüllen. Genießen Sie diesen engen Kontakt mit der Natur und das freudige Gefühl umfassender Verjüngung.

Schweigend essen

Versuchen Sie, das Mahl in der Natur schweigend zu genießen. Kauen Sie langsam, nehmen Sie Geschmack und Konsistenz des Essens bewusst wahr und gehen Sie ganz in dieser sinnlichen Erfahrung auf. Seien Sie der stillen Verbundenheit gewahr, die Sie mit Ihrem Partner in diesem Ritual friedvoll teilen.

Atmen in der Natur

Gönnen Sie sich einen Spaziergang, wenn es das Wetter zulässt. Nehmen Sie eine Decke mit, um an einer einsamen Stelle meditieren zu können.

1 Sie liegen mit Ihrem Partner unter einem Baum oder dem freien Himmel. Umarmen Sie sich und atmen Sie entspannt, damit Ihr Körper sich weitet und entspannt.

2 Nehmen Sie Vogelgezwitscher und den Duft von Blumen und Kräutern mit wachen Sinnen wahr. Werden Sie eins mit der Kraft allumfassender Lebensenergie; Sie spüren, wie sie aus der Erde aufsteigt und Sie erfüllt..

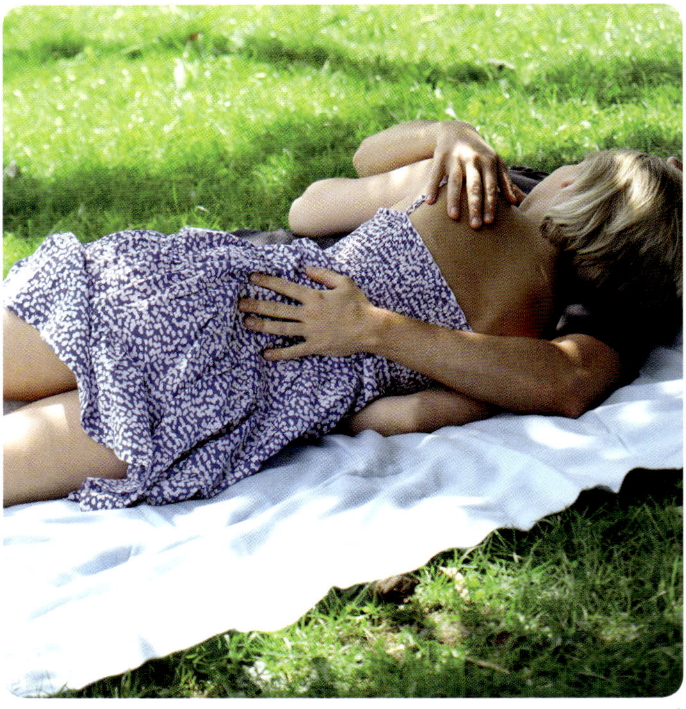

Befreiungsmeditation

Dies ist eine schöne Möglichkeit, Ihr Wochenende abzuschließen. Die Meditation belebt und erneuert das Gefühl, im Gleichgewicht zu sein. Genießen Sie es, Momente der Aktivität und der Ruhe so dicht beieinander zu erfahren und machen Sie, ganz nach Ihrem Energiepegel, die Atem-, Tanz oder Ruhephasen zu ihrem Fokus.

1 Sie stehen sich gegenüber und stellen sich vor, eine Energiespirale windet sich von Ihrem Kopf bis zu Ihren Genitalien.

2 Tanzen Sie wild, spüren Sie, wie Energie durch die Spirale auf- und abflutet und jede einzelne Zelle erweckt. Ihr Körper befreit sich gleichsam mit schlangenhaften Bewegungen. Geben Sie Ihren innersten Gefühlen auch akustisch Ausdruck.

3 Setzen Sie sich einander im Fersensitz gegenüber, Ihre Knie berühren sich. Atmen Sie durch Ihr Wurzelchakra ein; lassen Sie den Atem bis zum zweiten Chakra aufsteigen und dort austreten.

4 Im Sitzen schwingen Sie hin und her, bis Sie sich völlig locker fühlen. Atmen Sie mit tiefen Atemzügen und lassen Sie sich vom Atem in Körper und Geist weiten und öffnen.

5 Atmen Sie durch das zweite Chakra ein und durch das dritte aus. Konzentrieren Sie sich auf Ihren Partner; Ihr Atem mischt sich. Gehen Sie alle Chakren nacheinander durch.

6 Sie spüren die Energie am Scheitelpunkt Ihres Kopfes. Lassen Sie zu, dass sie sich über das Chakrensystem im ganzen Körper bis an Ihre Wurzeln ausdehnt.

7 Stellen Sie sich beim Ausatmen vor, der Atem strömt vorne an Ihrem Körper nach unten und bildet zwischen Ihnen eine Herzform. Dehnen Sie den Atem aus, bis er den Raum erfüllt, das Gebäude, das Land, den Planeten, das Universum.

8 Legen Sie sich hin und halten Sie einander an den Füßen, sodass ein menschliches Yantra entsteht (siehe Seite 51). Überlassen Sie Ihren Körper dem stillen Fluss des Atems.

Befreien Sie Ihren Atem

Ihr Atem kommt aus der Tiefe Ihres Wesens und ist eng mit ihrem emotionalen Zustand verknüpft. Oft kann man schon am Atemmuster einer Person erkennen, wie sie sich fühlt. Ein schneller, flacher Atem bedeutet, dass der Betreffende gestresst, ängstlich oder nervös ist, während ein tiefer, gleichmäßiger Atem auf eine gelassene, ausgeglichene und entspannte Gemütsverfassung hinweist. Beim Liebesspiel signalisiert der Atem den Erregungsgrad Ihres Partners und wirkt deshalb für sich erregend.

Hören Sie regelmäßig auf den Atem Ihres Partners als Abbild seiner Gemütsverfassung. Beachten Sie, wie ruhig und gleichmäßig Sie beide am Ende Ihres Kurzurlaubs atmen. Prägen Sie sich dieses Gefühl der Entspannung und die Atmosphäre dieser Tage gut ein. So sind Sie später in der Lage, über Ihren Atem einen ähnlichen Ruhezustand herbeizuführen.

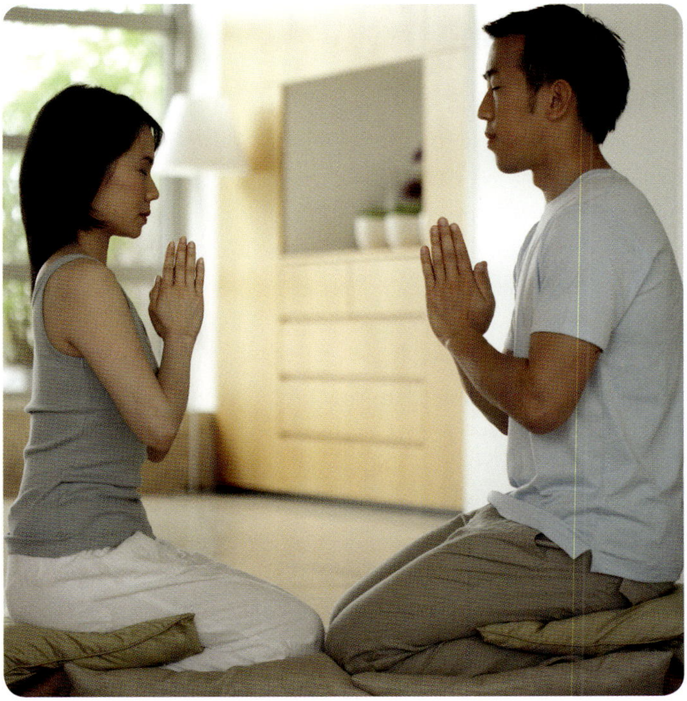

Rückkehr nach Hause

Teilen Sie Ihrem Partner, sobald Sie wieder zu Hause sind, unbedingt mit, wie sehr Sie die gemeinsame Zeit genossen haben. Denken Sie darüber nach, was Sie als Inspirationsquelle für den weiteren Verlauf Ihrer tantrischen Reise aus Ihrem Tantra-Wochenende mitnehmen.

Dem Partner danken

Es ist wichtig, Ihre Dankbarkeit für alles, was Sie an Ihrem Partner schätzen, auch zu zeigen. Der Dank multipliziert sich dadurch wie von selbst, und Ihr Partner hat das Gefühl, wirklich geliebt zu sein. Das allein schon kann eine Beziehung verändern.

Bestärkende Botschaften sind unglaublich wichtig. Nehmen Sie sich für Ihre Rückkehr deshalb fest vor, Ihren Partner wissen zu lassen, wie viel er Ihnen bedeutet. Sie könnten z.B. einen Brief schreiben, in dem Sie die für Sie besonders schönen Momente festhalten. Das hält die Erfahrung für Sie beide lebendig, und Ihr Partner hält etwas in der Hand, das ihm Ihre Dankbarkeit zeigt. Zudem erinnert Sie der Brief auch daran, sich möglichst bald wieder einmal vom Alltag abzusetzen.

Andere Tantra-Paare treffen

Sie können die Erinnerung an Ihr Tantra-Wochenende auch dadurch wachhalten, dass Sie versuchen, andere Tantra-Paare kennenzulernen. Das wäre eine Möglichkeit, die tantrischen Prinzipien zu vertiefen, die Ihre Tage in Abgeschiedenheit geprägt haben, und Sie bekommen eine konkretere Vorstellung von der Gemeinschaft, der Sie sich in diesen Tagen verschrieben haben.

Zu erfahren, wie andere Paare von Tantra profitieren, kann sehr hilfreich sein. Sie lernen zu verstehen, dass Sie nicht das einzige Paar sind, das mit Herausforderungen zu kämpfen hat, und es ist außerdem höchst anregend, mit anderen Paaren offen über Ihr Sexleben und Ihre Rituale zu sprechen. Eine Möglichkeit, andere Tantriker kennenzulernen, ist der Besuch von Workshops. Dort haben Sie schnell das Gefühl, die Paare schon immer gekannt zu haben. Auch durch Netzwerke und Organisationen können Sie Tantra-Paare finden; oder Sie gründen eine Gruppe.

♋ Möglichkeiten des Danks an den Partner

Viele sehen Ihre Partnerschaft als selbstverständlich an. Dabei sollten Sie ihrem Partner immer wieder zeigen, wie sehr Sie ihn lieben und begehren.

- Beginnen Sie jeden Tag mit einer kurzen gemeinsamen Meditation vor dem Aufstehen.
- Schicken Sie Ihm nach einem schönen Urlaub oder Abend einen Brief oder eine Nachricht des Danks.
- Schicken Sie eine scharfe SMS oder hinterlassen Sie ihm zu Hause ein paar nette Worte.
- Denken Sie daran, Ihrem Partner für kleine Dinge Danke zu sagen – für eine nette Geste, eine Hilfeleistung oder wenn er Sie zum Lachen bringt.

Das Dankes-Ritual

Vollziehen Sie dieses Ritual zu Hause regelmäßig, um Ihre Beziehung zu vertiefen und Offenheit und Intimität zu fördern. Versuchen Sie, Ihren Partner als Spiegel zu sehen und die Eigenschaften Ihres Partners zu erkennen, die Ihnen helfen, selbst zu wachsen.

1 Sie sitzen in Ihrem heiligen Raum. Begrüßen Sie sich mit Namaste (siehe Seite 10).

2 Stellen Sie sich drei Dinge an Ihrem Partner vor, die Sie besonders mögen. Es müssen nicht die drei wichtigsten Dinge sein.

3 Die Frau teilt sich zuerst mit und spricht ihren Partner mit Namen an: »Peter, ich mag an dir …« Dann spricht auch er sie mit Namen und derselben Formel folgend an. Nehmen Sie sich Zeit und geben Sie den Worten Raum.

4 Dann sagt die Frau: »Peter, was ich von dir gerne lernen würde …« Darauf folgt er, sie ebenfalls mit Namen ansprechend.

5 Schließen sie mit dem Namaste-Gruß, küssen und umarmen Sie sich, dankbar für die Annerkennung, die sie durch Ihren Partner erfahren haben.

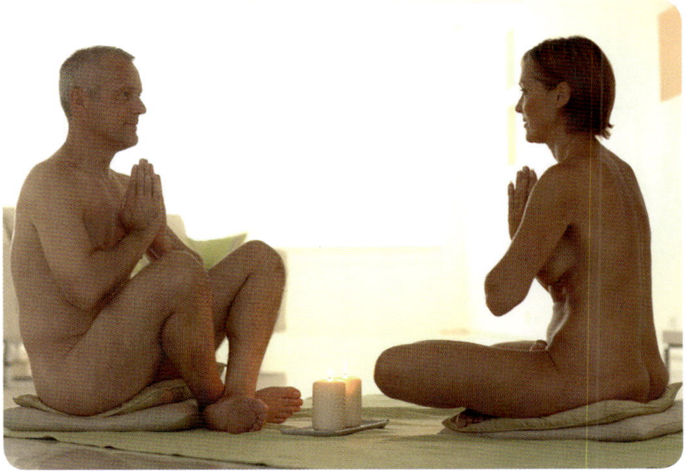

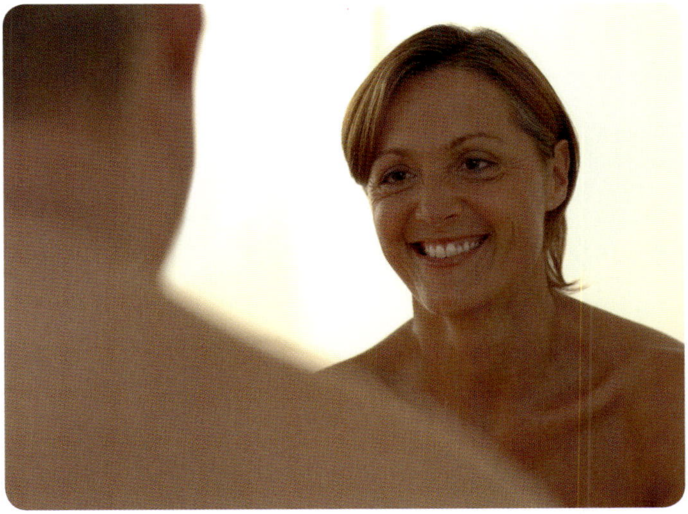

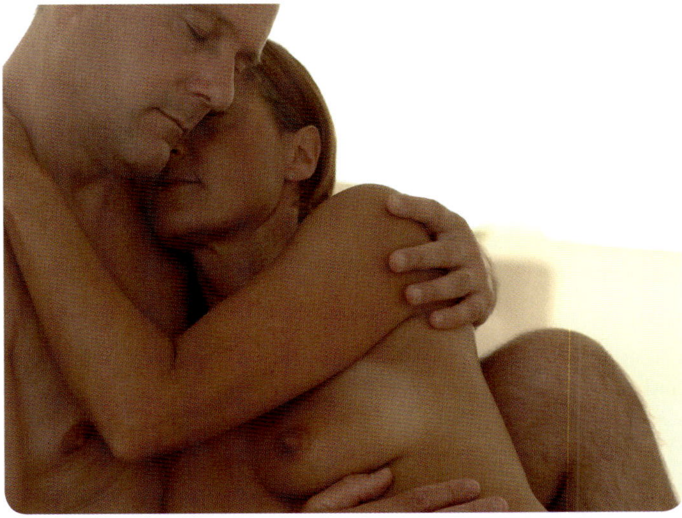

Aneinander wachsen

Ein Bestandteil von Tantra ist es auch, vom Partner zu lernen. In den alten tantrischen Texten fungiert der Gott Shiva oft als Lehrer für Shakti. An anderen Stellen ist sie wiederum die Lehrerin, während er aufmerksam zuhört und Fragen stellt. Auf dieselbe Weise können auch Sie voneinander lernen und aneinander wachsen.

WEITERFÜHRENDE INFORMATIONEN

BÜCHER

Die folgenden Lektürehinweise bieten Ihnen Rat in Sachen Sex, Beziehung sowie Fitness und informieren Sie weitergehend zum Thema Tantra. Die Titelauswahl erotischer Literatur ist besonders geeignet, um Ihre Meditationszeiten aufzupeppen und die Fantasie für neue Spielchen zu wecken.

TANTRA, SEX UND LIEBE

Tantra – Eintauchen in die absolute Liebe. Die authentische Geschichte über eine Einweihung im Himalaya durch eine wahrhafte tantrische Meisterin
von Daniel Odier
(Aquamarin, 2007)

Tantra für Genießerinnen
von Christa Schulte
(Krug & Schadenberg, 2006)

Die tantrische Vision. Weisheit, Liebe, Spontaneität & Sex
von Osho
(Innenwelt Verlag, 2006)

Yoni. Die Vulva. Weibliche Sinnlichkeit, Kraft der Schöpfung
von Rufus C. Camphausen
(Diederichs, 2002)

Das etwas andere Kamsutra
von Tracey Cox
(Dorling Kindersley, 2008)

Die Liebeskunst des Kamasutra
von Anne Hooper
(Dorling Kindersley, 2008)

Kamasutra. Liebesstellungen für sie und für ihn
von Anne Hooper
(Dorling Kindersley, 2006)

Das neue Kamasutra. Das große Buch der Liebeskunst
von Anne Hooper
(Dorling Kindersley, 2004)

Erotik pur für sie und ihn
von Tracey Cox
(Dorling Kindersley, 2008)

SEXTECHNIKEN UND MASSAGE

Lingam-Massage
von Michaela Riedl und Jürgen Becker
(Hans-Nietsch-Verlag, 2008)

Yoni-Massage
von Michaela Riedl
(Hans-Nietsch-Verlag, 2006)

Erotische Massage: Verwöhnen Sie Ihren Partner mit sinnlichen Berührungen
von Anne Hooper
(Dorling Kindersley, 2005)

GESUNDHEIT UND WOHLBEFINDEN

1001 Tipps zur Entspannung
von Susannah Marriott
(Dorling Kindersley, 2008)

Pilates für jeden Tag
von Alycea Ungaro
(Dorling Kindersley, 2008)

Yoga. Der Weg zu Gesundheit und Harmonie
von B.K.S. Iyengar
(Dorling Kindersley, 2008)

Wellness-Yoga für Körper und Geist
von Kristie Dahlia-Home
(Dorling Kindersley, 2007)

EROTISCHE LITERATUR

Das Delta der Venus: Erotische Erzählungen
von Anaïs Nin
(Fischer, 2005)

Loge der Lust
von Sandra Henke
(Mira Taschenbuch im Cora Verlag, 2007)

Roter Satin. Erotische Geschichten
von Marie Gray
(Portobello, 2008)

WEBSEITEN

Auf den folgenden Webseiten finden Sie weiterführende Informationen zum Thema Tantra, so auch die Webseite der Autorin Kavida Rei. Weitere Internetseiten informieren Sie über die Themen Gesundheit, Fitness und Wohlbefinden.

Tantra Link - Kavida Rei
www.tantralink.com

Tantra.de
www.tantra.de

Berufsverband deutscher Tantra-Lehrer e. V.
www.tantralehrer-verband.de

GESUNDHEIT UND FITNESS

Bewegen Sie sich regelmäßig, um Ihren Stoffwechsel anzukurbeln, das körperliche Wohlbefinden zu steigern und neue Energie aufzubauen. Ich empfehle Ihnen z.B. den 5-Rhythmen-Tanz zu erlernen, eine klassische Bewegungsmeditation, oder auch den ganzheitlich ausgerichteten Nia-Tanz, Pilates oder Yoga zur Kräftigung Ihrer Muskulatur.

5-Rhythmen-Tanz
www.5rhythmen.de

NIA Tanz
www.nia.eu

Pilates
www.pilates.de
www.pilates-verband.de

Yoga
Berufsverband der Yogalehrenden in Österreich
www.yoga.at

Berufsverband Yoga Schweiz
www.yoga.ch

Berufsverband der Yogalehrenden in Deutschland e.V.
www.yoga.de

UTENSILIEN, ZUBEHÖR UND SEXSPIELZEUG

Die passenden Utensilien für Ihren heiligen Raum und die Meditationspraxis, für das Praktizieren von Yoga oder Pilates sowie Sexspielzeug finden Sie in großer Auswahl auf folgenden Internetseiten.

Yoga-Meditationshop
www.yoga-meditationshop.com

yogishop.com
www.yogishop.com

Beate Uhse
www.beate-uhse.com

Ladies First
www.ladiesfirst.de

Femintim
www.femintim.ch

MUSIKEMPFEHLUNGEN

Experimentieren Sie im Laufe Ihrer tantrischen Praxis mit verschiedenen Arten von Musik. Nachfolgend aufgeführte Vorschläge sind gut geeignet, um die Emotionen bei den jeweiligen Meditationen wiederzugeben, und sie sind alle über iTunes und oder andere Internet-Musikstores herunterzuladen. Musik mit ausgesprochen sinnlichem Flair finden Sie bei Dakini Records, einem Label, das sich auf Musik für Tantra spezialisiert hat.

»Mag-ich – Mag-ich-nicht«-Liste
siehe Seite 25
»Qu'ran«
von Brian Eno and David Byrne
(Sire Records, 1981)

»Migrations«
von Baka Beyond
(Hannibal, 1998)

»Regiment«
von Brian Eno and David Byrne
(Sire Records, 1981)

»Mariama«
von Pape and Cheikh
(Real World Records, 2003)

Yin-Yang-Berührung
siehe Seite 32
»Travels«
von Pat Metheny
(ECM Records, 1991)

»Isa Lei«
von Ry Cooder and V.M. Bhatt
(Water Lily Acoustics, 1993)

Auf das Kissen einschlagen
siehe Seite 39
»Killing in the Name«
von Rage Against the Machine
(Epic, 1992)

Tanz für einen unsichtbaren Geliebten
siehe Seite 66
»Kidda«
von Natacha Atlas
(Nation, 1997)

»The Ritual«
von Al Gromer Khan
(New Earth, 1998)

Das Becken lockern
siehe Seite 74
»Natasha«
von Makyo
(Dakini Records, 2001)

Aufsteigen der Kundalini-Schlange
siehe Seite 76
»Garden«
von Lumin
(Hearts of Space, 2002)

»Chandini Chowk«
von MIDIval PunditZ
(Six Degrees, 2002)

Sexy Strip-Tanz
siehe Seite 78
»Fell in Love With a Boy«
von Joss Stone
(S-Curve, 2003)

»Ooh La Lah«
von Goldfrapp
(Mute Records, 2006)

»Rush Over«
von Marcus Miller
(PRA, 1994)

Rollentausch
siehe Seite 82

»Only Believe in Love«
von Luxia
(Hi-Note Music, 2008)

»The Ingredients of Love«
von Angie Stone
(J-Records, 2001)

Löwenspiel
siehe Seite 84
»Takshaka«
von Makyo
(Dakini Records, 2001)

»Udu Chant«
von Micky Hart
(Rykodisc, 1991)

Gemeinsam Musik hören
siehe Seite 100
»Adagio for Strings«
von Barber (1936)

»Balance«
von Benjy Wertheimer
(Benjy Wertheimer, 2006)

»Raga Darbari Kanada: Alap and Jor«
von Hariprasad Chaurasia
(Nimbus, 1993)

Berührungen empfangen
siehe Seite 102
»Prayer in Passing«
von Anoushka Shankar
(Angel, 2005)

Gehe ein in die Zärlichkeiten
siehe Seite 105
»Monsoon Point«
von Amelia Cuni and Al Gromer Khan
(New Earth, 1995)

Chakren-Berührung
siehe Seite 106
»Arc«
von Ishq
(Interchill, 2002)

Ying-Yang-Blick
siehe Seite 110
»End of an Era«
von David Helpling
(Spotted Peccary, 1996)

Das Göttliche im Tanz darstellen
siehe Seite 112
»Qi Gong«
von Puff Dragon
(Dakini Records, 2005)

»One Day Deep«
von Praful
(N-Coded, 2003)

Kreisatmung
siehe Seite 118
»Blue Raga«
von Al Gromer Khan
(New Earth, 1998)

Chakra-Atem
siehe Seite 120
»Chakra Breathing«
von Osho & Kamal
(Orchard, 2000)

Kuss-Erforschung
siehe Seite 124
»El Hadra«
von Klaus Wiese
(Aquarius International, 1996)

Erotische Massagen
siehe Seiten 128, 131, 132, 134
»Yu«
von Ishq
(Interchill, 2002)

»Long Distance«
von Rick Cox
(Cold Blue, 2001)

»Tibet Part 2«
von Mark Isham
(Windham Hill, 1989)

»Tantra Drums«
von Al Gromer Khan
(New Earth, 1998)

Den Lichtstab würdigen
siehe Seite 138
»Skin as soft as moonlight«
von Makyo
(Waveform Records, 2001)

»Ghost Dancer«
von Gabrielle Roth
(Raven, 1993)

Männliches Prinzip
siehe Seite 150
»Shaman's prayer«
von Gabrielle Roth
(Raven, 1993)

Die Göttin begrüßen
siehe Seite 154
»El Hadra«
von Klaus Wiese
(Aquarius International, 1996)

»Spacefunk«
von Puff Dragon
(Dakini Records, 2005)

Shiva-Shakti-Tanz
siehe Seite 159
»Tantrika«
von Yang Makyo
(Dakini Records, 2001)

»Underworld«
von Praful
(N-Coded, 2003)

»La Illaha«
von Bharamji and Maneesh De Moor
(Blue Flame, 2005)

»Soar Angelic«
von Makyo
(Dakini Records, 2001)

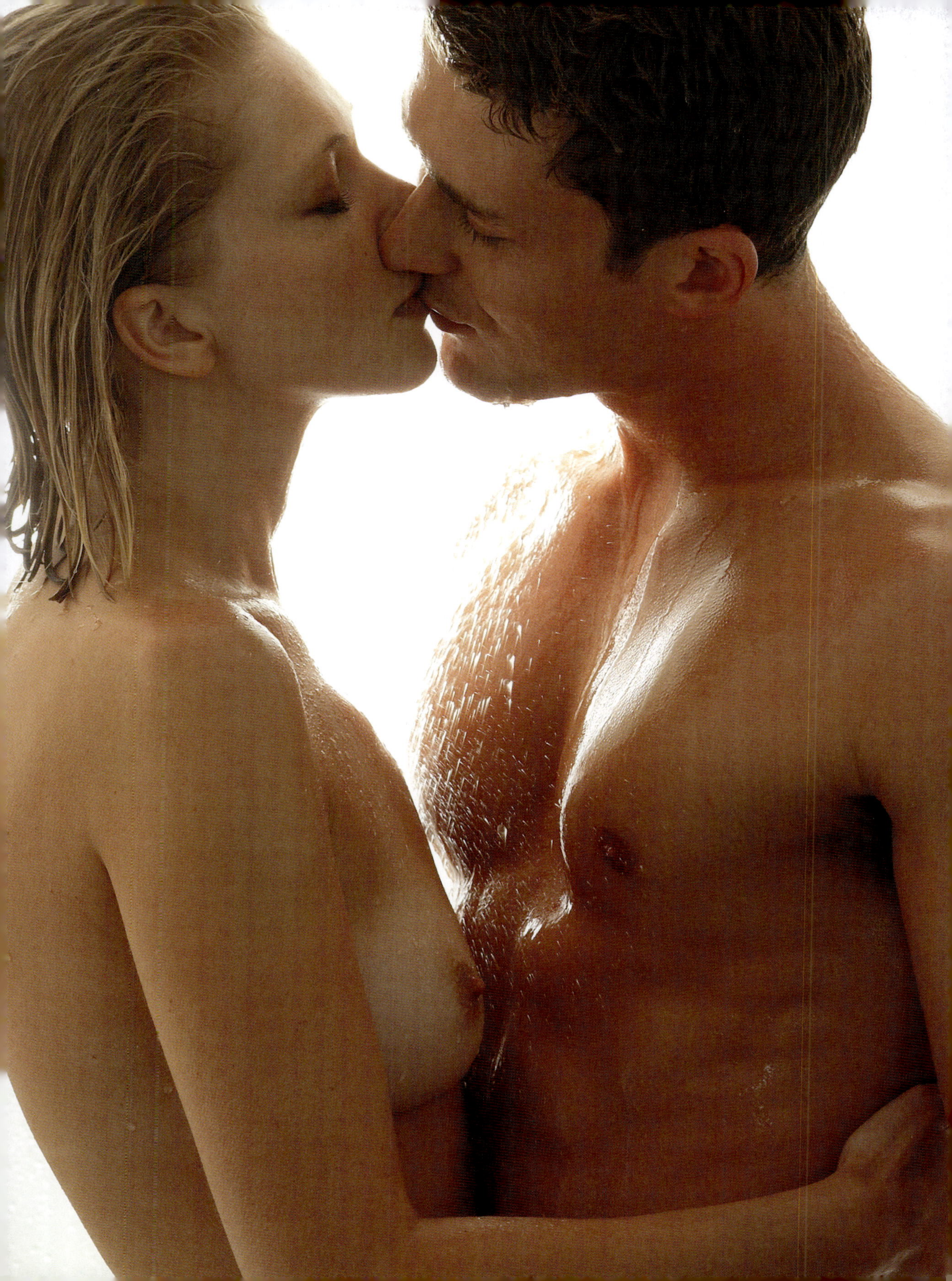

REGISTER

DANK

Dank des Autors

Ich widme das Buch meinem geliebten Lehrer und Freund Mahasatvaa Ma Ananda Sarita, der mich viele dieser Meditationen im Lauf einer zehnjährigen Ausbildung gelehrt hat.

Großer Dank gebührt:

Coco de Mer – für die Zusammenstellung auf Seite 174 und die Idee mit dem Glasdildo.

John Hawken von Tantra Laboratory – für die Meditationen Yin-Yang-Berührung, Yin-Yang-Spiel und Dankes-Ritual.

Andrew – der mich so viel über Liebe gelehrt hat.

Linda – für Ihre Inspiration und Beratung.

Claire Walmsley – die mir den Anstoß für das Buch gab.

Samantha Richards – die mit ihrem einzigartigen Talent und gewitztem Stil Gelegenheiten erkennt und ins Rollen bringt.

John Glover – für andauernde künstlerische und emotionale Unterstützung.

Jack Raymond – für seine Intelligenz und regelmäßige Dosis Humor.

Meinen Freunden – Ihr wisst, wer gemeint ist. Ihr wisst auch, wie nah Ihr mir seid!

Der Göttin bei Dorling Kindersley – für ihren integren, inspirierten und vor allem positiven Arbeitsstil.

Becky Alexander – der überragenden Lektorin, die auch geduldig Händchen hält.

Meinen Eltern – die stets an mich glauben.

Und last, but not least meinen beiden wunderbaren Buben – für ihre bedingungslose Liebe und Akzeptanz.

Dank des Verlages

Dorling Kindersley dankt Peter Mallory für sein professionelles Casting und Alli Williams, zuständig für Make-up und Frisuren am Set. Dank gebührt Marie Lorimer für das Erstellen des Registers, Siobhan O'Connor für das Korrektorat sowie Laura Palosuo und Daniel Mills für die Lektoratsassistenz.

Bildnachweis

Cover vorn: Robert McIntosh/Corbis
Alle anderen Abbildungen © Dorling Kindersley.

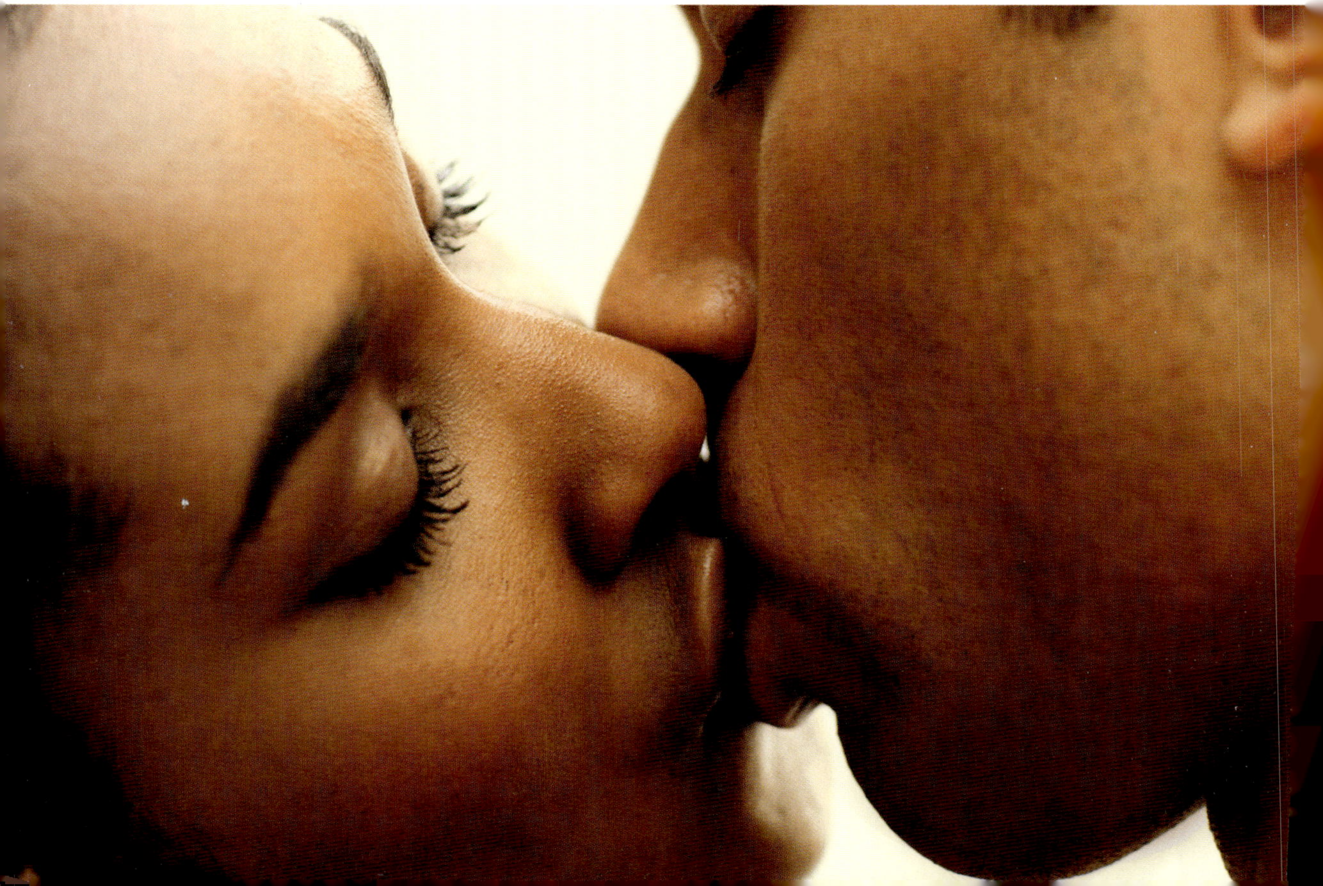